生と死――十八歳の証言

終末医療と安楽死をみつめる

小野田襄二 編著

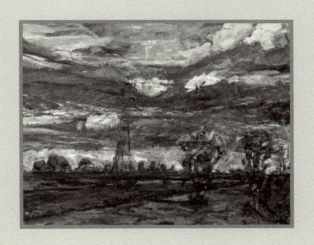

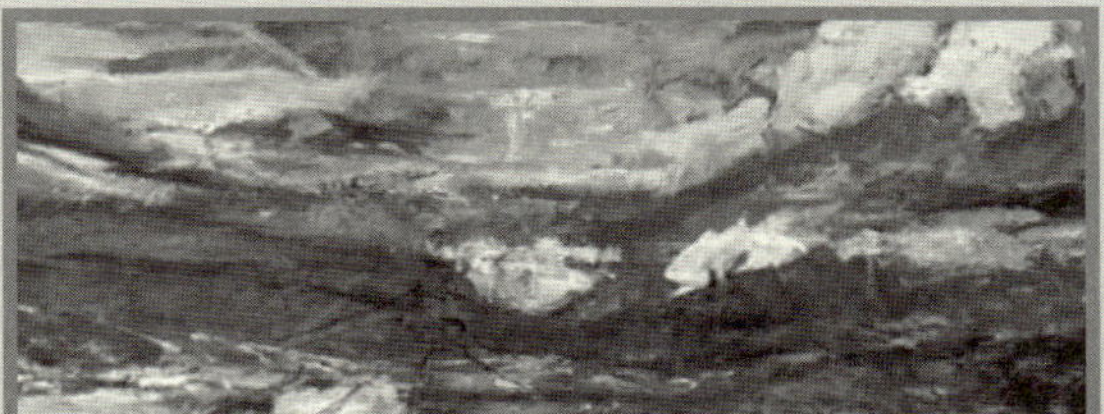

社会評論社

生と死——十八歳の証言　終末医療と安楽死をみつめる＊目次

★末期癌の患者を死に導いたある研修医の手記――終ったよ、デビー　7
★資料――安楽死をめぐるアメリカの動き　9
★献辞――十八歳にして逝った中森崇行君　12

第一部　安楽死の歴史的考察――医療と法の素人による分析

I　衝撃の手記――『末期癌の患者を死に導いたある研修医の手記』――20
一　私の受けた衝撃　20
二　『手記』発表の重み　26
三　二つの安楽死――研修医（デビー）と山内青年（その父）　31

II　『手記』発表前における安楽死裁判事件――一九例をえぐる――45
一　先天的に身体の欠損をかかえて生まれた子供の殺害裁判事件・一一例　45
二　安楽死殺人裁判事件・一三例　48
三　親族による安楽死に関する際立った裁判事例・四例　54
四　医師による安楽死裁判事件・一例　73

III　名古屋高裁判例「安楽死を認める六つの要件」の検討――81
一　刑法学者宮野彬の論旨（刑法学者は安楽死をどう考えるのか）　81

二　名古屋高裁判例（六つの要件）の検討　90

第二部　若者の感想文を通して「安楽死問題」に迫る――《生と死》十八歳の証言

一　医師をめざす作品から　101
二　医学および医師を問う作品　116
三　私の授業方法　121
四　『生と死を見つめて――十八歳の証言』の構想　129
五　《生と死》を正面に据えた作品五つ　137
六　決断に富んだ作品四つ　145
七　安楽死――体験に基づいて《死を透視した》作品五つ　151
八　人間存在の矛盾に切り込んだ作品　157
九　『研修医の手記』の解説　162
十　むすび　170

第三部　『手記』から現実へ！

一　論文指導？ならぬカウンセラー役を買って出た顛末　178
二　私は義母を自分の手で死に導いた　196
三　安楽死――オランダとカナダに視線を向けて　209
㈠　安楽死先進文化国オランダ式安楽死の実況放送

㈡　オランダとカナダの安楽死裁判例
㈢　安楽死先進文化国オランダの背景
㈣　マリリン・セギン正看護婦（カナダ）の機知に注視して
㈤　最後に――マリリン・セギン正看護婦の報告への疑問
㈥　医師と安楽死、そして《法》を問う作品六つ
㈦　オランダ式安楽死が直面した問題とは？
㈧　星野一生『本人の意志による死の選択――オランダの場合』

四　オランダ安楽死に別れを告げて――安楽死問題の新たな視点へ　266
㈠　発想の逆転
㈡　日本における安楽死事件七例
㈢　須田セツ子医師の著作を通して《看取り医療》の難しさを考える
㈣　安楽死論議に別れを告げるにあたって

五　シモーヌ・ヴェイユ『権利と義務』を読む　306
㈠　シモーヌ・ヴェイユ『権利と義務』（駿台のテキストより私の意訳）
㈡　解説
㈢　駿台医系の六作品
㈣　最首悟『星子が居る』（四三九ページより）の検討

六　《安楽死》ならぬ《介護》へ　345
㈠　『人工股関節の手術から十年――いま、介護の本質を見定める』（山下宣子）
㈡　介護される人、介護する人

(三) 津久井やまゆり園殺傷事件を考える
1 最首悟の目
2 大島理森衆院議長宛の手紙から植松聖の《行動の動機》を読む
3 直訴文から殺害テロに実行のタイムラグ四カ月を解く
4 神経衰弱に陥った坂口安吾二十一歳の行状記
5 《植松に贈る》言葉──『二十一』を植松に重ねると……
6 「差別思想変わらぬ印象」──『東京新聞』横浜支局・宮畑譲
7 重度障碍の絶望からの叫び
8 月刊誌『創』より植松聖被告『獄中手記』を読む

七 『研修医の手記』の感想文の締めくくり──市田恭子 391
(一) 依存症みたいに性質の悪い意味中毒患者
(二) 市田への手紙
(三) 市田の作品の締めにあたって

むすび──刊行に至るまで 406

解題 島田仁郎(元最高裁判所長官) 409

謝辞 412

宮沢賢治『眼にて言う』（遺稿）

だめでせう／とまりませんな
がぶがぶ湧《わ》いてゐるですからな／ゆふべからねむらず
血も出つゞけたもんですから／そこらは青くしんしんとして
どうも間もなく死にさうです／けれどもなんといい風でせう
もう清明が近いので／もみぢの嫩芽《わかめ》と毛のような花に
秋草のやうな波を立て／あんなに青空から
もりあがつて湧くやうに／きれいな風がくるですな
あなたは医学会のお帰りか何かは判りませんが／黒いフロックコートを召して
こんなに本気にいろいろ手あてもしていただければ／これで死んでもまづは文句もありません
血がでてゐるにもかゝはらず／こんなにのんきで苦しくないのは
魂魄《こんぱく》なかばからだをはなれたのですかな／たゞどうも血のために
それを言へないのがひどいのです／あなたの方から見たら
ずゐぶんさんたんたるけしきでせうが／わたしから見えるのは
やつぱりきれいな青ぞらと／すきとほつた風ばかりです

宮沢賢治

次の文を読んであなたの感想を述べなさい　一九八九年度東海大医学部入試問題

末期癌の患者を死に導いたある研修医の手記

終わったよ、デビー

真夜中に電話が鳴った。私立の大学病院の婦人科で研修をしている私は、大変な電話嫌いになっていた。電話一本で数時間は起されることになり、翌日は気分がすぐれないからだ。

とはいえ仕事である。受話器を取ると、看護婦が言った。患者さんが眠れないそうです。診ていただけませんか。

患者の病室は北病棟三階、婦人科の癌病棟だ。私のいつもの担当ではなかった。

病室へ向かう途中で、廊下の壁にぶつかる始末。まだ目が覚めていないな、そう思った。

休ませることはできる

一体どんな患者だろうか、と私は考えた。不安で寝つけない年配の女性だろうか、それとも容態が急変した患者だろうか。

ナースステーションでカルテを受け取った。看護婦がかいつまんで教えてくれたことは、患者は二〇歳の女性で、名はデビー。卵巣癌で絶望的だという。ひどい嘔吐に襲われているらしい。多分、点滴のせいだ。やれやれ、かわいそうに。

病室に近づくと、大きなあえぎ声が聞こえてきた。中に入ると、黒い髪のデビーがいた。やつれ切っていて、二〇歳とは思えないほど老けて見えた。

デビーは酸素吸入と点滴を受けていた。ベッドの上で体を起しており、ひどい呼吸困難に陥っていた。カルテによれば、体重は三六キロだった。

やはり髪の黒い中年女性がデビーの右肩に立って、彼女の手を握りしめていた。生きようとするデビーの絶望的な努力が病室にあふれていた。

デビーの目はうつろだった。この二日間、何も食べず一睡もしていないのだ。化学療法も効果なく、今はただ、彼女の生命を引き延ばす措置がとられているだけ。むごい光景だった。こんなにも若くして、人生の可能性のすべてが絶ち切られようとしている。

彼女は私に言った。「もう終りにして」。その一言だけを。

考えをめぐらせながら、私はナースステーションに戻った。患者は疲れており、休息が必要だった。私には彼女の健康を取り戻すことはできない。だが休ませることならできる。

硫酸モルヒネ二〇ミリグラムを注射器に用意するとしよう、看護婦に頼んだ。これで十分だ。

ようやく安息が訪れた

病室に戻り、二人に言った。これでデビーは休めます。もう苦しまずにすみます。

デビーは注射器に目をやった。そして目を開いたまま枕に頭をつけ、世界の見納めをするかのように、病室の中を眺めた。

私は彼女の静脈にモルヒネを打った。そして計算どおりにその効果が表れるかどうか、じっと見守った。数秒後、彼女の呼吸数は平常値に落ちた。目が閉じ、顔つきも穏やかに……。やっと安息が訪れたのだ。

眠ったデビーの髪を、中年女性がなでていた。

続いて呼吸機能が低下するはずだった。まさに時計のような正確さで、呼吸数は四分もたたないうちにさらに減り、そして不規則になり、ついに停止した。黒い髪の中年女性にも、ほっとしたような表情が浮かんだ。

終わったよ、デビー。


『アメリカ医師会誌』一九八八年一月八日号より

資料――安楽死をめぐるアメリカの動き

その1――アメリカにおける安楽死法制化運動

ワシントン州での住民投票　１９９１年１１月　賛成４６％
カリフォルニア州での住民投票　１９９２年１１月　賛成４７％
オレゴン州での住民投票　１９９４年１１月　賛成５２％

賛成が多数のオレゴン州において予定されていた法律は「○○州尊厳死法」であったが反対派が憲法違反の疑いがあると訴えた連邦控訴裁判所が下した「違憲」の判決によって法制化は葬られる。なお、ワシントン州とカリフォルニア州は積極的安楽死であったが、オレゴン州は自殺幇助と内容が異なっている。

ワシントン州およびニューヨーク州の自殺幇助禁止法は憲法違反という訴えに関して、連邦控訴裁判所は、前者には１９９６年３月、後者には１９９６年４月に憲法違反との判決をくだす。なお、１９９６年末の時点でいずれも最高裁に上訴中。その後の経過を星野一正より付け加える。

その２　星野一正（京都大学名誉教授・日本生命倫理学会初代会長）より抜粋・要約

昭和二六年一二月　東京医科歯科大学産婦人科教室助手
昭和三二年　八月　米国ニューヨーク州セント・クレア病院産婦人科レジデント主任
昭和三四年　七月　米国イェール大学医学部解剖学教室助手
昭和三七年　七月　カナダ・西オンタリオ大学医学部解剖学教室講師
昭和三九年　七月　同　助教授
昭和四一年　七月　同　準教授
昭和四六年　二月　同　教授
昭和四六年　七月　カナダ・マニトバ大学医学部教授

オレゴン州における最初の住民投票から三年後の一九九七年一一月四日に行われた住民投票の結果、「オレゴン州尊厳死法」が法制化される。これは、現段階で米国のみならず世界で唯一の「医師による自殺幇助」を容認した法律である。(注)

（注）一九四二年に、スイスが安楽死法を制定している（小野田）。

ところでこの法律では、患者の自発的な要請により医師が注射などの直接手段で患者の生命を終焉させる「自発的積極的安楽死」や、患者が要請もしないのに「生かしておくのは、かえってかわいそうな目に合わせる」と第三者が思い込んで患者を死に至らしめる「慈悲殺」は、禁じられている。オレゴン州尊厳死法は、要約すれば、死にたいと思う患者が自発的に医師に懇請して、致死量の薬物の処方箋を書いてもらうことを法的に容認するにすぎない。処方箋を貰った患者が、その薬物を服用してもしなくても自由であり、処方箋を与えたからといって、医師は患者を死に追いやるわけではない。

◎オレゴン州の薬剤師の動き

オレゴン州の薬剤師たちは、自殺幇助のための薬剤を販売した際の法的危険を気づかって、自殺幇助のための薬剤の処方箋で薬剤を出すときには「この薬剤は、生命を終焉させる」と明記する決議をした。それに対して、医師らは「悪い前例を作る」と反対している。

◎法律制定の際の宗教家の動き

ローマカトリック教会や「オレゴン州生きる権利の会」などが、住民投票前に四〇〇万ドルの資金を投入して本法律の制定反対の運動を展開したのに対して、制定賛成者たちは、特定の宗教信仰から賛否を論じるべきではないと主張していた。オレゴン州の住民の教会に通う率は全米で最低に近いといわれており、特にローマカトリック教会に対する宗教的反感があるようである。しかし、反対派の宗教面からの反対運動は、「法案五二」を議会に提出して可決に持ち込んでいった一九九七年九月二日ころまでは活発であった。

ところが、投票の数週間前から、自殺幇助反対の宗教的発言はほとんど形を潜めてしまい、その代わりに、服薬自殺者が自殺に失敗して苦しみもだえる画像をテレビで流して、自殺幇助反対運動をしたが、あまりのえげつなさに視聴者の顰蹙をかい、有力テレビ局三局が放映を拒否したほどであったという。

法制化賛成票が五一%という過半数ぎりぎりであった一九九四年一一月の第一回の住民投票の際には、今回同様に四〇〇万ドルの資金を投入して反対運動を展開した宗教的反対論による活動は激烈をきわめたものであった。それに比べて、宗教的反対論争が急速に減少するとともに倫理面からの反対意見もほとんどなかった今回の反対運動は、対称的であり印象的であった。このことが、自殺幇助賛成投票が反対票を二〇％も上回った原因であったと分析されている。また、連邦最高裁判所が、住民投票日のわずか三週間前の一〇月一四日に、「オレゴン州尊厳死法」法案を合憲と認めたことも、住民の考えに影響したと考えられている。

他州の動きとしては、次のものがある。

◎メリーランド州では、最近の州議会において、医師による自殺幇助をめぐり賛成法案と反対法案が提出されたが、いずれの法案に対しても積極的な論争もなく立ち消えている。

◎バージニア州議会では、法律が制定（一九九八年七月施行）され、自殺者を意図的にあるいは故意に幇助した者に対して一〇万ドル以下の罰金を科すことになった。

献辞――十八歳にして逝った中森崇行君

作品1・中森崇行（九〇年・駿台八王子・医系）

医師という仕事は、大自然の摂理に矛盾しているのであるから、「安楽死」がどうのこうの言うより、人間の生命の原義に基づいて、医師の仕事がそれに与える影響を考えなければならない。

医師という職業は教師と並んで、よく〝聖職〟と呼ばれることがある。だがそれは、二つの重要な事柄を見落としたことによる錯誤である。

第一に、患者一人一人の病気を治癒することと患者の死に深く関与する二つが、医師の仕事である。前者は幾度となく繰り返され、当の患者がその都度、回復を確認する。後者は一度だけで、当の本人はもの言わぬ。回復した患者からは、しばしば「お陰さまで、良くなりました」と感謝の言葉が吐かれるが、死者は全てを黙殺する。回復した患者から吐かれる感謝の言葉が、心地良い響きをもってこだまするとき、〝聖職〟という像が浮きだされてくるが、部分を全体に拡大した錯誤によるものではないか。そもそも、感謝の言葉に刺が隠されていないとでもいえるのか。

第二に、医者は、患者の生命の部分にしか関与できないのに、あたかも患者の生命全体を蘇生しているかの誤解がそこには見られる。肉体の生命力、精神の活力は根源的に患者一人一人に属すのであって、いかなる医者も生きている患者のその領域に手を下すことはできない。［生命力の回復］も［心を治す］ことも医者はできないのだ。［生命力の回復］に関しては薬物による補助効果まで、［心を治す］に関しては一時的な気休め以上のことはできない。生命と心は個人のものであるから。

こうして、医術のもっとも本質的な問い「医者は患者の何に関与しうるのか」に近付いてきた。患者は肉体の回復を幾度となくくり返しながら、一度だけ死の医術に遭遇する。かくして、肉体の回復を期待して医者のもとへと訪れる患者を最後には殺すことを宿命づけられた職業こそが医学だというのは暴論であろうか。私には、そのように思えてならないのである。むしろ、私の主張を暴論だと考える人は医術に甘い幻想を抱き、それに甘えているとしか私には思えない。

生命の回復か死かは、患者から見れば絶対的な相違である。それではそこに、医術にとって絶対的な境界があるのだろうか。確かに、医学の水準に規定されて、回復可能、絶望の判断は行なわれるのだろうが、それは可変的なもので、絶対的なものではないはずだ。最終的には、患者本人の生命力の衰亡――大自然の摂理に逆らいようがなく、医者の手出しできない問題――が待ち受けているのだ。このことは、医術の主役である医者と生命の主役である患者との間に、解きがたい断絶が生じていることを意味する。患者の立場から言えば死とは、医者の思いと無関係な自らの生命の滅亡である。しかし医師の立場から言えば、死とは、死にゆく患者の医術への思いとは無関係に、肉体の回復の助力に失敗した医師による殺人である。その意味では、人を殺してもうける職業となんら変わりない。この自覚の中にこそ、他人の生命に怜悧に関与する医術の本質があると私は考える。それこそが、大自然の摂理に逆らう医術の背負った宿命にほかならないから。

人間の死は、「人間の尊厳」の最期を見届ける最後の場であり、「人間の尊厳」の一つの極みであろう。その極みたる［死］に医師がTouchできる部分とできない部分があるのは当然である。Touchできる部分は肉体に対する薬物の効果である。だが、人間の生への執着に、医術の役割を超えた「生の本質」が見え隠れする。生きている医師が、生命の衰亡に向かう患者と向き合うとき、医療のなしうることの限定と「生の本質」とが同時に襲ったのであろうか。そのとき、デビーが死を求めるように見えたのでは。（傍点、小野田）

中森崇行との出会いと別れ

中森は九〇年三月に諏訪清陵高校を卒業し、四月に駿台予備校八王子校に入った。

医学部進学を目指す中森は、私が担当する医系論文の講座を受講する。五〇分授業二コマ、午後三時一〇分より五時。週一回。私は講義をいっさい行わず、毎回、論文を書かせ、生徒の作品をワープロに入力しながら評註を加え、次週に返却した。

出会い

テーマの記憶はないが、おそらく二回目（したがって三回目の授業にあたる）だったか、かなり遅れて授業に出てきた中森。「お前の名前は何だ」「中森です」「そうか、これがお前のだ」と評註を加えた作品を中森に返却すると、しばらくジーと読み込んでいたが、突然俺の前でクシャクシャと丸めゴミ箱に捨てた。大胆な奴と思いつつ「高校はどこだ」と聞くと「諏訪清陵」、「なるほどそうか。バンカラで有名だからな」と答えるや「先生、今日、呑みに行きましょうよ」ときた。これをもって定番のコースが始まる次第。

スロットマシンで7万円稼いだヤスのおかげで飲み屋のトイレで倒れた顛末

六月に入ってか。毎週百五十人に及ぶ生徒の作品をワープロに入力し評註を加えるのは毎日が戦争状態、この日は体力勝負の限界。「今日は勘弁してくれ」と心の中でつぶやいていると、ヤスがとつぜんの先制パンチ「先生、今日スロットマシンで七万円稼いだ、三万円使っていい」ときた。ヤスとは植松安彦、諏訪清陵からの中森のダチで文系志望だがぼくの授業にちょくちょく顔を出していた。かくして、三人の常連（中森、ヤス、それに八王子東卒の大石覚）に連れられる羽目に陥った。たぶん一時間余りだと思うが、中森と俺の二人でオールド二本の大半を平らげトイレに入ったところまでは憶えているのだが、そこでなんとなくぐずぐずと崩れた感覚をかすかに残しておだぶつ。目をさましたのは我が家。聞くところによると、地下一階の飲み屋の階段を三人が引き上げ、大石が付添い人になってタクシーに押し込まれるていたらく。挙句に、ぐずぐずと崩れて寝込んだところで寝小便をした模様とのこと。それにしても、この日は正直きつかったです。

別れ——国道一六号線を北上して

おそらく一一月中頃のこと、この日は中森とヤスだけだった。ヤスが中森の下宿に泊まるということで、酒酔い運転で国道一六号線を北上し、羽村の下宿へ送ったのが中森との最後となった。

次の日の午前、ヤスから「中森、死んじゃったよー」と電話が入った。洗面所で倒れているのをヤスが発見した。原因は、喘息の発作。

喘息発作の持病があったことをお母さんから聞くまでぼくはまったく知らなかった。

最後の大醜態——中森との最後の別れの幕引き

葬儀の席で、お母さんから「受験も終わったところで、駿台の生徒さんにも諏訪の家に来ていただけませんか。家には温泉もありますし、二日三日ほど泊ってゆったりしてもらえたらありがたいです」と招待を受けた。

ロシアウォッカのストロバイヤを抱え、みなより一足先についたぼくは、迎えに出たお父さんと意気投合するうちイキがって五〇度のウォッカをラッパ飲み、中森を追悼するための座敷で酔いつぶれた。およそ十人ほどの軽蔑の目線に曝される中、目が醒めた。

お母さんの悲しみを倍化させることをもって、中森との最後の別れの幕は引いた。

中森崇行君に贈る最後の言葉

須田医師の終末医療（二〇〇二年に起きた川崎協同病院事件・後述）、いや喘息発作で呼吸困難に陥り意識不明のまま集中治療室に入院し、十四日後に筋弛緩剤ミオブロックによって死に至ったAさんも晩秋の十一月中頃における出来事。発作から十四日間にわたって多くの人（家族と医師と看護婦）の多大な努力と心配を受けながら最期を家族に看取られ死に至ったAさん。喘息発作から数時間、誰に知られることなく死に至った君。それを思い、二十二年前の君の作品に改めて対座しなければならないと感じた。

人間の生への執着と衰亡、それに関与する医術、その矛盾を雄大なスケールで問題にした君の突っこみの鋭さと大胆な把握力、この二つが君の作品の真髄だ。それあって「生きている医師が、生命の衰亡に向かう患者と向き合うとき、医療のなしうることの限定と『生の本質』とが同時に襲ったのであろうか」を受けた最後の一行において初めて、研修医とデビーとの関係に視線を注ぎ「そのとき、デビーが死を求めるように見えたのでは」と洞察する。その着眼と分析の鋭さに驚きを隠せなかったことを君に伝えたな。

なぜ医者を志すのかについて、ぼくは聞かなかったし、君も語りはしなかった。また、喘息をそぶりにも見せなかった君。そして、死にゆく自分をだれにも悟られないように一人逝っていった君を思い浮かべ、最後の一行を生み出す想像力の源泉に、この二つが働いていたのではないか、そのように思われてきた。

いつの頃からかは知らないが喘息発作を起こし医者に通ったであろう君、いつであるか知らないが医者になることを志した君、喘息発作を起こす度に味わったであろう苦しみを介して君は患者の眼と医者の眼との違いを感じとっていったのではなかったか。「最終的には、患者本人の生命力の衰亡——大自然の摂理に逆らいようがなく、医者の手出しできない問題——が待ち受けているのだ。このことは、医術の主役である医者と生命の主役である患者との間に、解きがたい断絶が生じていることを意味する」の言葉は自らの体験に裏打ちされたものであったのだろう、この今、そのことに気づかされる。

ここで、君より二年下の川俣庄大（作品二九・一四七ページ）のフレーズ「デビーは死んだ。最後のあえぎは、自ら死を意図していたのか、生を意図していたのか。今となっては分からない。いや、その状況のさ中、誰がデビーの意図をくみとってやれただろうか」を思い浮かべる。

『研修医の手記』の二つの表現「生きようとするデビーの絶望的な努力が病室にあふれていた」「彼女は私に言った。『もう終りにして』。その一言だけを」は、デビーのものではなく研修医のものであることを川俣は見抜いたからこそそのものだ。中森、君はといえばそれを「死者は全てを黙殺する」の一言で片づける。

本題である「そのとき、デビーが死を求めるように見えたのでは」に戻る。君が最もこだわったのは、この研修医が自分に言い聞かせた言葉「私には彼女の健康を取り戻すことはできない。だが休ませることならできる」ではなかったか。「私には彼女の健康を取り戻すことはできない」とは医療のなしうることの限定、しかしまた「休ませることならできる」も医療のなしうることの限定（生かすではなく死なす）である。だが、それを肯定するためには『生の本質』（生への執着の衰亡）を見据えなければならぬ。そのことを分析することなく「そのとき、デビーが死を求めるように見えたのでは」と見抜いたのは、自らの体験を介して育んだ医師と患者との落差の体感だったのではないか。

第一部

安楽死の歴史的考察

——医療と法の素人による分析

I　衝撃の手記！——『末期癌の患者を死に導いたある研修医の手記』

一九九〇年四月『末期癌の患者を死に導いたある研修医の手記』（以下、『研修医の手記』あるいは『手記』と略記する）に出会うことによって、《終末医療における安楽死》のテーマと正面から向き合うことになった。

この『手記』に出会うまで行われていた安楽死（尊厳死）を巡る議論は安楽死を実体験していない哲学者や宗教家や小説家を中心にした机上の空論ばかり、安楽死を実体験した医師（あるいは親族）からの生きた発言を知ることがなかった。

九〇年四月といえば、駿台予備校に論文科が設置され、私が医系および理系論文の講師に携わったとき。——これを取り上げずして安楽死（延命治療の放棄）を語れるか、それほど強い衝撃を受けた私である。

一　私の受けた衝撃

この『手記』が『アメリカ医師会誌』に発表されたことに何より驚きを隠せなかった。

① 一介の研修医による『手記』が『アメリカ医師会誌』に発表されたこと自体が大事件である。

② そこで、日本の研修医（研修医に限らず医師）によってこの『手記』が書かれたとき、日本の医師会の会報に発表されることがありうるだろうか。まさしく否！　日本の文化土壌にあっては不可能事に違いない（医師会の事情を知らない私の独断と偏見だろうか）。

③ しかしまた、一介の研修医が「多分、点滴のせいだ。やれやれ、かわいそうに」にみられるごとく読・

み手の気持ちを逆なでする挑発的な手記をはたして書きうるか（私には、かかる挑発的な表現こそ、まことに爽快な快挙と映ったのだが）、その巨大な疑問に遭遇し、これぞ『奇跡の手記』との感慨をもたらしたことがある。

④　それもさることながら、『手記』の内容自体が謎じみており、そこにはたいへん深い含蓄が込められている、そのことに思いをはせないわけにはいかなかった。

私の驚きを四点にわたって指摘したが、③④に最大のポイントがあり、それを解くために④の分析から入りたい。

1

何よりまず『終わったよ、デビー――末期癌の患者を死に導いたある研修医の手記』の傍点部分だが、この研修医が誰か人物の特定がなされていない。続いて「私立の大学病院の婦人科で研修をしている私」とあり、婦人科のある私立の大学病院など数多く存在するアメリカのこと、これまた、どの大学病院なのか分かりはしない。そして、名が登場するのは死んだデビーのみ、その名がデビーではなくミッシェルであっても一向に構わない。

このように、『手記』に登場する全ての人間（研修医、看護婦、デビー、黒髪の女）および病院のいずれも正体不明、加えてこの事件がいつのことかも伏せられておりこれまた謎、しかし、死に導く措置だけは簡潔にしてまことに鮮明、このような『手記』がアメリカ医学会を統括するであろう会誌に掲載されたこと、それこそ何より驚嘆に値する。つまり、『手記』の中身もさることながら、シチュエーションにこれだけ透徹した工夫を施した『手記』が『アメリカ医師会誌』に発表された事実、私はそこに、アメリカ医学会に働いた並々ならぬ意志力＝目的意志を読み取らなければならなかった。

2

様々な想定が可能だが、オーソドックスに考えるのが順当と思われる。

当然にも研修医の名、病院名が記載された『手記』の原本となる原稿が、何らかのルートを通して編集部に届く。発表するに値するか否かは『手記』(元原稿) の中身にあり、誰か、どの病院か、いつの出来事かは関係ない。かくして、『手記』の中身を吟味した結果、安楽死が未だ法的に認められていないアメリカ社会である以上、何より人物が特定されることを避けるため、研修医の名および病院名、日時を伏せた『手記』を『医師会誌』に掲載する。それが私たちの知る『手記』、ここまではごく常識的に判断できる事柄だが、問題はその先である。

3

医師会の幹部は、何ゆえ医師を読者対象にした『会誌』に『手記』を掲載したのか、すなわち『手記』の中身を医師に読ませたかったのか。

その謎を解く第一の鍵は、まことに人を食った表現「多分、点滴のせいだ。やれやれ、かわいそうに」にある。なぜならば、絶望的な患者に延命治療を施す医師にも延命治療を皮肉る心が働くから。だからといって、それだけでは医師からの反感を受ける。それゆえその前に、自分が怠け医師であることを擬態として演じる二つの表現「大変な電話嫌いになっていた。〜」および「〜廊下の壁にぶつかる始末。〜」を入れる。これが第二の鍵である。勤勉で真っ当な正義感を持つ特別な医師が行った例外的な事例ではなく、当たり前にだらしない医師がたまたま行った安楽死の事例だと。こうして、読者である医師と研修医との距離感を縮め警戒心を解きほぐす。かくして、延命治療に携わる医師の《内なる心の代弁》であるとの装いを凝らした『手記』を発表する。そして、これぞ決定的な事柄、末期癌患者デビーを死に導いた研修医は何事もなく通り過ぎたと。

4

ここまで考え、私の中に重大な疑問が生じた。一介の研修医単独でこれだけの芸当が可能かとの問いである。『手記』の記述「患者は二〇歳の女性で、～卵巣癌で絶望的～カルテによれば、体重は三六キロ」をもってすれば、あの大学病院の主治医はもちろん、婦人科の少なからずの関係者には《例の事件！》であることが敏感に伝わる。主治医への面当てととらえられても仕方ない爆弾言葉は主治医との軋轢を生じる。このような危険を予測しながら、医師会の幹部が『手記』の発表にあたって爆弾言葉を入れる馬鹿を行うはずない！　つまり、爆弾を抱えた言葉を平然と残した（加えた）ことこそ、アメリカ医師会が用意周到な準備をしたうえで、この『手記』を発表したことを雄弁に物語る。

5

もう一つ考えるべきことがある。『手記』の内容が事実であれば、研修医がデビーを死に追いやった直後、研修医と主治医との間はもとより、婦人科の責任スタッフ、加えて大学病院の責任者の間で深刻な議論がたたかわされないはずがない。薬物を用いて死に導くこと（最近の言葉でいえば積極的安楽死、ましてや研修医単独の判断）は容認されていないのだから。だとすれば、一介の研修医の『手記』がアメリカ医師会の会報に発表されるには、跨ぎこさなければならない幾つかの関門があったはずである。
そこでだが「原本となる原稿が、何らかのルートを通して『医師会誌』の編集部に届く」と述べた問題に移る。そのルートはいかなるものか。これだけの爆弾を抱えた『手記』を一介の研修医が編集部と直談判して発表にこぎつけたなど考えられぬ。当然にも、主治医および大学病院の最高権威の協力あってのことに違いない。すなわち、その大学病院の実力者および主治医とあらかじめ検討したうえで発表された『爆弾手記』、私にはそうとしか考えられない。端的に言えば、「多分、点滴のせいだ。やれやれ、かわいそうに」の言葉は主治医の合意あっての言葉、それなしに、この言葉が『手記』に載ることはありえぬ。——その文言を入れるのはじつに効果的、まことに面白い。そう語った主治医のユーモアある表情が浮かんできはしまいか。

6

先を急ぎすぎたので、オーソドックスな観点から肝心な研修医と主治医との関係に視点を合わせて分析する。
① この研修医がデビーを安楽死させるにあたって、何らかのかたちで主治医に打診し、二人が合意したケース（この想定は、研修医が真夜中に主治医と連絡をとれたものか、その難問にぶつかる）。
② 研修医がデビーを独断で安楽死させた後、主治医がその措置に合意したケース（この想定は、主治医を無視した研修医の独断行動に主治医が容易に合意するものかとの難問にぶつかる）
考えられる二つを想定したが、この想定からは研修医と主治医との間でトラブルが起きないどころか爆弾文言が入った『手記』が堂々と発表される背景は見えてこず、いよいよもって難問に遭遇する。ここで

気づかされるのが看護婦の存在である。研修医が直に接触した医療関係者は看護婦、その看護婦はそれまで主治医と直に接触している。そのことに思い至ったとき、研修医が安楽死を決断するにあたって、看護婦の果した役割がリアルに浮かんできた。看護婦こそ、研修医と主治医との触媒の役割を果したのではなかったか。

先ほど「絶望的な患者に延命治療を施す医師にも延命治療を皮肉る心の動きが働くから」と述べたが、主治医が延命治療を無感覚に続けているか、疑問を抱きながら続けているのか、主治医に付き添ってきた看護婦こそが、主治医の一つ一つの微妙な言動や仕草をとおして、その鼓動を見抜く至近距離にいる。まして や絶望的な患者に対する延命治療、主治医の一挙手一投足に看護婦が注視するのは当然といえまいか。

7

医療現場を多少なり覗き見した程度の無知であることを承知のうえで、私は次のような仮説をたてた。絶望的な患者に対する延命治療に疑義を感じやすいのは、医師か看護婦か。間違いなく看護婦である。

第一に、医師に比べ患者（および家族）に寄り添う立場にある看護婦は、医療（医学）の論理をさておき、患者（および家族）の感情を重視する。

第二に、医師は自分の選択した医療措置に責任感（プライド）が働くゆえ、疑義を抱いた心に基づいてスイッチバックする（それまで続けてきた延命措置を断つこと）にはたいへんな勇気がいる（心に抱いた疑義を押しとどめる人間心理が働く）。しかるに、医療措置の決定権を持たず医師の指示に従う看護婦には医師のような責任感（プライド）が働かないので、終末医療のあり方を患者の立場から判断する自由度を保つことができる（人間の習性といえようか）。
日本人は概して医療行為における看護婦の役割を低く見積もる傾向にあるようだが、医師は看護婦に観察されていることを見落とすと判断を過つ。さらにいえば、医師と患者の間に挟まれた看護婦は職務柄したたかな役者を演じている（私は前立腺肥大および胃癌の手術で二度入院したが、人間通の彼女たちの役者ぶりを大いに堪能したものだ）。

8

絶望的な患者デビーに延命措置を続ける主治医のジレンマ、そのジレンマを絶った研修医の英断、それを背景にした研修医と主治医との連携、それあってこそ、爆弾文言の入った『手記』が発表される、ようやくにして、その構造が私の中に見えてきた。触媒の役割を果たした看護婦を無視できないとしても、大胆な決断力に富んだ研修医に改めて舌を巻く。そぶりにもそれを見せぬ役者振りにも。

二『手記』発表の重み

ここで『手記』の発表、すなわち医師会幹部に戻れば、何ゆえ医師を読者対象にした『会誌』にかかる『手記』を掲載したのか、すなわち『手記』の中身を医師に読ませたかったのか」と述べた問題である。

1

アメリカ医師会が会誌に発表したのは、アメリカ社会（なかんずく警察当局）への先制攻撃（安楽死を既成事実として暗黙裡に認めさせること）の意志あってこそだ。

先ほど「これぞ決定的な事柄、末期癌患者デビーを死に導いた研修医は何事もなく通り過ぎた」と述べたが、名を明かしてはいないとはいえ『手記』の内容は、いわゆる積極的安楽死（嘱託殺人ないしは自殺幇助に該当）、警察当局にとって穏やかならぬものだ（会誌が警察当局の目に触れぬはずがない）。にもかかわらず、警察当局は手も足も出せない（実際には黙認だろうが）。そのことを読んでこその先制パンチ、すなわち、積極的安楽死を行っても病院内および遺族から悶着が起きなければ、嘱託殺人ないしは自殺幇助で捜査を受けることはない。――医師と患者（意識が失われた患者を除く）と身内の合意あって行われる安楽死、その実行主体である医師が逃げ隠れしないこと、その条件をキチンと満たした積極的安楽死であれば、刑法が定めた嘱託殺人ないしは自殺幇助の適用から実質的に除外される（積極的安楽死は治外法権に該当すること）ので怯えることもない、大胆にもそのメッセージを医師に伝えたものだ。ここに、『手記』およびそれを発表したアメリカ医師会（幹部）の凄味がある。

そこで『手記』に戻る。デビーの言葉「もう終りにして」、「黒い髪の中年女性にも、ほっとしたような表情が浮かんだ」の描写、この二つの表現を通して、デビー自身が安楽死（静かに生命を絶つこと）を望んでいた、母親もそのことに合意していたことを象徴的に暗示し、それによって患者と身内との合意は揺るぎないものと提示する。残るは最大のポイント実行主体である研修医である。冷酷な殺人鬼として見られることを潔しとする逃げ隠れしない研修医自身の姿を映し出す表現。デビーおよび黒い髪の中年女性に懇願されての安楽死ではなく私の決断による実行だと。だからこそ、「もう終りにして」、「黒い髪の中年女性にも、ほっとしたような表情が浮かんだ」の表現がバックコーラスの響きをもって浮き立ってくる（何とも心憎い表現技法ではないか）。加えれば、看護婦の存在（役割）を背後にソーと沈める。――表現に濃淡をつけた見事な遠近法によって**安楽死の実例をゆるぎないものとして世に提示**する。それ以上の能書きなど必要ない、そこから何を紡ぐかは読者一人ひとりの自由意志の問題である、と。

私たち読者にとって『アメリカ医師会誌』に発表された『手記』だけが実在（現実の出来事こそが影）、その実在を手がかりに『手記』に隠された背景をさまざまに模策してきた。主治医が研修医になりすまして書いたのではないか、アメリカ医師会が企てた一大フィクションか（動機としてだけ考えればいずれもありうる）、その可能性を念頭に置きながら。それによって、研修医を主体に主治医とアメリカ医師会との合作の感を強くしたことはある。私の読みが外れ、主治医によるもの、あるいは一大フィクションであっても、アメリカ医師会のお墨付きによって**安楽死の実例をゆるぎないものとして世に提示**した『手記』の価値はいささかも減ずるものではない。

2

ここで『手記』から離れ、論題を《安楽死》に転じる。《安楽死（の権利）を認めるか否かの議論》と《安楽死を実行するか否かの決断》とは別次元の問題である。ところが、人の多くはそれを取り違え、後者を前者にすりかえるようだ。暴論を用いた方がハッキリするので敢えて暴論を用いるが、《安楽死が法的に認められました。それでは安楽死させせましょう》となりますか、そんな馬鹿な！

そもそも、生きる権利があるから人は生きているのではないように、安楽死は人間の権利の問題ではなく（法的権利で保障されようがされまいが）、のっぴきならぬ状況に置かれた患者の生命への対処を迫られた現実選択の問題であって、患者と身内と担当医師との間における選択肢の問題以外の何ものでもない（議論が行われるとすれば、関係する三者の間、加えて相談した医師との間でのこと。部外者の世人・法的権利のでしゃばる事柄ではない）。選択肢とは、このまま生き永らえさせるか安楽死させるか（生かし続けるか殺すか）の二者択一である。――このような場面に直面したとき、安楽死選択の一般的なルール、ましてやマニュアルなど存在するだろうか。そこでデビーの置かれた状況に立ち返って考えたい。

この日の当直医が、この研修医ではなく他の医師であった。――デビーの状況に直面したその当直医が《デビー本人の強い要請であっても、薬物で殺すのは憚れるので遠慮したい》と引き下がった可能性はおおいに考えられるではないか。そうなれば、この『手記』が世に登場することもなく、私たちはデビーのことを知る由もない。また、デビーが痛みの苦痛を鎮痛剤で和らげることを要求し生命を絶つことを要求しなかったならば（硫酸モルヒネは鎮痛剤として開発された）、研修医の行動（安楽死）も起きなかったのである。

まさしくこの日、デビーがこの研修医と出会うことによって《デビーの安楽死》が行われ、かつ、この研修医が『手記』を発表した。その前提あってこそ、私たちは《デビーの安楽死》を知ることができたのである。それを、たまたまの偶然とみるか、虫の知らせとみるか、神（あるいは悪魔）のなせる仕業とみるかはともかくも。

このように問題をたてるならば、多くの人は「そのような一般的なルールなど存在しないな。すべてが個々的なケースで条件は様々だから」と答えるだろう。安楽死の実相をつきつめて考えれば考えるほど《すべてが個々的なケースで条件は様々》に行き着く。のっぴきならぬ現実に直面したときの選択を一般論として語りようがないのだ。しかし、つけ加えておくべきことがある。この『手記』にはマニュアル通りの表現、いや研修医がマニュアル通りに行ったことを実証する見事な表現がある。もちろん、硫酸モルヒネを注射してからデビーが死に至るまでの無慈悲なまでの機械的描写である。薬物の効用は、人間と人間との関係を取り結ぶ感情に影響されることなく（薬物の効能はデビーの感情も研修医の感情も無視し）、身体の生理に作用する自然現象であることを見事に表現したものだ。——すなわち、安楽死を決行するか否かの決断まではあくまで人間（研修医）の人間（デビー）に対する関係の問題だが、硫酸モルヒネを用いて安楽死を決行する段に至るや人間と人間との関係に終止符をうち、デビーの身体への薬物のメカニックな作用に委ねられることを的確に表現する。

この『手記』は《安楽死（の権利）を認めるか否かの議論》と無関係であり、《安楽死の実行とはいかなるものか》を自らの体験を通して世に提示したものだ。積極的安楽死に限っても安楽死を実行した医師は少なからず存在するはずだが、それを実行した医師自らが積極的な意志に基づいて発表した稀有な実例報告、この『手記』の磐石の重みはそこにある。

3

『手記』に魅入られたこともあって、《デビーの安楽死》をデビーに安楽死を下した研修医の表現技法の考察に終始してきた。しかし、研修医がデビーを安楽死させるにあたって、たとえ短い時間であっても、意識の覚醒しているデビーの意志を用意周到に確認したことなど当たり前、それあってこその安楽死である。ここに至って、『手記』の表現技法から離れ、デビーに視点を合わせなければならぬ。

それでは、「もう終わりにして」の言葉を手がかりに、隠された《デビーの心の秘密》に目線を注ぎたい。

デビーがどれだけの闘病生活を送っていたのか、病魔によっていつ頃から暗いトンネルへと突き落とされたのか分からないが、この大学病院に入院したときは回復の希望を抱きつつ闘病生活を送っていたに違いない。しかし、癌と薬物（抗がん剤）によって蝕まれていく身体、繰り返される激痛は回復の希望と生きる気力を奪い、ついには光の見えない闘病生活を強いられるに至ったデビー。そのデビーが感じとったものは引き裂かれた二つの自分の存在、すなわち《薬物（抗がん剤）を用いなければすでに死んでいる私》、《薬物（抗がん剤）を用いることによって光の見えない闘病生活に生かされている私》ではなかったか。意識の覚醒しているデビーが、薬物による医療措置がもたらす二律背反（すでに死んでいる私、現に光のないまま生かされ続ける私）に気づかないはずはない（追いつめられた自分を対象化するのは覚醒した意識ゆえだから。ましてや二十歳という多感な青春期）。――《死なない代わりに光の見えない闘病生活を強いられる私》の中に《すでに死んでいる私》が棲みこむデビーの心に、《病魔に負けてかまわない＝すでに死んでいる私＝光の見えない闘病生活との別れ→静かに死なせてほしい＝安楽死》の連鎖が、ときには激しい感情をもって燃え上がり、あるときは冷静な思考回路のなかによぎる。デビーにとって、死はもはや、われわれ健常人が想像する死の決断というほどおおげさなものではなくなっていたのではないか。ただ一つ、**あの病室で自らを死へと導くには医師の力を借りなければならぬ**。

三　二つの安楽死――研修医（デビー）と山内青年（その父）

私がデビーに目線を移す必要があると感じたのは、通称山内事件（有機リン殺虫剤による尊属殺人事件）が頭によぎったからである。山内事件とはいかなる事件か。

「罪となるべき事実」(『控訴審判決』より)

(一) 被告人は父A、母Bの間の長男として生れ、昭和三二年三月高校を卒業するとともに父をたすけ、家業たる農業に精励し、部落の青年団長などを勤めたこともある真面目な青年なること。

(二) 父Aも部落の園芸組合長、区長等の公職についていたところ、昭和三一年一〇月頃脳溢血でたおれ、一時の少康を得たこともあるけれども、ずつと病床にあつて、昭和三四年一〇月頃再発してからはまつたく全身不随となり、食事はもとより、大小便の始末まですべて家人をわずらわすことになつたが、昭和三六年七月初め頃からは食慾もとみに減退し衰弱はなはだしく、上下肢は曲つたままでこれを少しでも動かすと激痛を訴えるようになり、加うるに、しばしばしやくりの発作に悩まされ、二、三時間もとまらないことがあつて、それまでずつと同人の診察に当つていた医師Cも同年八月二〇日頃にはついにAの命脈も「おそらくはあと七日か、よくもつて一〇日だろう」と家人に告げるにいたつたこと、

(三) 被告人は父Aが脳溢血で倒れてからは、父に代つて母をたすけ約一町三段の田畑の耕作に当つていたが、父Aが永い間の病気で身体の自由もまつたく利かなくなり、家人の至らざるなき温い看護をうけていたが、昭和三六年七月初め頃以降容態の悪化とともに身体を動かす度に激痛を訴え、「早く死にたい」「殺してくれ」と大声で口走るのを聞き、また息も絶えそうになるしやくりの発作に悶え苦しむ有様を見るにつけ、子として堪えられない気持に駆られ、ついに同月一〇日頃むしろ父を病苦より免れさせることこそ、父親に対する最後の孝養であると考え、むしろ同人を殺害しようと決意するにいたつたこと

(四) その後、被告人は三重県名張市において発生した毒ぶどう酒による殺人事件にヒントを得、同

年八月二七日午前五時頃被告人方に配達されていた牛乳一八〇cc入一本につかい残りの有機燐殺虫剤E・P・N少量を混入し、同日午前七時三〇分頃情《ママ》を知らない母親Bをして父Aに右牛乳を飲ませ、同人を有機燐中毒により死亡させるにいたつたことが明である。

昭和三四年といえば半世紀以上前（私が二一歳のとき）、国民健康保険の世帯主の自己負担割合が五〇％の時代、脳溢血で倒れれば病院に入院という現在とは違い自宅療養が主流であったに違いない。倒れた父に代わって農業を一手に引き継ぎつつ看護をも担った二年間（脳溢血で倒れてから五年間）の苦闘を重ねつつ、「苦しい、殺してほしい」の声を聞くにつけ殺害に及んだ心情には身がつまされる。実際に行動に移すかはともかく、山内青年の境遇に置かれたら私もまた同じ思いにかられたことは間違いない。思いとどまるか、行動に移すか。そこには、激情にかられた衝動性という垣根が待ち構える。――この文章を書いている私は七四歳、これまでの人生経験が否応なしに私なりの《分別くささ》を身につけさせたので、山内青年の年齢のとき《激情にかられた衝動性という垣根》を超えてしまったか否かをわが身に問うても《分別くささ》が邪魔し、これ以上のことを語りえないことを述べ終わりにしたい。

1

私が山内事件をデビーに重ねたのは、デビーは病院内、山内事件は家庭内、条件を入れ替えたら事態はどのように展開されただろうか、そのことに重大な関心を抱いたことが一つ。それ以上に、病院内という極度に人工的な空間での安楽死（研修医とデビー）、家庭という本能的な関係を色濃く漂わせる生活空間での安楽死（山内青年と父）、後者のいかにも人間らしい安楽死にこそ安楽死の本来的な姿があるのではないか、そのことに思い至ったことが一番大きかった。

前者から問題にする。山内事件に焦点をあてれば、病院に入院していたら、この事件は起きなかったと思うのだ。農業を営む家族がこの父を介護するのは容易でない。それに比べ、医療および介護の手当てがはるかに行き届くこともあるが、病院で同じような症状をきたしたとき「苦しい、殺してほしい」と訴えたか、大いなる疑問を抱くのだ（そもそも、誰に向かって「殺してほしい」と訴えるのか）。

生活の苦楽を共にしてきた家族に向けて吐かれたこの言葉は、《苦しいから殺してくれ》だけを訴えたのではない。本来なら働き盛りの年齢にありながら《足手まといの厄介者に陥った苦しみの五年間》を言外に滲ませている。農業を営みながら介護をする息子を毎日見届けなければならない痛苦。大黒柱であるべき自分こそが二六歳に達した息子の結婚の障害となっていることへの痛憤に苦しんできた父の姿を浮かび上がらせもする。自宅療養の患者（なかんずく一家を支えてきた大黒柱）には、家族を取り巻く複雑な感情が重圧としてのしかかることを考えざるをえぬ。――「苦しい、殺してほしい」の言葉に隠された父と息子（青年）の錯綜する心理を見落とすと山内青年の行動を見誤ると思うのだ。

看護婦に取り囲まれながら日々の病院生活を送ることのできる病院は、患者が家族（家庭）との距離を置くことのできる《隠れ家》《緩衝材》の役割を果たしている。看護婦に「苦しい、死にたい」と訴えることはあろうし、面会に来た息子にも「苦しい、死にたい」と訴えこそはすれ「殺してほしい」などと訴えはしない。そこでもし主治医がそれらの状況を判断し、それを受け入れれば、デビーのケースになっただろう。――《病院という隠れ家》は、荒々しくも人間にふさわしい安楽死に代わって、波風の立たないスマートな安楽死を実現する格好の場といえようか。はたしてそれは、人間社会の進化か、人間の生命感覚の退化か、あるいは進化も退化もじつは虚像に過ぎないのか、見方によって様々な見解が生まれようが、価値解釈は別に、そのことが人間の生き方に社会の在り様に何らかの影響をもたらしていくことには変わりない。

2

本題に入る。山内事件は、名古屋高裁が日本で初めて安楽死として認められる条件（刑法上の殺人罪、つまり犯罪行為にあたらない人為的殺人を定めた規定）として六つの要件を提示したことで、刑法学者や一部の法曹関係者、安楽死（尊厳死）法制定を求める運動関係者の注目を浴びた。私はそのことへの皮肉を込め、名古屋高裁の判決要旨（安楽死を成り立たせる六つの要件も含む）を無視し山内青年事件そのものを取りあげることから始めた。安楽死問題の言論を牛耳るこれらリーダーたちは、人間が人間であるがゆえに引き起こした山内事件など眼中にないといった調子で、人を見ず、法（判決文）が全てであるかのごとく、ひたすら《六つの要件》をありがたく奉る光景に唸ったのである。とはいえ、名古屋高裁の判決要旨が独り歩きする現実がある以上、名古屋高裁が示した六つの要件の検討に移らなければならない。

名古屋高裁が示した六つの要件

所論は要するに、本件は被告人が父Aに頼まれ同人を死の苦しみからすくうために、その希いを容れて死をはやめる行為にいでたいわゆる安楽死の事案であるから、嘱託殺人の成立することあるは格別、原認定のような尊属殺人の成立する余地はない。原判決は事実を誤認し、ひいては法令の適用を誤つたものであつて、その誤りが判決に影響を及ぼすことは明であるというにある。

ところで所論のように行為の違法性を阻却すべき場合の一として、いわゆる安楽死を認めるべきか否かについては、論議の存するところであるが、それはなんといつても、人為的に至尊なるべき人命を絶つのであるから、つぎのような厳しい要件のもとにのみ、これを是認しうるにとどまるであろう。

（1）病者が現代医学の知識と技術からみて不治の病に冒され、しかもその死が目前に迫つていること、

（2）病者の苦痛が甚しく、何人も真にこれを見るに忍びない程度のものなること、

（3）もつぱら病者の死苦の緩和の目的でなされたこと、

（4）病者の意識がなお明瞭であつて意思を表明できる場合には、本人の真摯な嘱託又は承諾のあること、

（5）医師の手によることを本則とし、これにより得ない場合には医師によりえない首肯するに足る特別な事情があること、

（6）その方法が倫理的にも妥当なものとして認容しうるものなること。

これらの要件がすべて充されるのでなければ、安楽死としてその行為の違法性までも否定しうるものではないと解すべきであろう。

本件についてこれをみるに、前にのべたように、被告人の父Aは不治の病に冒され命脈すでに旦夕に迫つていたと認められること。Aは身体を動かすたびに襲われる激痛と、しやくりの発作で死にまさる苦しみに喘いでおり、真に見るに忍びないものであつたこと。被告人の本件所為は父Aをその苦しみからすくうためになされたことはすべて前記のとおりであるから、安楽死の右（1）ないし（3）の要件を充足していることは疑ないが、（4）の点はしばらくおくとしても、医師の手によることを得な

かつたなんら首肯するに足る特別の事情が認められないことと、その手段として採られたのが病人に飲ませる牛乳に有機燐殺虫剤を混入するというような、倫理的に認容しがたい方法なることの二点において、右の（5）、（6）の要件を欠如し、被告人の本件所為が安楽死として違法性を阻却するに足るものでないことは多言を要しない。しかしながら、被告人の父Aが死にまさるかようなひどい苦しみのなかから、「殺してくれ」「早く楽にしてくれ」などと口走つていたことは前記のとおりであるから、それが果して原判決説示のように同人の真意に基くものでないか否かについては、なお検討すべきものがあるであろう。原判決はAが右のようなことを口走るにいたつたのは同人の容態の急激に悪化した昭和三七年七月初旬以後のことであつて、身体を動かすたびに襲われる激痛としやくりの苦しみに堪えかねて発した言葉であるから、同人の真意にいでたものとは認めがたいというのであるが、前掲各証拠に当審証人D、同E、同C、同Bの各証言を総合すると右七月初旬頃にはAは五年有余のながきにわたる病苦のためにすでに精根をつかい果していたとはいえ、意識はまだ明瞭であつて、しかもその頃から病状は日に日に急激に悪化してきたので、Aもいよいよ死期の迫つたことを自覚し、どうせ助からぬものなら、こんなひどい苦しみを続けているよりは、一刻もはやく死んで楽になりたいと希つていたことを推認するに難くないのであるから、Aの発した右の「殺してくれ」「早く楽にしてくれ」という言葉は、むしろ同人の自由なそして真意にいでたものと認めるのが相当であつて、原判決がAは当時五二才であつて現代時においてはむしろ働き盛りであつたとか、同人が平静時に死をのぞんでいたことが認められないというようなことから、その言葉が真意に基くものではないと認定したことは事実を誤認し、ひいては法律の適用を誤つたもので判決に影響することは明である。論旨は理由があるものといわねばならない。

よって被告人の本件控訴は理由があり原判決は破棄を免れないので検察官の控訴趣意に対する判断を省略し、刑事訴訟法第三八二条、第三九七条第一項によりこれを破棄するが、本件は原審及び当裁判所において取調べた証拠により直ちに判決するに適するので同法第四〇〇条但書に従いさらに判決する。

(以下、略)

2

判決文にいくつかの疑問を感じるが、とりわけ(4)と(5)の関連で首を傾げるのだ。「本人の真摯な嘱託又は承諾」「医師の手によることを本則」からすれば、本人である父が主治医に安楽死を嘱託することが本筋であることを語っており、山内青年が父に嘱託されるのは筋違い、山内青年が主治医に嘱託するのも筋違いと語っているも同然、本人である父と医師(主治医)との関係だけが問われるべきだ。ところが、その論旨をもって、そこから外れた部外者である山内青年の行為を裁くとすればお門違いになりはしまいか。もっといえば、安楽死一般の要件を定立し、それをもって山内青年の行為を裁こうとしたのではないか、その疑問が生じる。

それでは、「医師の手によることを本則」から逸脱している山内青年事件に関して、判決文の判断はどうか。「医師の手によることを本則」を受けた「これにより得ない場合には医師によりえない首肯するに足る特別な事情があること」の付帯こそが問題になるので、そこに焦点を当てる。

皮肉めいた反論。「医師の手によることを得なかったなんら首肯するに足る特別の事情」が存在することは明々白々であることの証明から入りたい。裁判官が、主治医に「山内青年の父を安楽死に導くとすれば、主治医であるあなただけであることを認識していましたか」、山内青年および家族に「父の願い（殺してほしい）を叶えることが許されているのは家族ではなく、主治医だけであることを知っていましたか」と尋問すれば（さわりになるこの尋問をした気配が感じられぬ）、関係者全員がＮＯの回答をしたことなど論を待つまでのこともないではないか（存命中の父も同じ回答をしたことなど自明）。往診にやってくる主治医も含め自宅で療養する父に関係する重要人物の全員が「医師の手によることを本則」など考えだにしないとは、かかる本則など存在しないと同じことで、これに優る「医師の手によることを得なかった〜特別の事情」はありえぬ。

もう一つ加える。山口青年の殺害動機を「息も絶えんばかりに悶え苦しみ、〜また医師Ｃからももはや施す術もない旨を告げられたので、〜その依頼に応じて同人を殺害しようと決意するにいたり」と明示する控訴審判決。——父親の殺害は他の誰にも任すにあたらず自分こそに課せられた任務と思いつめた山口青年を語った同然、「Ａの命脈も『おそらくはあと七日か、よくもつて一〇日だろう』と家人に告げ」た主治医に安楽死を仮託することなど意中になかった山口青年の姿を浮き彫りにする。これぞ「医師の手によることを得なかつたなんら首肯するに足る特別の事情」に見事該当する。それをなぜ見ることができないのか。

そこで思うのだ。重要な内容「医師の手によることを得なかつたなんら首肯するに足る特別の事情」を明記する以上、山内青年のケースに関して、「特別の事情」が生じうる条件を可能な限り検討し吟味するのが裁判官の務めではないか。その思考回路があれば、主治医も父も他の家族も「医師の手によることを本則」を知らなかったのではないのか、そのことに自ずと気づくことができるのに。

要するに、「医師の手によることを本則」から外れた事件、いや、外れざるをえなかったからこそ起きた事件、事件のかかる本質を見抜こうとせず、所論に答えるために熟慮して案出した安楽死の六つの要件の一つ(5)からの演繹をもってすりかえる本末転倒が災いしたと言わざるをえない。

3

病院に入院中の患者および家族が安楽死を希求したからといって、医師をさしおいて家族が手を下すことは越権行為との意識（認識）が働き、安楽死を実行するならば医師に託された仕事との暗黙裡の判断が働く。それは法が定める以前の人間に働く現実感覚ゆえである。言うまでもなく、病院の公的な性質および多機能（入れ代り立ち代り患者が訪れ、回復して退院する患者の一方で、稀とはいえ回復せずに死んでゆく患者も存在する）を背景にしてのことだ。すなわち、患者の身内および病院内関係者からの告発さえなければ、安楽死は病院というシステムに保護されている（警察の捜査の及びえぬ治外法権にある）。

しかるに、自宅療養における患者およびその家族と医師（往診に訪れる主治医）にはかかる条件がまるでない。何より、患者の臨終を看取ることはあっても、意図して安楽死に導くことなど、往診する主治医も患者とその家族にとっても想定外である。つまり「医師の手によることを本則」を言うならば、あくまで病院内を前提にしてのことで、自宅療養患者の安楽死の事例にそれを適用させようとするのは現実認識の錯誤と言うほかない。

4

そうとはいえ、控訴審判決の文言「原認定のような尊属殺人の成立する余地はない」、すなわち殺人罪の中でも重刑を意味する尊属殺人を適用した原判決を否定し、刑がはるかに軽減される嘱託殺人を適用した背景に目を向ける必要がある。

私たちは控訴審判決文を通して山内青年事件の真相をそれなりに知ったからこそ、尊属殺人の適用は不可、嘱託殺人が穏当（嘱託殺人が安楽死の要件を満たす条件の問題は別にして）との判断におおむね誘われるだろう（なお、日本的な家族制度を背景にして成立した重刑・尊属殺人罪は一九九五年の刑法改正にて廃止されたようだ）。

それでは山内青年の父親殺しが発覚した時点に戻ってみたい。山口青年を知っている村人の驚き（衝撃）を別にすれば、山口青年を知らない警察や世間の人々はいかなる判断をなしえたか。《父が息子に殺人を嘱託した》ことなど誰も知りえないから嘱託殺人など思い浮かべる術もない。ただ明瞭な事実《息子が父親を殺したれっきとした尊属殺人》だけが映る。それが人間の認識の構造といえまいか。警察が尊属殺人で捜査に乗り出すのも当然のこと。親子の諍いか、相続がらみか、いずれにしろ肉親にまつわる怨恨によると想像するのが人間の相場だが、警察は何より殺人の手口に目をつけて捜査に乗り出したに違いない。

控訴審判決はその手口をまことにリアルに描いている。警察の捜査および検事による取調べ段階でこれらの事実の大半が明らかにされたと思われるが、起訴事実に明記された犯行の事実を前にした原審の裁判官には、有機燐殺虫剤の使用もさることながら母を利用した卑劣な手口との印象が強く映ったのではないか。

原審の判決および証人尋問を知らないのでうかつなことは言えないが、殺人の手口が強くインプットされた人間（原審裁判官）の脳裏に卑劣な手段を用いた尊属殺人がこびりつき、弁護人による証人尋問を通して「『早く死にたい』『殺してくれ』などと叫ぶ父の声を耳にし、～子として堪えられない気持になり、また医師Cからももはや施す術もない旨を告げられた」事実が明らかにされても、尊属殺人を却下し嘱託殺人が妥当との判断を手にしにくかったことは十分考えられる（先入観を事実に即して修正するのは容易ではない人間の習性といえる）。――それらを踏まえ、一方では所論への対応、もう一方で軽くあしらったとはいえ原審が認定した尊属殺人にただならぬものを感じたがゆえの控訴審判決であったことは容易に推測がつく。

5

主題である「医師の手によることを本則」に戻る。

「医師の手によることを本則」に基づいて、尊属殺人にならぬ主治医の手で安楽死が行われたケースを想定すると、その文言の語るものが見えてくるものと思われる。

この主治医は安楽死を買って出た（手段は問わない）。ところで死亡診断書は主治医の特権なので、死亡診断書の能書き《脳溢血でたおれてからの五年、～体力を使い果たした結果、…………を起こし死亡した。死亡原因は…………。》を作成する。警察には医学および法医学を専門に学んだ検視官がいるとはいえ、その嫌疑を受けない（検視、さらに死体解剖にかからない）よう作成することは造作ない（Aの命脈も「おそらくはあと七日か、よくもつて一〇日だろう」旨を告げた医師Cである）。かくして、寿命が尽き、安楽死など存在しなかったと闇に葬る。往診の医師であっても、病院内とまではいかないが安楽死は可能、何も遠慮することもない。――もしかしたら、そのことを念頭に、控訴審裁判官（名古屋高等裁判所の判事三人）は「医師の手によることを本則」としたのではあるまいか。その可能性を否定することはできない。

昭和三七年といえば、自宅での死から病院での死へと移行する過渡期にあたろうか。三人の高裁裁判官は四十歳半ばから五十歳半ば（人生の後半）に達していると思われる。明治末期から大正半ば生まれとあれば、昭和十三年生まれの私などとは違って、重症患者の自宅に往診する医者の姿をそれなりに心得ていたはずである。

なるほど一昔前までは、独立心旺盛でしたたかな町医者が何食わぬ顔して世間に気づかれずに安楽死を実行する、安楽死などとおおげさに騒ぐことなく人間の死を静かに送る、それもまた医者の務めとの心が育まれていたとしてもあながち不思議とはいえまい。

ここで高裁裁判官に眼を移す。人生の後半に達するまでは重症患者の自宅に往診する医者を見聞きし、人生の後半に達し重症患者が病院に入院する時代を迎えつつある、かかる時代の転換期を見据えての判決ではないのか、それに気づき青ざめた。

判決文「医師の手によることを得なかつたなんら首肯するに足る特別の事情が認められない」はいただけないとしても、その前提となる論旨「医師の手によることを本則」に込められた本心《親族が行えば殺人罪で起訴せざるをえない安楽死、それを避けるためには医者に任せなさい》を感じ、妙に納得させられるものがある。法の束縛から自由な立場からの言論が可能な私のような言論人種とは違って、法の番人という強い拘束を受けた裁判官が語りうる最大限の言葉だから（裁判官は判決を通して被告のその後の人生を強く拘束する。その裁判官は法律の強い拘束を受ける）。公文書である判決文には裁判官の本心は隠れざるをえないことを念頭に「医師の手によることを本則」に絞って、その意味するものを探索してきた。視野狭窄に陥らず、複眼（多様な視座）をもって物事をとらえるために。

なお、「その方法が倫理的にも妥当」から外れるとみなした名古屋高裁判決だが、倫理的に妥当な殺害方法とはいかなるものを指すのか首を傾げざるをえない。ただ一つ、人間は倫理という言葉を吟味せずに使いながら真理を語っていると思い込むことも、逆にその言葉に脅迫されやすいことも確かなことだ。

8

病院内安楽死へと時代が移り変わることをアウトスケッチした。山内青年のごとく、農薬を牛乳瓶に混入し、牛乳を飲ませることを日課としている母に仮託しての毒殺という原始的とも野蛮ともいえる土臭い安楽死の手法は過去の遺物として葬られる（忘れ去られる）時代を迎えたようだ。

時代の推移は仕方ない。近代技術文明がどんなに矛盾をはらんでいようとも（人間の存在自体が矛盾に満ちているのだから矛盾をはらまぬ文明などありえぬ）、近代技術文明を捨て過去へと戻ることはありえぬ。歴史の矢印は、現在から過去へと向かわず、現在から未来へと向かうから。だからこそ、土臭い安楽死の手法は過ぎ去った過去と捨て去るのではなく、それ自体に正面から向き合う必要があるのではないのか。土臭い安楽死あってこそ、それを土台に病院内安楽死の時代への推移もありえたのだから。

Ⅱ　『手記』発表前における安楽死裁判事件——二九例をえぐる

『手記』の発表が一九八八年、山内青年事件は一九六一年。『手記』の発表より前の古典的な安楽死事件に目を向けたい。宮野彬『安楽死の判例研究』（一九七三年）は安楽死殺人裁判事件一八例、それと区別し、先天的に身体の欠損をかかえて生まれた子供の殺害裁判事件一一例を取りあげている貴重な資料である。いずれも捜査当局から殺人事件として捜査を受け、裁判に付された事件である。

これら二九例のうち、裁判のやりとりに貴重な内容を提出している四例、加えて医師による事件一例、併せて五例を別扱いとする。また、各事例に関しては、事件そのものの説明をまず紹介し（なお、紹介文は原文の表現を忠実に守って簡略化した）、その後に、裁判内容をかっこ内に紹介した。

一　先天的に身体の欠損をかかえて生まれた子供の殺害裁判事件・一一例
二　安楽死裁判事件・一三例
三　際立った裁判事例・四例
四　医師による安楽死裁判事件・一例

一　先天的に身体の欠損をかかえて生まれた子供の殺害裁判事件・一一例

【イギリス】

i 一九三四年　ブラウンヒル夫人事件——三一歳になる愚鈍《ママ》な息子の将来を深く憂慮しガスとアスピリン

を用いて殺害。

（慈悲についての強い勧告を伴った死刑の宣告を言い渡されたが、二日後に死刑の執行は猶予され、三ヵ月後に釈放）

ii 一九四六年　ロング事件——七歳になる白痴の娘をガスによって殺害した。

（死刑の判決を受けたが、一週間後に死刑の執行は猶予され、死刑判決は無期禁固にきりかえられた）

iii 一九五九年　息子殺害事件——進行性苦悩を伴う白痴の息子、殺害方法などは不明。

（「減弱責任の抗弁」が認められたが、判決は一二ヶ月の禁固刑）

iv 一九六〇年　ジョンソン事件——三歳になるモンゴル症の息子、殺害方法などは不明。

（行為は謀殺であったが、裁判では故殺が認められ一二ヶ月の懲役刑が言い渡された）

【アメリカ】

v 一九三九年　グリーンフィールド事件——二歳の知力しか有しないといわれる十代の息子をクロロフィルムで麻痺させて殺害。

（「**私はかれを愛していたがためにそうしたのであって、それは神の思し召しであった**」と述べた。第一級の殺人で起訴されたが無罪となった）

vi 一九三九年　ルブイユ事件——生まれつき白痴になるように運命づけられている頭部障害におかされ身体的奇形が手足のすべてにゆきわたっているめくらでおしの十三歳の息子をクロロフィルムで麻痺させて殺害。なお、犯行当時、他に四人の子供がおりこれらすべてのものを扶養せねばならない立場におかれていた。

（グリーンフィールド事件を知って犯行に及んだ旨を告白している。殺害行為に対し第一級故殺のかどで起訴された。しかし、陪審は「できるかぎり寛大な処置をなすように」との勧告を付して第二級故殺の表決を与えた。裁判官は、五年以上一〇年以下の不定期刑を科すとともに刑の執行を猶予し、プロベーションに付した）

vii一九四三年　ノクソン事件——生後六ヶ月になる蒙古症の息子にランプのコードを巻きつけ電気死刑のようにして殺害。

（第一級の謀殺罪で起訴され、裁判では、**息子の死は災難であったと主張**。第一級の謀殺罪で有罪と決せられ死刑の宣告を言い渡された。しかし、死刑の宣告は終身刑に減刑、さらに、パロールを可能ならしめるためにそれ以上にわたって減ぜられ、まもなく仮出獄を許された）

viii一九五〇年　ブラウンスドルフ事件——死ぬまで入院を必要とされるような二九歳になる娘の将来を憂慮し銃で射殺し、自らの胸に二発の銃を撃って自殺をはかった。

（一時的に精神錯乱状態におちいっていたという理由で有罪の言い渡しを逃れた）

ix一九六五年　ラングヴィン夫人事件——三十五歳になるてんかん患者の息子をライフル銃で射殺。

（第一級の謀殺罪で起訴、「裁判結果は不明」とある）

【ベルギー】

x一九六二年　奇形児殺害事件——出産したばかりに両方の腕がなく肩のところに片方に四本他方に二本の指がすぐつい《ママ》ているサリドマイド特有のアザラシ症奇形児で足にも欠陥がありヨーロッパでいうモンスター・ベビーの女の幼児を致死量のバルビツールを哺乳瓶の中でミルクと蜜に溶かして飲ませ殺害。

（六日間にわたって審理が行われ、一二名の陪審は無罪の評決。裁判所は無罪の判決を言い渡した。弁護人の人情論に軍配があがったが、感情による裁判にきびしい批判があがった）

【日本】

xi昭和四七年　息子殺害事件——生後六ヶ月で重症の脳性小児麻痺にかかり右半身不随で言語障害の三七歳の息子を妻が胃病で入院してからは一人で看病していた。一〇日午前五時半頃、おむつを取り替えたあと長い闘病生活で骨と皮だけになった息子の寝顔を見ているうちに、「自分も年だし、妻も重病だから助かるまい。毎日毎日、自分一人で息子の世話をしてゆかねばならないなら、いっそ殺してしまおう」と思い、台所からタオルを持ってきて息子の両肩の下へ後ろから自分の両膝を入れるようにして巻きつけて絞めたうえ、殺しきれなかったために、さらに両手の親指で強く絞めた。

（裁判に関する説明なし）

二　安楽死殺人裁判事件・一三例

★同意なし（六例）

【イギリス】

①一九二七年　幼女殺害事件——結核と麻疹にかかった後に顔面一杯に壊疽がひろがった四歳の愛娘が苦しむ有様をみて浴槽の中で溺死させた。医師は、不治であることを告げていた。

（殺人罪で起訴されたが、陪審は医学上の証拠などを検討した結果、慈悲心に動かされて無罪の評決。その理由は不明）

②一九五三年　夫殺害事件——ひどい苦痛を伴う病名不明の病に悩みすでに死に瀕している夫の苦悩を除去しようと窒息死させた。

（行為に対して責任を問われたとき、**被告人は有罪である旨を自認**したが、条件つきの釈放が認められた）

③一九五八年　母親殺害事件――喉頭癌に侵されて苦しんでいるのを知って、就寝中に射殺した。
（被告人には極度の憂鬱症状がみられたとの抗弁が提出されたが、一八月の禁固刑が言い渡された）
④一九六〇年　妻殺害事件――病名不明の病に侵された年老いた妻を殺害。殺害方法は不明。
（行為に対して刑事上訴裁判所は刑罰を科さずに釈放することを認めた）

【フランス】

⑤一九二五年　ユニムスカ夫人事件――ポール・ブルース病院において非常に強力なモルヒネの注射を受け深い眠りにおちこんだ癌にかかって苦悩していた夫をみるにしのびず射殺した。
（弁護人の無罪の主張がとおり無罪判決を受けた）
⑥一九五一年　母親殺害事件――長い間不治の癌にかかって苦しんでいた母親を殺害した。
（被告人は故殺のかどで審判を受けることになったが、裁判所は、犯行時に、一時的な心神喪失の状況にあったことを認め、予審免訴を言い渡した）

★同意あり（七例）

【アメリカ】

⑦一九三八年　H・C・ジョンソン事件――癌にかかって苦しんでいる妻の矢の催促を受け入れ窒息死させた。
（精神病医は、被告人は殺害行為時には「一時的な精神錯乱」状態に陥っていたが、現在は正常な状態に戻っていると報告した。一週間後、大陪審は被告人を不起訴処分にする決定をした）
⑧一九五〇年　H・モーア事件――めくらで癌にかかって苦悩している兄弟の真摯で繰り返しての死の嘱

託があり、慈悲心から射殺した。

（被告人は故殺の刑責を問われ、三年以上六年以下の懲役と五百ドルの罰金を併科された。一時的な精神錯乱の状態におちいっていたことおよび被害者の真摯で繰り返しての死の嘱託のあった事実などを抗弁として提出したがいれられず、有罪を科せられた。被告人に刑を言い渡すにあたり、裁判官は、被告人は殉難者として行動したのであるから殉難の報いとしての刑罰を忍ばなければならない旨を説いた）

⑨年代不明　ワーナー事件——長いこと関節炎の痛みにひどく苦しめられてきた妻の苦しみから解放されたいとの願いを聞き入れ絞殺した。

（公判廷において、主治医は被害者が自ら苦痛から解放されたいことを願っていたことを証言。被告人の善良なる性格と酌量すべき情状が立証され有罪の申立は撤回され無罪判決が言い渡された）

⑩一九六七年　R・ワスキン事件——末期の白血病にかかって苦難に陥っていた母親は死ぬことを欲し殺してくれるよう息子に懇願し、三発の弾丸を受けて死亡した。母親が入院していた病院の医師は、せいぜい二、三日しか生きられないと述べていた。母親は事件の三日前に睡眠薬を過量に飲んで自殺をはかった。母親は息子に再三死を懇願していたが、撃たれたときにはかなり身体的苦痛に苦悩していたことを夫と医師が証言している。

（被告人は謀殺の嫌疑を受けた。陪審は、四〇分間の評議をした末に、精神錯乱を理由に無罪の評決を下した）

【日本】

⑪昭和一〇年ころ　姉殺害事件——肺結核のため二年くらい病床に臥していた姉の容態が悪くなりひどく苦しみだしたため、懇願を聞き入れた妹が苦しみを見兼ねて絞殺した。

（担当の検事は、「事件は若干情状酌量の余地があるが、一人の人間の生命を縮めたことは犯罪である。しかし、被告も反省改悔しているようだから実刑の必要はないだろう」として、刑の執行猶予を求めていた。弁護人なしのこの事件に対して、懲役六ヶ月、執行猶予二年の判決が言い渡された。）

⑫昭和三六年　山内事件（略）

⑬昭和四七年　夫殺害事件――数年前から高血圧や心不全のため寝たきりになっていた夫が、一〇月一日午前四時半ころ心臓発作を起こし「苦しい。こんなに苦しむなら、いっそのこと殺してくれ」とわめいたため隣に寝ていた妻が枕元にあった風呂敷を細かく絞って首に巻きつけ絞殺した。死なせた後、自分も後を追って死のうと、ぬれ縁の鴨居に帯締めを掛けて首をつろうとしたが、紐が切れ自殺は未遂に終わった。

（裁判に関する記述なし）

1

以上、親族が手を下した安楽死裁判事件二四例を続けて紹介した。七五歳に届く今なお、かかる体験を何一つしていない私にはどの事例も重くのしかかるだけで語る言葉がない。ただ【ベルギー】の事例《x一九六二年　奇形児殺害事件》に関しては、「出産したばかりに両方の腕がなく肩のところに片方に四本他方に二本の指がすぐついている」とあるように、出産の補助役である医師ないし助産婦は生まれる瞬間に奇形児であることを認知できるので、即座に窒息死させ「死産でした」の一言で処理して欲しかったとの願望が働く。それとて人生経験と年季がいるに違いなく、そう簡単に言えることではないとのセーブも働く。要するに分からないことずくめだ（分からないからこそ探索するのだが）。

ここはやはり私自身の体験、安楽死とは逆の死に様について語らなければならないようだ。五歳年下の義弟がとつぜん白血病（急性白血病）に襲われ二年三ヶ月の闘病生活の末、白血病であることを知らされぬまま三三歳の若さにして、四歳の娘と一歳の息子を残し、仁王の如く生きる炎を燃やし続けたまま命を閉じた。義弟と最後の言葉を交わしたのは死の五日前、両腕と両脚の血管は青黒く腫れ、点滴をもはや受け入れない極限に達していることは素人目にも明らかであった。《看取り部屋》といわれる個室で二人は朝まで断続的に、顔を見つめ短い言葉を交わした。沈黙する私の心を目覚めさせようとするかのように、攻撃の刃を彼はなげかける。「兄貴、絶対治るから、絶対に治るからな」の言葉と同時に手を固く握りしめ、寸分のよどみもなく私の顔を睨みつける。弱気めいた「二人の子供の後を頼む」の言葉を吐く気配などどこにもなかった。義弟の迫力になすがまま身をゆだねる無責任な対応に終始した私。――医師から「十日ともたないでしょう。最期を親族で看取ってあげてください」の言葉を受けて三日目だった。

のん兵衛で、気のいい甘ったれ屋の義弟のどこから、絶望の淵から這い上がる意欲が迸るのか。言葉には表さないが《幼子を残して死んでならぬものか》の声が響いてきもする。こうして、安楽死など及びなきこと、矢尽き刀折れ自爆した。

2

それから十年余り『手記』と出合うが、義弟の体験が思い出されてか、感情移入は研修医にこそ向かい、デビーへの感情移入は起きなかった。治療を医師に委ねこそすれ自らの生死の運命を自分の手に握りしめて逝った義弟とデビーの死に様との落差を考えさせられることだけを残して。

そしてこの今、二四例の安楽死をつきつけられても、感情移入は殺された側には向かわず、殺す側にこそ働く。私が『手記』を過剰なまでに評価するのも、それゆえであろうか。

確かにそれもある、しかし、それだけではないようだ。義弟は私が目の当たりにした私だけの特異な実体験、デビーも含め二五例といえば実体験ならざる文字言葉による間接記録、その文字言葉といえば殺された本人のものではなく、物証を除けば、殺した側による証言である。当然にも殺された側は殺した側の影に隠される。しかもまた、デビーのみは殺した研修医による実況記録?であるが、二四例の全ては裁判事件あってのこと、否応なく裁判事件こそが浮き出てくる。その結果、最終的には、『研修医の手記』に似て、裁判官の手になる判決文があたかも現実の出来事であるかの様相を呈することになる。

3

ここで宮野氏が紹介した二四例に目を向けると、たいへん重要なことに気づく。最も古い事例は一九二五年⑤ユニムスカ夫人事件（フランス）、それ以前の安楽死はどうなのか。宮野論文の目的が『安楽死の歴史研究』ではなく『安楽死の判例研究』であることからすれば、判例としてはっきりした証拠が残っている以前の時代は無視するほかない（論文の対象外）と解釈したい。

したがって、たいへん興味を抱かせる一九二五年以前の安楽死については霧中の世界に追いやられたものと断念する。そこで日本に目を向けると、ユニムスカ夫人事件から一〇年後の「⑪昭和一〇年ころ　姉殺害事件」が日本におけるはじめての安楽死裁判事件とみなしてよかろうか。ということで、欧米はいざ知らず、多少なりとも実感を伴っている日本に焦点を当てる。

戦前の農村社会において、間引きはさほど珍しいことではなく、また、裕福な農家では家族の厄介者（身体障害者や気違いなど）を座敷牢に閉じ込めていたことは、子供の頃からよく聞かされてきた話だ。ということは、戦前までは、間引きや今日では虐待とされる座敷牢などに権力（警察当局）はいちいち関わっている暇もなく野放し状態だったということになるのか。

三　親族による安楽死に関する際立った裁判事例・四例

（ア）一九四九年　C・A事件（アメリカ）

身内が癌で苦しむのを目の当たりで体験している息子《ママ》は、余命が早ければ三日遅くとも三ヶ月と診断された父親に同じ苦しみを味あわせまいと決意し、父親の職務用のピストルを持ち出して病院におもむき、胃癌検診の際に用いた麻酔がさめず昏睡中の父親を射殺した。

（被告人は大陪審により第二級謀殺として起訴。被告人が、犯行当時、通常の精神状態にあったか否かに議論が集中。[a]被告人の精神鑑定をしたムーア博士は、被告人はその当時、いわゆる「遁走状態」と呼ばれる精神状態に陥っていたものであることを証言した。また、[b]検察側の喚問による証人の一人の精神科医は、被告人は父親を射殺した当時は正気であったが、その後、純然たる健忘症（記憶喪失症）の状態に陥っていたとの診断を下した。担当のコーネル判事は、陪審につぎのように説示した。「犯行の動機がいかに純真で、同情すべきものであったとしても、[ア]法律は、他人の苦悩を救うためにその生命を奪うことを正当化しない。一言でいえば、法律上の安楽死などは存在しえない。たとえ、本人が死を希望し、また要求したとしてもである。ただ、[イ]他人の苦しむ様子をみて、一時的に精神の均衡を失うことはありうる。また、キャロルの場合、彼女が父親の苦痛を見るに忍びず、精神の異常をきたしていたかもしれないことは、これを否定するものではない」。陪審に対して提示された法律上の主問は「[ウ]キャロルの犯行は計画的であったか（慈悲にもとづく殺人者を許すことができるか）というものであった。判決は、被告人が犯行当時、一時的に心神喪失の状態におちいっていたことを認定し無罪）

大陪審により第二級謀殺として起訴されたが、「被告人が、犯行当時、通常の精神状態にあったか否かに議論が集中」が何とも面白い。この仕掛けは、陪審を前にした弁護人側によるものに違いなく、また、担当のコーネル判事の巧みな戦術を感じさせもするから。

そこで斜体の部分にまず注目する。被告人（弁護人）側と検察側の用意した精神鑑定、いずれも医師によるものゆえ、その精神鑑定は陪審員および裁判官が文句をつけられぬ神聖なものとされる。ところで依頼された精神鑑定は、裁判にかかってからの被告人の精神鑑定によって、殺したときの被告人の精神状態を鑑定しろというものだ。いかに？　その精神鑑定がどのようなものか知る由もないが、たぶん絶妙なタイムマシーンを使って一～二年ほど前の被告の精神構造を見事にキャッチする（科学的という名の魔術が大手を振るう格好の世界）。その結果、片や《遁走状態》、片や《その時は正気、その後に記憶喪失症に陥った》との科学的分析結果が報告される！　皮肉はここまで。

精神鑑定を依頼した元をただせば、責任能力がなければ無罪、責任能力があれば有罪、それを巡る争い。責任能力があったか無かったたか、それを一番よく知っているのは被告本人に違いないが、しかし《責任能力》とは《責任を感じる能力》と密接不可分という厄介な問題をかかえる。前者は他人にもはかれる客観的基準、後者は自分が自分のみに感じる感受能力、《責任を感じる感受性を欠如した人間》に《責任能力》を問うても馬の耳に念仏、《責任能力》を問うた人間がアホをみる。言葉の遊びはここで打ち切り、最も本質的な問題に入る。

寝ぼけ眼で無意識のまま人を殺してしまったということはありえても（広義の遁走状態および記憶喪失に該当するか）、熟慮と反芻を重ねたうえで実行される安楽死の性質ゆえ（この件についてはそれを欠いているが）、無意識のまま安楽死を行うなどありえぬ。あるとすれば、殺害手段にも影響されるが、いざ殺害行為に及んだほんの短い時間帯に、予想外の緊張と恐怖また躊躇に襲われ、意識の空白状態に陥ることだろう（衝撃の強さによっては復元しないまま遁走状態あるいは記憶喪失に陥ることも含めて）。それをもって、責任能力を欠如した殺害行為と規定しうるか。私は規定と述べた。規定しようと思えばどのようにも「規定」できる（規定は言葉で行われるから）。それは、現実から遊離した屁理屈（詭弁）を誘発する。その愚を犯さないことを念頭に書いている。

二つの精神鑑定に戻る。責任能力がないことを明かすための弁護側の鑑定は「遁走状態」、検察側の鑑定は責任能力があることを明かすために「その時は正気」の結果が裁判関係者に提示されただけだ。ところが、さにあらず。「その時は正気」に続いて「その後に記憶喪失症に陥った」とある。ここで最も本質的問題を指摘する。――「その後に記憶喪失症に陥った」は、私たち部外者にとっては「その時は正気」と同じく字面に過ぎないが、裁判関係者（裁判官、陪審員、検察、弁護人）にとっては眼前に存在する被告の生き姿を指す。殺害を決断してから殺害に至る殺害者の様相は裁判関係者も知りえないので、いきおい裁判の段階で被告席に立たされた被告の印象をもって、事件を起こしたときの殺害者の姿に重ねることを引き起こす。文字で記録された資料を基にしてしか裁判事件に迫ることのできない私たちは、それを見ておかないと、裁判事件の真相を見誤る。

そこで殺害の決意から殺害に至るまでのプロセスに注視する。殺害直後に逮捕され取り調べを受け検事に供述した内容をコンパクトに表現したものと判断できるが、その供述はまことに鮮明。ということは、少なくとも殺害から取り調べの尋問を受けた数日あるいは数十日の間は記憶が鮮明であることを担当検事だけは実感し、それが「その時は正気」とする検事側鑑定に反映したと考えて間違いない。ところが、数ヵ月後あるいはそれ以上を経て裁判関係者の前に立たされた被告の様相は、担当検事および弁護人の眼からも一変する。こうして双方から精神鑑定の依頼が行われる。

ここで陪審員を前にした裁判に移る。法廷に立たされた被告がけっして正常な状態ではないことを陪審員の誰もが感じとる。それゆえ弁護側の鑑定《遁走状態》も検察側の鑑定《記憶喪失症》も似たように映る。精神医学上の概念《遁走状態》《記憶喪失症》を巡っての争いではなく、事件を引き起こしたとき、《正常》であったか、《責任を負わせるには忍びないほど正常からかけ離れていたか》、陪審員の関心はひとえにそこに向けられるから（先ほど「科学的という名の魔術が大手を振るう格好の世界といえようか」と述べたが、人間の精神はもっと健康といってていいか）。かくして、担当検事の判断「その時は正気、その後に記憶喪失症に陥った」が被告の精神状態を的確に言い表していたとしても、陪審員が斥けるに至ったことは容易に推測できる。「その時は正気で、その後に記憶喪失症に陥っただと、人間はそんな器用にできていないぞ。それはただ責任能力を立証するための方便じゃないか」と。事件を引き起こしたときの被告のことを知らず、被告席に立たされた被告人のみを知る陪審員に担当検事の判断が敗れたといっていいか。

しかし、このように片付けたら大間違いだ。「その時は正気で、その後に記憶喪失症に陥った」と判断した真相（その判断の誤り）について何も触れていないからである。直截にいえば、被告席に立たされた被告は記憶喪失状態（遁走状態）に陥っていなかったのである。私の体験（私自身および私が関わった人間の両方を含む）からそう読むのだが、そのことを見抜いた人物がいる。担当のコーネル判事である。この裁判はコーネル判事の慧眼（名人芸）を主調音にしたもの。私がこの裁判を取り上げる狙いはそこにある。

それではコーネル判事の言説（傍線部分）に注目する。まず泣かせ言葉「犯行の動機がいかに純真で、同情すべきもの」を導入部としたうえで、法と裁判の揺るぎなき絶対的威信（傍線ア）をもって安楽死を否定する。と思いきや、次の瞬間、法の論理など何ものでもないと被告（人間キャロル）に向かい、キャロルの行動を巧みに救い出す（傍線イ）。——「キャロルの場合、彼女が父親の苦痛を見るに忍びず」を受けての言い回し（傍点部分）「**精神の異常**をきたしていたかもしれないことは、これを否定するものではない」に注目する。被告席のキャロルの表情や言動を刻み込んだ陪審員の心の動き（もしかしたら**精神の異常**をきたしての殺害ではないのか）を読みつつ、それを引き出すために暗示的表現を用いる。陪審員の心のつぶやき「やはりそうだったのか」が聴こえてくるではないか。

そして、最後にダメ押しの言葉を陪審員に語る。「キャロルの犯行は計画的であったか（慈悲にもとづく殺人者を許すことができるか）」と。計画的犯行とは安楽死（慈悲にもとづく殺人）、法はそれをけっして認めず有罪。キャロルを有罪から救う道は責任能力の欠如（犯行時に精神の異常をきたしていた）以外にない。それにしても、安楽死を一方では計画的犯行とし、もう一方では慈悲による殺人に結びつける巧みな論法に舌を巻く（私のどこを振ってもでてこない発想）。——評決は陪審の任務、誘導によって無罪に導くことこそコーネル判事が自分の心に言い聞かせた仕事、本心は語ることではなく実行すること、それを見事に貫いた手際に脱帽した。

ここで、「被告席に立たされた被告人は記憶喪失状態（遁走状態）に陥ってなどいなかった」と判断した問題に入る。確かに私の体験から割り出しての判断だが、キャロルの行動パターンに注目するのが順当だと思われる。

際立った特徴として何よりまず、他の安楽死の事例は殺す側と殺される側との永い精神の葛藤の末に行き着いた顛末だが、キャロルに関しては父親の苦しみを見かねたゆえの殺害行動ではなく《動揺なき確信行動》といっていいか。いや殺しさえすればよかったと思わせるふしを感じさせる。すなわち、自分を無にしての**極端に観念化した真理**《父を私が殺せば父は苦しみを味あわないですむ》の実行へと突き進んでいく。それは何より殺害を思い立ってから殺害に至る行動「～父親のピストルを持ち出して病院におもむき、～昏睡中の父親を射殺」に象徴される。この行動に要する時間はどんなに短く見積もっても三十分を要しよう。激しい敵意や恨みに基づく殺意、また、集団行動ならいざ知らず、ただ一人だけで思い立ったシンプルな殺害の動機を三十分にわたってよどみなく持続させるキャロル。私は、何よりここに、ひたすら一途に《父を私が殺せば父は苦しみを味あわないですむ》の実行へと突き進んでいくキャロルの姿を感じ取った。

癌で悶え苦しむ身内の姿を目の当たりにしたことこそが殺害を決意する主たる動機、そこに短絡的にも父親を重ねる視野狭窄に陥った発想によって激情にかられ、動揺なき確信行動へと突き進んだキャロルだが、興奮状態が収まるとともにその反動が押し寄せる。反動とは！――結論を先に述べる。彼女が襲われた一番大きな疑問は《本当に父のことを思って殺害したのか》にあっただろう。その疑問に襲われた瞬間、彼女の行動を支えた《動揺なき確信》はガタガタと崩れ去る。それが、いつどのように訪れたのかを読むことは、この限られた資料からは不可能である。ましてや、大陪審を前にして、キャロルがいかなる対応をしたかについて何一つふれられておらず、たいへん抽象的な記憶喪失状態あるいは遁走状態の言葉だけが提示されているに過ぎない。その前提で、私の推論を述べたい。

一般の殺人事件とは異なり証拠が逃げ隠れしない安楽死事件（ましてや病院内での殺害事件）なので、検事の尋問は詰問というより、殺害に至る事実経過を明らかにするために手順を追って行われたとみなしていい（事実の追認といえる）。それゆえ、キャロルの記憶（自分の行動）はかえって鮮明にされる（なお、検事の調べは他人に曝されることのない一対一の関係で行われ、大陪審の席との大きな違い）。《事実関係を追求される限り》胸を張って事実を語り、父親殺しの確信行動に揺らぎが生じることはない。デフォルメされているとはいえ宮野氏の紹介による証言記録がそれを雄弁に物語る。

尋問が終わり、待ち構えるのは大陪審による審判であるが、しかし待て。検事の尋問は、殺害に至る事実関係を明らかにして終えるほど能天気であるはずがない。検事の口から続いて「お父さんを殺害する前に、お父さんと面会し、あなたの目でお父さんの容態を確かめることをなぜなさらなかったのですか。（殺害はその後でも……）」の質問が行われたと考えるのが順当である。癌で悶え苦しむ身内の姿を目の当たりにした立場に置かれれば、尋常な人間であれば誰しも《お父さんの容態はほんとうにどうなのか》との思いに駆られ面会に出向く。この当たり前の人間行動を飛び越え《身内が味わった同様の苦しみを余命いくばくもないお父さんに味あわせたくない。そのためには直ぐにも殺すしかない》との決意を固め、殺害のために病院に出向いたキャロル（キャロル以外にはたして誰がこのような行動をとるだろうか）。ここに事件の特性があることに気づかない検事ではありえない。

想定外の意表を突かれた言葉《面会》に遭遇したキャロルの頭がパニック状態に陥ったことは、他人ながら察するに余りある。検診のため麻酔さめやらぬ昏睡状態で対面するや昏睡状態のまま永眠させる道を選択したことはキャロルにとって《身内が味わった同様の苦しみを余命いくばくもないお父さんに味あわせたくない》ことの見事な達成であった。その確信が面会の言葉によってガタガタと崩れる。昏睡状態で対面したのだから、麻酔が切れ意識が覚醒したお父さんと面会することをなぜ思いつかなかったのか。――ひとたび切って落とされた疑問は収拾のつかないまま次々と堰を切って押し寄せる。同じ末期癌だからといって、お父さんはかならず身内同様の苦しみを味わう運命にあったのか。私の行ったことは、ほんとうにお父さんを思ってのことだったたか。それでは、あのとき殺したのが不正解で殺さずに面対することが正解だったのか。何が正解で不正解なのか。そして何より、殺してしまってからでは遅いのだ。――これら解決なき問いが押し寄せ、頭がグチャグチャになって混乱し、語るべき言葉が失われ検事を前に顔面蒼白のまま沈黙し続ける。《涙を交え悄然とうなだれながら懺悔する》ことを予測しながらこの質問を発した検事にとって、それは予想外の反応であった。加えて不気味な光景でもあった。――検事が「その時は正気で、その後に記憶喪失症（記憶喪失症の言葉は精神鑑定医によるものだろうが）に陥った」と判断する決定的瞬間ではなかったか、私は自分の体験を通してそう読む。

　私は、自分の言動によって間接に人を殺める、逆に、その事態を寸前で食い止める、両方の経験を幾度か行ってきたが、自らの手で人を直に殺めたことはない。キャロル（事件）と私（私の人生経験）との埋められぬ落差だが、しかし、三十年以上の長きにわたって人を残忍に追いつめ精神をズタズタに傷つける虐待を数え切れないほど行ってきている。生き証人は女房であるが、その体験から、推測以上のものではないとはいえ、語るべき言葉を失ったキャロルの精神状態をかなりの程度まで透視できるので、そのことに絞って語りたい。――女房に幾度となく「なぜ、あのような残忍なことをできたのか。どうしても、それを聞きたい」と詰問される度に、覚悟を決め審問台に立つのだが、いざ審問に答えようとすると言葉にならない。虐待したときの私の意識構造、虐待といってもひとつひとつの局面での中身の違い、それらの積み重ね、それによって引き起こされる陰惨な関係、それが与えた女房への痛打、それを残忍に見ている自分、それら**記憶のヒダ**（過去の記憶）に錯綜して刻み込まれたものが、審問台に立たされた**この今の記憶**として一挙に噴出し、収拾をつけようのないまま頭に配列される。何をどう語ったらいいのか、語ることがまったく不可能なのだ。こうして呆然と立ちすくむ。――記憶を失ったのでも、考えることができなくなったのでもない。その逆である。記憶が溢れ、考えは走馬灯のごとき高速度回転をもって廻り、日常が培った記憶及び思考の規範をはみ出してしまうのだ。

キャロルにそれに類似した脳の働きが起きただろうことは私には分かる。逃げ道を用意しない一本気の純粋志向ゆえの父親殺し（安楽死）、検事によるものであれ陪審の席であれ、審問に逃げ道を用意せず真正面から答えようとする。彼女には、審問に答えられず泣き崩れる道はありえなかった。陪審の席で蒼白な能面をしたまま白痴のように立ちすくむキャロルの姿が目に浮かぶ。

（イ）一九三〇年　R・コルペー事件（フランス）

苦痛もひどく手術も受けられない年老いた母親を一週間にわたる寝ずの看病の末に射殺した。（弁護人なしの自己弁護を通した被告人は陪審に対してつぎのように陳述した。「**自分のした行為の性質を十分に承知のうえで母親を死に致したものであることを認めます。やったことに対しては後悔をしていない。人間としての権利を行使したまでです。あなた方が相当であると考えるどのような評決でも受けるつもりでいる。しかし、もしも国が医師に不治の病人の苦痛を短縮する権利を認める法律を公布するならば、わたしのような行為は必要なかったろうとおもう**」。これに対して、検事総長は「過度の刑罰を求めるつもりは毛頭ない。けれども、事件はこと生命に関する問題である。人が他人の生命を奪うこと、しかも平気でそういう行為をすることを、もし社会が許すとするならば、あなた方の評決は全世界に反響をまきおこすことになろう。人を殺す権利はないという考え方を国は遵守しなければならない。われわれは生命を創造する力がない以上、それを毀滅する力ももちあわせていないのである」と述べている。無罪判決を言い渡された。）

「苦痛もひどく手術も受けられない年老いた母親を一週間にわたる寝ずの看病の末に射殺した」とあり、あまりに特異なキャロルの安楽死事件（それゆえ私の中にキャロルへの心情荷担、それどころか同化作用が奇妙に働いたが）を問題にした後では気後れするのは否めないが、被告人の首尾一貫した態度、および検事総長の論旨、二つに注目する。

（コルペー被告の論述）

審判にあたって、①全てを承知の上で死に導いた、②後悔していない、③いかなる審判をも受け入れる、以上三つの覚悟を明快にしたうえで、④「国が医師に不治の病人の苦痛を短縮する権利を認める法律を公布するならば」の論をもって、医師による安楽死の容認を国家（社会）に向かって堂々と提言する。――全ては自分の責任に基づく行為、言い訳無用、後は世の審判に委ねる、何かしら研修医を思わせはしまいか。医師ではない市井の人コルペーが被告席から「医師による安楽死の容認」を唱えるところ、医師である研修医は密室で行った安楽死をあえて『手記』をもって世に問う、立場の違いが自ずと語るべき内容に相違をもたらすことはあるが。

ここでコルペー被告とは対極の事例**【Ⅴグリーンフィールド事件**（二歳の知力しか有しないといわれる十

代の息子をクロロフォルムで麻痺させて殺害)】における被告人の論述「私はかれを愛していたがためにそうしたのであって、それは神の思し召しであった」に目を向けたい。対極と述べたのは、いずれもキリスト教文化圏に生まれ育った二人だが、コルペー被告が己の行動を《自意識の責任》において語るとき、グリーンフィールド被告は自意識などどこへやら神にゲタ預けした《神の恩寵と愛に昇華》する。ともに陪審員に向けて語った言葉でありながら、その二人が陪審員によって無罪とされる。――近代法における無罪とは《法律は被告人を処罰しない》あるいは《被告人の行った安楽死を法律は処罰の対象にしない》のこと、《被告人は人間（母親あるいは息子）に罪を犯していない》のことではない。陪審員たちがそのことを理解しつつ無罪判決を下したのかは分かりようもないが。

ここで、もう一つの事例【⑧H・モーア事件（めくらで癌にかかって苦悩している兄弟の真摯で繰り返しての死の嘱託があり、慈悲心から射殺した)】における裁判官の強烈な論述「被告人は殉難者として行動したのであるから殉難の報いとしての刑罰を忍ばなければならない」にも目を向けたい。グリーンフィールド被告とモーア被告の事件がほぼ同質であることを思うと、モーア被告（三年以上六年以下の懲役と五百ドルの罰金を併科された）の裁判官がグリーンフィールド被告の裁判を担当したならば陪審員はいかなる評決を下しただろうかとの興味ある推測にかられるからだ。

自らの行為を《神の恩寵と愛》の名において《許されるべき行為》であることを暗黙裡に訴えるグリーンフィールド被告に、この裁判官は「殉難の報いとしての刑罰あってこその神の恩寵であることを取り違えてはならない」と説く。軍配はおそらく裁判官に挙がったのではないのか。

相反する二つの概念《神の恩寵と愛》および《殉難の報い》はキリスト教文化の根幹をなすものだが、

その文化の洗礼を受けていない私たち多くの日本人にも、十字架のイエスに象徴される二つのイエス像（痩せさらばえ十字架に架けられた殉難（殉教）の人イエス、全てを許し恩寵と愛を人間に与えるイエスの眼差し）は実感されるはずだ。本来（人間が普通に育む考えのこと）は二律背反とされる二つの概念をイエスにおいて一体化したキリスト教文化にあっては、《神の恩寵と愛》だけを受け賜わる恩恵思想より、《受苦あっての神＝受難思想》を意味する《殉難の報いとしての刑罰》の方がズッシリ重みのある思想（概念）として受け止められると思うからだ。

私がなぜこれほど飛躍した思考に走ったのかといえば、これまた飛躍した思考なのだが、この裁判官の《殉難の報いとしての刑罰》は、裁く人と裁かれる人の違いがありながら、己の行動を《自意識の責任》として語るコルペー被告に重なるものを感じるからである。加えて、近代法における処罰の概念を超えたところで犯罪を問題にする共通点を二人に感じるからでもある。

（検事総長の論旨）

コルペー被告の大胆な論述あってこそだろうが、陪審員に向け恫喝とも恫喝にしては心に浸透するような「〜人が他人の生命を奪うこと、しかも平気でそういう行為をすることを、もし社会が許すとするならば、あなた方の評決は全世界に反響をまきおこすことになろう」をもって切り出す検事総長の論調に惹かれたのは事実だが、それより「われわれは生命を創造する力がない以上、それを毀滅する力ももちあわせていない」の傍点部分に注目した。安楽死を否定する検察および裁判官の多くは、人権思想を踏襲したゆえだろうか、まことに凡庸な言葉（論理）「人間の命は何より尊い」を用いるところ、この検事総長だけは**隙だらけの言葉**（傍点部分）を力強く堂々と、よどみなく言い切る。

それでは、「あなたの誕生日はいつで、だれの子ですか」の質問に検事総長は何と答えるのだろう。また「あなたのお祖父さんはお幾つですか」と聞かれたらどう答えるだろうか。ひとりひとりの人間は《産まれ（生命の創造）、そして、死ぬ（生命の毀滅）》、この事実を忘れたわけではあるまい。――「人が他人の生命を奪うことを、もし社会が許すとするならば」とごくありきたりに切り出しながら、犯罪の概念を用いることなしに《世界から白い目で見られるぞ》との恫喝を用いたところに独創がありながら、それだけでは舌足らず（説得力を欠く）と思ったのか、《他人の生命を奪う安楽死は許されない》ことを原理づけようとして、これぞ必殺の技とばかり、論理をとんでもなく飛躍させた生命観を思いついたのだろうか。あるいは、ひとりひとりの人間は《産まれ（生命の創造）、そして、死ぬ（生命の毀滅）》、しかるに、《類としての人間（人類）はその積み重ねを通して生き続ける（生命の歴史的継承が行われていく）》、ひとりひとりの人間の生死の問題を後者の《生命の歴史的継承》と取り違えたのだろうか。安楽死は、人類に対してなされる行為ではなく、極めて特殊な状況に置かれた個人になされることを、ついつい忘れて。それとも、一九三〇年ともなれば揺らいでしまったキリスト教文明の価値観《人間は神の被造物》を棄てたくはなかったがゆえだろうか。

（ウ）昭和二四年　成吉善事件（日本）

日本に在住する朝鮮人である母親は、脳溢血で倒れついに全身不随に至り、やがて心待ちにしていた帰朝の望みも絶たれことを知って落胆した母親の悲痛な心中を察し、長く病床に呻吟させるより母親の願いを聞き入れて苦悩を免れることこそ最後の孝養と考え殺害を決意し青酸カリの入った水を飲ませ死に至らしめた。

（はじめ尊属殺人事件として公訴提起されたが、その後、嘱託殺人事件に訴因が変更された。弁護人側は、この事件はいわゆる安楽死事件に該当するもので無罪と主張した。これに対し検察側は、この事件は安楽死にあたらないとして論告で次のように述べている。「外国の学説および立法例などの中には、安楽死は違法性を阻却しあるいは犯罪を構成しないとするものもあるようであるが、わが国では、そのような立法例はもちろんのこと、裁判上に事例も存しない。わが刑法の解釈上、安楽死の観念を認めうるかどうかは疑問の存するところであるが、かりにこれを認めうるとしても、そのためには、最低の要件として、①まず相手が重症あるいは死期の切迫した病人であることを要する。そして、②そのような事実を的確に判断した上、相当な処置をなす能力を有するのは医師のみであるから、安楽死の実行をなしうるのは医師であることを要すると解すべきである。しかるに、被告人は、a事件発生当時まで約五年間の久しきにわたって母親を医師に診察させていないから、bその頃、果たして真に母親の病状が重症あるいは瀕死の状態であったか否かを的確に証明することができない。かつまた、c母親を殺した被告人は医師でもない。すなわち、d被告人の所為は、右安楽死の要件をまったく備えていないものである。したがって、被告人の嘱託殺人の所為をもって安楽死と目し、その違法性を阻却されると解することはできない、e検察側の証拠からみれば、長年、病床にある母親をヤッカイ者視して殺害したものと認めざるをえない」と論じたうえで嘱託殺人として懲役五年が求刑された。裁判所は弁護人の主張に対して、一つ一つ判断を下し、弁護人の主張はすべて却下され、懲役一年、執行猶予二年の判決が言渡された（なお、宮野氏は、この後、弁護人の反論とそれに対する裁判所の判断を詳細に説明しているが、弁護人の反論は、裁判官のまことに明快な論旨に対して、《窮鼠猫をかむ》を地で行く詭弁論を必死に述べ立てたものに過ぎないので、その紹介は省略する）。

弁護人の弁論「この件は安楽死事件に該当するものなので無罪」に正面から反論した検察側の論告内容

に何より注目する。遠まわしの論旨を用いた巧みな導入部分は飛ばし、核心部分から問題にする。

安楽死であることを認めうる最低の要件として、①「まず相手が重症あるいは死期の切迫した病人であることを要する」を提示し、続いて、これこそ最大の論旨であることを匂わせ①の条件をより限定した②「そのような事実を的確に判断した上、相当な処置をなす能力を有するのは医師のみであるから、安楽死の実行をなしうるのは医師であることを要すると解すべきである」との論理に絞り上げ（山内事件に対する名古屋高裁判決の先駆けといえるか）、事件を裁くべき論理（理屈）を整える。かくしてa「事件発生当時まで約五年間の久しきにわたって母親を医師に診察させていない」を理由に、e「検察側の証拠からみれば、長年、病床にある母親を**ヤッカイ者視**して殺害したものと認めざるをえない」と断罪する（言い切る）。


昭和二四年といえば朝鮮戦争（一九五〇～五三年）の前年、日本の戦後経済復興は朝鮮戦争の特需景気をもって成し遂げられたといわれるように、未だ敗戦後のどさくさ時代（傷痍軍人や乞食の物乞いをあちこちに見かけたことを子供ながらに記憶している）。はたして、《脳溢血で倒れついに全身不随》とあれば、五年の間に一度や二度はナケナシの財産をはたいても医者に見せるのは当然だったのか。ましてや、日本人より境遇の悪い朝鮮人。そのことを思い浮かべつつ、私には何も判断できないので、これ以上のことは語りえないのだが……。ところが、医師の診察を行わなかったことをもって「母親をヤッカイ者視」したとの結論へと誘導する。検察はその証拠を握っていることをほのめかす「検察側の証拠からみれば」の一言を武器に（その結論が、尊属殺人を撤回したとはいえ、執行猶予のつかない求刑五年を導き出したことなのか）。

こうなると、黙過できない気持ちに駆られる。

安楽死事件の大半は長患いした親族に対するもので、その心労をもって《ヤッカイ者視》との見解をとることはじつに容易い。「苦痛もひどく手術も受けられない年老いた母親を一週間にわたる寝ずの看病の末に射殺した」コルペー事件を例にすれば、精根尽き《ヤッカイ者視》したがゆえの射殺だったか。当事者ではない他人は何とでもいえる。その愚を避けるために、ここはコルペー被告の声「①全てを承知の上で死に導いた、②後悔していない、③いかなる審判をも受け入れる」を聞くに限る。某陪審員「寝ずの看病に疲れ果てたあなたは、これ以上の看病に耐えられないと母親をヤッカイ者視したとは思いませんか」、コルペー被告「おおせの通り、私はいかなる審判をも受け入れます」――裁く人間の心が、裁かれる人間を見る目に投影されるものだ。その意味では、裁かれる人間にもまして、裁く人間の心と判断力が裁かれているともいえようか。

検事は職業柄、被告（被疑者）を意地悪く見る目を常人以上に培っていくものと思われるが、成吉善事件に関する検察側論告「母親をヤッカイ者視」には、南北朝鮮の雲行きがいよいよ怪しくなった時代が反映していると思われてならないのだ。

（エ）昭和四二年　息子殺害事件（日本）

昭和四二年　息子殺害事件：生後間もなく脳水腫症にかかり動くことができず口もきけず、手足が不自由なうえ精神薄弱に近い重症心身障害者で寝たきりの生活をしている三男の二七歳になる息子に、妻が外出したすきにエーテルをかがせタオルで絞殺した。被告人は、このあと睡眠薬を飲んで自殺をはかったが未遂に終わった。

（弁護側は、アうつ病による心神喪失の状態にあり、責任能力がなかったことおよび被害者の病気は現代医学では不治であり、その収容施設も少ないため、行く末を案じて安楽死をはかったものであることを主張して無罪を求めた。これに対して検察側は、当時の精神状態は心神耗弱の程度にとどまったとした上で、「わが子のために尽くした努力は認められるが、その苦労からのがれるためには、殺人という手段をとるより、国などに積極的に働きかけてゆくべきだった」として、懲役三年を求刑した。東京地裁刑事七部の裁判長は、持病の内因性うつ病のため医院を廃業せざるをえなくなったため被害者の行く末を考えて深刻な絶望感にとらわれ、道連れ心中以外に方法がないと思うようになり、うつ病の悪化によって是非善悪の判断を欠く状態におちいって犯行に及んだものであると認定した。そして、「被告人は、長い間の看護の心労からうつ病にかかり、犯行時は善悪を識別する能力を欠いた心神喪失の状態にあった」ことを理由に無罪を言い渡した。なお、安楽死については、弁護側の主張を全面的にしりぞけ、安楽死にあたるかどうかの判断に関しては、名古屋高裁の判決の条件をあげ、「この事件は、この条件を満たしていない。老い先が短く、心痛を重ねていること、また、公的施設が不足していることをあげても、安楽死で違法がなくなるというケースにはならない。たまたま被告人が心神喪失の状態だったから無罪となったわけで、この点を誤解しないでほしい」「生命はなにものにもかえられない尊いもの。その心痛のほどは察するに余りあるが、だからといって生命を絶つことは許されない」と述べている。そして、最後に、「重症障害者でも、生きる権利、幸福を求める権利はあり、その生命は尊い。身障者の親たちが不幸な子供を生き永らえさせようと日夜努力している崇高な気持ちを考えると、公の養護が一日も早いことを願う。被告人も強く生き抜いてほしい」と結んでいる。判決理由の要旨は、つぎのごとし。「被告人は、三七年ごろ不眠を訴え、手が震えるなど憂鬱続いて入院し、抑鬱症状と診断された。退院後も四〇年ごろからこの症状は悪化した。犯行後、慈恵医大病院でも高度の内因性抑鬱病と鑑定された。これは、廃人同様のわが子を介護し、養育しなければならないという、心理的にも肉体的にも重い負担が影響していたと思われる。ところが、四二年に、家族が医業を廃業、転居させようと相談していることを知り、『T男をかかえてはどこへも行けない。T男と自分さえいなければ、妻も老後を安楽に暮らして行ける』と[オ]深刻な絶望感に襲われ、衝動的にわが子を殺し、自分も自殺する以外に他の行為はないという是非善悪を弁別する判断を失った状態となり、犯行をおかした。犯行時の状態は、『心神喪失』というべきで、刑事責任を受ける能力を欠くと認められる。しかし、犯行にあたってエーテルをかがせ、心臓停止や瞳孔拡大など死の確認をするなど、自らの行為は、ほぼ確実に把握しており、意識は清明で、また、首を絞めたとき、『許してくれ』といっているなど、善悪判断も、ある程度できたのではないかと疑う余地もある。だが、これも、内因性抑鬱病では、意識の障害はなくても、いったん決意すれば、それ以外に他の行為を選択する余地がなく決意のままに行動したと認められる」。）

まずは検察側論告についてだが、成吉善事件から一八年後、成吉善事件に関する検察側論告を皮肉ってのことか分かりかねるが、被告人を諭すように「国などに積極的に働きかけてゆくべきだった」とまで提言する検察側論告に驚かされる。

しかし、何といっても注意を惹くのは、キャロル事件を裁いた裁判長の日本版かと思わせるデリカシーに富んだ名判決である。心情を交えた論旨部分を飛ばし、「判決理由の要旨は、つぎのごとし」以下に焦点を当てる。「被告人は、三七年ごろ不眠を訴え、～抑鬱症状と診断された。退院後も四〇年ごろからこの症状は悪化した。犯行後、慈恵医大病院でも高度の内因性抑鬱病と鑑定された。～ところが、四二年に、家族が医業を廃業、転居させようと相談していることを知り、『T男をかかえてはどこへも行けない。T男と自分さえいなければ、妻も老後を安楽に暮らして行ける』と深刻な絶望感に襲われ、衝動的にわが子を殺し、自分も自殺する以外に他の行為はないという是非善悪を弁別する判断を失った状態となり、犯行をおかした。犯行時の状態は、『心神喪失』というべきで、刑事責任を受ける能力を欠くと認められる」

を受け「しかし、犯行にあたってエーテルをかがせ、心臓停止や瞳孔拡大など死の確認をするなど、自らの行為は、ほぼ確実に把握しており、意識は清明で、また、首を絞めたとき、『許してくれ』といっているなど、善悪判断も、ある程度できたのではないかと疑う余地もある」と『心神喪失』を否定するかの判断を述べたうえで、「これも、内因性抑鬱病では、意識の障害はなくても、いったん決意すれば、それ以外に他の行為を選択する余地がなく決意のままに行動したと認められる」と、被告人の立場に最大限寄り添いつつ重層的に織りなした判断を述べて締めくくる。

それあってのことだろうか。判決後における被告人の言葉「～安楽死を願ってしたのでもなく、法廷でもそう主張したのでもない。T男は、二六年間、私に笑いも喜びも与えてくれない生きる屍だった。しかし、少しでも感情があればやれなかった。人の生命は神様でも奪うことはできないのだから、いけないことだと思っています。同じ苦しみに悩む人たちから便りや励ましをもらったが、私よりもっとみじめな立場の人がいることを知り、最後までT男を世話すべきだったと思いかえさせられた」が添えられる。

単純行動派のキャロルと屈折に屈折を重ねた本事件とでは、安楽死を行う心的動機はあまりにかけ離れているが、いずれの裁判長も、裁かれた被告人にはこれからの人生があるので裁くことだけが裁判の仕事（法律の杓子定規をあてはめること）ではないことをじつによく心得た名判決だと思うのだ。

四　医師による安楽死裁判事件・一例

【アメリカ】

㋔一九四九年　H・N・サンダー事件

◆事件

非常な苦痛を伴う癌にかかって入院中のアピー・ボロトー夫人は一二月四日にはほとんど絶望的な状態になっていた。激しい身体的苦痛のためやつれ果て死を待つばかりとなっていたボロトー夫人を診察した後、生かしていたずらに苦しめておくよりは安楽に死なせたほうがよいと決意し、血管に空気四〇ccを四回にわけて注射し、約一〇分後に死亡させた。主治医は八日後に一切の経過を病院の公式診療簿に記録した。癌と栄養失調による疲労のため死亡したことおよび空気四〇ccを静脈注射したことが記入されていた。

まずは、事件のみを紹介した。

『手記』が脳裡に刻まれている私は、何より《八日後に公式診療簿に空気四〇ccを注射〜》に釘づけされた。安楽死に導いた証拠を残し、それを世に問う医師がここにも居たか。八日後とはそのための煩悶および決断に費やした時間だったのか。――これが、私の考えたことのすべてであった。

◆裁判

それでは裁判はどのように展開されたのかに入りたい。全文を紹介する。

第一級謀殺の責任を問われて起訴。公判廷において立会いの検事は安楽死が殺人と同じであることを力説。

州検事総長は「慈悲にもとづく殺人は、単に慈悲という形容詞を殺人という語の前に書き入れただけのものにすぎず、それによって殺人という行為の罪質が変わるものではない。サンダー氏の行為は、社会の道義および法律組織に対する反逆であり、破壊である。国家は、破られた道義および法秩序の回復を要求するものである」と論じて、起訴事実を立証する証拠を提出した。これに対して弁護人側は、博士に注射器を手渡した看護婦と事件当日の朝、サンダー医師に先立って診察した医師を証人として喚問し、夫人が、空気注射される前にすでに死亡していたことを立証しようとした。そして「被害者は、昏睡状態におちいったまま、徐々に苦痛なく死に向かっていたし、安楽死を要請した事実もない、本件は、純然たる医学上の問題であって、医学的にみるならば、犯罪の客体は存在しない」と反駁した。また、博士は「注射はまったく意味をなさない無理じいされた行為であった」と述べ、さらに「死亡している病人に対してなぜ注射をおこなったのか」との質問に対しては「夫人は死んだものと思った。しかし、そのときの状態では、私は一脈の疑惑を抱いていた。婦人の顔には過去数週間にわたって悩んだ苦痛の色が氷のように沁みついていた。夫人を殺そうという考えはなかった。わたしの脳裡には、夫人が克服した苦難が再びかえらないことを確保しようという考えがあっただけである」と答弁した。また、「まったく意味をなさない行為をなぜ夫人の診療簿に記入したのか」との質問に対しては、「私は病人に関係してなされたことはなにごとによらず診療簿に記入するのが、医師に課せられた義務であると思ったからである」と弁明した。この事件に対し陪審は無罪の答申をし、判決は弁護人の主張を受け入れ無罪。その理由は、弁護人の主張と同じで、被告人が空気注射をしたとき夫人はすでに死亡していたことが認定されるとしたためである。

1

まず「弁護人側は、博士に注射器を手渡した看護婦と事件当日の朝、サンダー医師に先立って診察した医師を証人として喚問」の一文に触れ、ポロトー夫人に関わった医療関係者二人（看護婦と医師）と打ち合わせての裁判戦術とあれば、医療の部外者である州検事総長が意気込んでの鮮やかな論述「慈悲にもとづく殺人は、単に慈悲という形容詞を殺人という語の前に書き入れただけのものにすぎず、それによって殺人という行為の罪質が変わるものではない」は弾き飛ばされるな、そのことを何より思った。それではいかなる戦術を用いるのか。

続く一文「夫人が、空気注射される前にすでに死亡していたことを立証しようとした」に触れ、思わず叫んだ。《とんでもない話。裁判を弄びゲームとして愉しむことが目的だったのか！　かの研修医に重ねた私の読みは完全に外れた……》——そうとはいえ、あまりに奇妙な話である。「空気注射される前にすでに死亡していた」ことが事実であれば、医師たる者、呼吸停止続いて心拍停止を確認する、それを怠るなど考えられぬ。ましてや「死を待つばかりとなっていたポロトー夫人」が患者、しかも看護婦がいる。《生きていたからこその空気注射、空気注射は安楽死させるための立派な手段であった》ことを逆説的に証明した同然である。しかし、そこに要点はない。この**虚偽証言**が、陪審員の心をとらえたがゆえ、州検事総長の言葉を蹴落とし、無罪判決を通してサンダー医師の行った安楽死を闇に葬ったことに核心がある。

2

鮮やかな法廷戦術が焼きついたこともあり、サンダー医師（あるいは証人）の回答部分を列挙し（ゴシック部分は名回答）、分析を深めたい。

A「被害者は、昏睡状態におちいったまま、徐々に苦痛なく死に向かっていたし、安楽死を要請した事実もない、本件は、純然たる医学上の問題であって、医学的にみるならば、**犯罪の客体は存在しない**」

B「注射は**まったく意味をなさない無理じいされた行為**であった」

C「夫人は死んだものと思った。しかし、そのときの状態では、**私は一脈の疑惑を抱いていた。婦人の顔には過去数週間にわたって悩んだ苦痛の色が氷のように沁みついていた。**夫人を殺そうという考えはなかった。**わたしの脳裡には、夫人が克服した苦難が再びかえらないことを確保しようという考えがあっただけである**」

D「私は**病人に関係してなされたことはなにごとによらず診療簿に記入するのが、医師に課せられた義務**であると思ったからである」

爆弾宣言「空気注射される前にすでに死亡していた」に予想される疑問を周到に吟味しての見事な回答によって、殺人事件（安楽死）など存在しなかったことを陪審員に立証する論理構築および心理操作が浮き出ている。サンダー医師の技に敗れた州検事総長の心の内いかがなものであったか。

3

夫人の表情にいっぱい食わされたことを言外に匂わせたB「注射は**まったく意味をなさない無理じいされた行為**であった」の言葉を用意したところに、この医師の詭弁論法（魔術）の核があると読む。前後の言葉を聞いてみよう。

A「被害者は、昏睡状態におちいったまま、徐々に苦痛なく死に向かっていたし」

C「夫人は死んだものと思った。しかし、そのときの状態では、私は一脈の疑惑を抱いていた。①婦人の顔には過去数週間にわたって悩んだ苦痛の色が氷のように沁みついていた。夫人を殺そうという考えはなかった。②わたしの脳裡には、夫人が克服した苦難が再びかえらないことを確保しようという考えがあっただけである」

Aにて、夫人自ら昏睡状態のまま苦痛のない死（安楽な自死＝安楽死のお手本）に向かっていたので医師の援助（空気注射による安楽死）など必要なかったことを語る。にもかかわらず、なにゆえ空気注射をしたのかをCにおいて二段構えで語る（陪審員の心に浸透する幻惑的な話術は何とも秀逸だ）。①において眼前の平穏な夫人に過去の苦痛ある夫人を重ねたがゆえ（自分の錯覚であることを暗示する）、②にてそれを引き起こさないための手立てとして空気四〇ccを静脈注射したことの合理化を暗示する。長きにわたる夫人の苦痛、それを打ち消すように突然訪れた安らかさ、その安らかさこそを保存したい、すでに死んでいるにもかかわらず行った意味のない空気注射、それは《**夫人の表情のドラスティックな変化が与えた無理じいの行為**であった》と。――医師だからこそ用意周到に準備できた言葉の魔術、私はそのことに爽快さを感じこそすれ不機嫌を感じなかった。それはたかだか文学に似た言葉の魔術、それによって実害を受けた人間は誰ひとりいない知恵だけの詐術。その詐術に騙されたのは誰より検事総長、続いて陪審員たち（それぞれの陪審員は騙されたのか、騙されたふりをしたのか。興味ある推測だ）、それらの人々が「してやられたか！」と屈辱を味わうことはまことに結構ではないか。『手記』には真正面から向き合わなければ失礼と思った私だが、その横面を張り倒す痛快さを与えてくれたサンダー医師の技に脱帽せざるをえぬ。

4

とはいえ、不思議なことがある。公式診療簿の記録内容は「癌と栄養失調による疲労のため死亡したことおよび空気四〇ccを静脈注射した」までであって、起訴状の核心内容（安楽死であることの実証部分）「約一〇分後に死亡させた」はない。公式診療簿の記録を常識的に判断すれば、《癌と栄養失調による疲労の患者に空気四〇ccを静脈注射して死亡させた》と誰しも解釈する（私はそう解釈した）。当然にも、「約一〇分後に死亡させた」ことを知らなくても、サンダー医師の行った事実通りに空気四〇ccを静脈注射して死亡させたことを検察側は確信する。——かくして、最大の疑問《空気注射のことを公式診療簿に記録したのはなぜか》の解明に行き着く。ましてや薬剤を使用しない空気注射であれば証拠は残らず、その事実を知るのは看護婦だけである。だというのに敢えて、空気注射が直接の死亡原因であることの証拠を残したのはなぜか。その謎を解く鍵は看護記録にある。

5

幾日か経て看護記録に目を通したサンダー医師は、空気注射によって安楽死させたことを無警戒に記録した看護記録の記述「血管に空気四〇ccを四回にわけて注射し、約一〇分後に死亡させた」と矛盾を来さないように、すでに公式診療簿に記録してある「癌と栄養失調による疲労のため死亡した」に続いて「空気四〇ccを静脈注射した」の文言を書き加える。病院内からの密告さえなければ無事に終わるところ、通報によって《空気注射による安楽死殺人事件》捜査が行われ、事態が一変する。

誰より衝撃を受けたのは看護婦である。ポロトー夫人の病状から、サンダー医師が選んだ空気注射による安楽死の選択を信じて疑わなかったがゆえ、不用意にも看護記録にありのままの事実を書き記してしまうとは！

ここにおいて、サンダー医師の慧眼が発揮される。看護婦のポカを救う道は《安楽死など存在しなかった》、すなわちサンダー医師が記入したとおり《癌と栄養失調による疲労のため死亡した》にもっていくことにある。そのための必殺の武器こそ《空気注射される前にすでに死亡していた》の屁理屈だが、幸いなことに午前中に診た医師の証言が屁理屈をオブラートに包んでくれる。たぶん《空気注射をしようがしまいが衰弱死する風前の灯にあったポロトー夫人の病状》を証言したのだろう。ここから先がサンダー医師の腕の見せ所だが、十分に分析したので飛ばし、最後の文言「私は病人に関係してなされたことはなにごとによらず診療簿に記入するのが、医師に課せられた義務であると思ったからである」にだけに触れたい。まさしく看護婦が語るべき言葉、それを頭に描きつつの代弁。かくして茶番は終わった！

6

いや、陪審員のことを忘れてはならない。宮野氏の紹介によれば、無罪判決の理由は「弁護人の主張と同じで、被告人が空気注射をしたとき夫人はすでに死亡していたことが認定されるとしたためである」とあるが、はたしてそうだろうか。サンダー医師の能弁に酔わされたことはあろうが、少なからずの陪審員は《空気注射される前にすでに死亡していた》を信じて無罪に投じたわけではあるまい。さらに、「血管に空気四〇ccを四回にわけて注射し、約一〇分後に死亡させた」との看護記録を少なからず信じたことも考えられよう。しかしまた、《サンダー医師が選んだ空気注射による安楽死の選択を容認できなくても、それを否定するのは人間として憚られる》との心理が働きもしたに違いない。そして、検事総長が渾身の力を込めた《安楽死＝殺人をもって安楽死を否認する法秩序の論理》への抵抗も働いたであろう。それら錯綜する心理の総合が織りなしての無罪に違いない。――かくして茶番に終止符をうった陪審員といえようか。

7

思うに、病院に入院した患者が快復しないまま死にゆくことを幾度となく肌で感じとっている看護婦は、サンダー医師の行った安楽死はあくまで医療措置の最終行為であって、それが刑法の殺人罪の適用を受けることなど考えだにしなかったに違いない。加えれば、もはや治療の術を失った患者に対し、苦しみを与えながら命を多少なり引き延ばすことも、命の短縮と引きかえに苦しみに終止符を打つのも医療措置、そのことを考えつつ最後に撰んだサンダー医師の空気注射に殺人罪を適用し裁判にかけることに理不尽を感じたことでもあろう。

8

以上、二九例の安楽死裁判事件を問題にしてきたが、ここで大変重要なことに気づく。欧米の裁判事例は「法は安楽死を認めない」の一点張り（尤も、陪審制度ゆえ、その論理を潜り抜け安楽死に無罪判決を下す例が見受けられるが）、しかるに日本の裁判二例（山内裁判を加えて三例）では「法が安楽死を認めうる条件」に踏み込む。安楽死を《明文化された規範としての法制度》として問題にする考えは、欧米ではなく、日本の裁判官および検事の中に育ったのか。これは、私にとってまったく意想外であった。それあって、宮野が日本の裁判事例を克明に取り上げたことも理解できた。

Ⅲ　名古屋高裁判例「安楽死を認める六つの要件」の検討

一　刑法学者宮野彬の論旨（刑法学者は安楽死をどう考えるのか）

宮野は、サンダー事件の裁判に関して「この事件は、さまざまな特異性を含んでいる」と六つを指摘したうえで、最後の六つ目を特別に取りあげ「もっとも興味の焦点をなすものとみられていた判決が、まったく安楽死問題の解決の的を外してしまったことである。この事件が、新聞紙上に大々的に報じられたとき、安楽死賛成論者たちは、これは、あらゆる犠牲を払うだけの価値あるテスト・ケースとして、一つの機会を提供したものであると大いに歓迎した。しかし、被告人に対する防御は、結果としては、安楽死論争に対するなんらの解決を与えず、ただ、被告人を救済することのみに専念された」と指摘する。刑法学者の著作を初めて読んだこともあるが、宮野の眼の付けどころに面喰らった。「安楽死問題の解決の的を外して」「安楽死論争に対するなんらの解決を与えず」とあるが、何を指して《安楽死問題の解決、あるいは、安楽死論争に対する解決》というのだろうか。

推測するに、サンダー医師は医師だからこそ《空気注射を用いて安楽死を選択したこと》を堂々と主張することによって、医師の側から安楽死問題（安楽死を認めるための条件）に関する積極的な論陣を張って欲しかったことを言外にほのめかしたかったのだろう。宮野が論文を雑誌に発表した一九七三年の段階において、社会的職業としての医師が行った初めてにして唯一の安楽死裁判事例であるサンダー医師が論陣を張らなかったら、捜査の網（刑法の網）にひっかかることなく通り過ぎた医師による数多の安楽死同様に、医師がいかなる判断に基づいて安楽死を行ったのかは闇に葬られる。刑法学者として、そのようなことはどうにも許せず、何とも腹立たしい。気持ちは分かるが、まさしくそこなのだ。――刑法学者（法律学者）が世から消えても気にもしない世間だが、医者がいなくなったら慌てふためく。この理法をわきまえず、医師の行う安楽死を法理論のナタで交通整理しようとする。それは《安楽死論争に対するなんらかの解決を与える》ものか。与えるとしたら、いかなる解決をか。そのことをはたして考えたのか。推論はここで打ち切り、宮野の論述に即した考察に移る。宮野はサンダー問題を「安楽死論争に対するなんらかの解決を与えず」となげかけ、自らの考えを二段階で展開する。

1

まず、あたかも法理論に安楽死問題を解く鍵があるかのような論を述べたうえで、さわりを語る。

安楽死は生命の意識的な短縮をその内容にもつために、生命の神聖さの原理をなにものにもかえがたいものとしてとらえるならば、安楽死の合法性を主張する根拠はない。しかし、生命の尊厳は絶対的なものではなく、ある場合にはその否定を肯定しうる余地があるとの考えにたてば安楽死を客観的に是認する道もひらかれる。

確かにそうだろう。「生命の神聖さの原理」にたてば「安楽死の合法性を主張する根拠」はありえず、「生命の尊厳は絶対的なものではない」との見地にたてば「安楽死を客観的に是認する道もひらかれる」など、中学生ともなれば分かる話だ。そこで逆に考えると面白い。安楽死否認を手っ取り早く主張したければ

《生命の神聖さの原理》を持ち出せばいい（欧米の裁判官がそうだ）、逆に安楽死容認を語ろうとすると何とも口ごもった《生命の尊厳は絶対的なものではない》の論理を持ち出さざるをえない。刑法学（刑法に関わる職業人）の立場からは、安楽死否認は胸を張った単純素朴論理で説明できるが、安楽死容認は便利な論理が見つからず歯切れ悪くなる。理由は簡単、**犯罪あっての刑法、その眼で安楽死を扱う**からだ。そもそも安楽死が行われなければ刑法は安楽死など知らぬ存ぜぬ、安楽死が行われてはじめて刑法のお出ましになる。《安楽死が行われなければ》が肝心だ。悶え苦しむ重病人をあれやこれや懸命に治療・介護したが塗炭の苦しみを与え死んでいった。――それに尽力した親族はその事態を無視できるはずがない（心の中に様々な煩悶、考えがよぎる）。しかるに人間ではない刑法は、かかる事態に見向きもせず無視する（犯罪の対象にならないゆえ）。皮肉めいていえば、殺人には目を光らす刑法には、重病人に対する虐待延命罪がない。かかる法律が刑法にあれば、安楽死の扱いは大幅に変わったはずだ（処変われば品変わる、このような刑法を発案した国家が一つや二つあったら面白ろかろうに）。「あれほど苦しんでいる病人をなぜ安楽死させなかったのか。それは悶え苦しむ病人に対するサディズム、虐待行為だ！」と。こうして、《なぜ安楽死させたのか》の問いは逆転し《なぜ安楽死させなかったのか》に置き換わることも考えられはしまいか。もとより私は刑法を問題にしているのではない。刑法という狭い世界から安楽死をとらえようとすれば、安楽死問題の核心がこぼれ落ちる、そのことを暗示したかった。

具体的に考えたい。サンダー医師の件を含め、英米仏日（ベルギー一例が加わる）における五十年間の安楽死裁判事件二九例を問題にした宮野である。その間に四つの国で三億人程度が死んだとみなせるので（その間の平均寿命五十年、四つの国の人口を三億人余と想定しての大雑把な数値）、そのうちの二十九人とは一千万分の一にあたる。安楽死裁判はまさしく特異中の特異の**例外的な死**を扱った事件。その認識なしに、普遍的な事実《人間は必ず死ぬ》の中に投げ込んで特殊な安楽死裁判事件を扱えば、安楽死問題の核心がこぼれ落ちるのも目に見えるではないか。

刑法に併せて問題にすれば、刑法は《人間は必ず死ぬ》という普遍的な死を扱うのではなく、そのほんの小部分（他者が手にかけた殺人による死）を扱うに過ぎない。刑法が扱う安楽死といえば、殺人事件中の例外である安楽死を殺人罪に処すか、殺人罪から免罪するかの問題以上のものではない。にもかかわらず、あたかも《人間の死》を普遍的に扱っているかの傲慢な錯覚に陥って安楽死を扱おうとする。論より証拠、次にそこに移る。

2

安楽死是非に関する宮野氏の論理設定の核心は「生命の神聖さの原理」、「生命の尊厳は絶対的なものではなく」にある（安楽死問題を積極的に取り上げる論者の多くに共通するのではないか）。そのいずれも《生命の神聖（尊厳）は誰にも適応される普遍的真理》との前提に立ち、その原理を絶対と見るか、原理には例外があることを認めるか、それによって安楽死是非の違いが生じるとの考えを述べたと解釈できる。いずれの見地にも共通して流れるのは、《生命の神聖》を普遍的真理として定立し、その観点から安楽死の是非を論ずる思考方法に変わりない。

ところで、安楽死は人間の生の終局である《死》に焦点を当てたものだが、《生命の神聖さ》は《生》に焦点を当てた概念である。異なる二つの概念《生》と《死》とを結びつける結び目が宮野氏の語る「安楽死は生命の意識的な短縮」である。《現に生きている人間の生命を意図的に短縮することは許されるか》の問いに、《生命の神聖さ》の装飾語をつけることによって解答しようとしたものだ。はたしてそれは安楽死問題を解く鍵になるのか、私は疑うのだ。

人間は《生命の神聖さ》《生命の尊厳》の言葉に関係なく日々の生活を送っている。それらの言葉は、日常の生活を送る生命（人間の生きることの欲念）を表してはおらず、実のない空疎な言葉（御題目）に過ぎぬ。それは、不慮の死など予期せぬ出来事に遭遇したときに生き残った人の心に生じる慷慨であったり、さもなくば儀式用語だ。サンダー事件における州検事総長の論述「慈悲にもとづく殺人は、単に慈悲という形容詞を殺人という語の前に書き入れただけのものにすぎず、それによって殺人という行為の罪質が変わるものではない」は「生命の神聖さは、単に神聖という形容詞を生命という語の前に書き入れただけのものにすぎず、それによって生命の性質が変わるものではない」に置き換えていいはずだ。

高校二年の女子生徒が語った言葉が心に残る。「神聖な生命ってどこにある？　あなたの生命のこと？　私の生命？　あなたの生命であればあなたの自由だけど、私の生命を言っているのであればいらぬお世話だし、だいいち気持ち悪い」

生きる意欲に漲っているときは《生命の神聖さ》の言葉が心地よく響いたとしても、生きる意欲が失われたり自信を失ったときは何ともうざったく、《生命の衰亡》を身にしみて感じもする。七五歳に達した私は、《生きる意欲》は希薄になり、はるかに《生命の衰亡》を実感するようになった。《考え、書き》だけがもはや私に残された生命の意欲、それもやがて衰えていくだろうと予感しながら。その先に、はたして安楽死が私にふりかかるのか、その時にならなければ分かりはしないことを承知しつつ……。人間の《死生観》など、ひとりひとり微妙に違っているだろうし、私だけを問題にしても若いころと老境に達した今とでは、私自身が信じられないほど大きく変貌している。ましてや身をもって《自分の生命の衰亡》

を感じつつある安楽死が問題にされる患者のことではないか。――《生命の神聖さ》を振りかざして安楽死を普遍的に定義しようとすることは錯誤といえまいか。いや、その時になってみなければ分かりはしない安楽死を一般論として論じることが空疎だ。

しかし、宮野氏の論述の中心眼目はそこになく、《生命の意識的な短縮である安楽死はいかなる条件において認めうるか》にあるので、そこに視点を移す。

3

宮野氏はまず成吉善事件を取りあげ「裁判所が、精神的苦痛は要件になりえないこと、および緊急避難の法理は両法益が同一人に帰属する場合にも認められることを明確にした点は問題の解決にとり大きな前進」と前置きしたうえで、山内事件を裁いた名古屋高裁の六つの要件について、あれやこれや述べ「名古屋高裁の判例の意義は大きく、外国でも画期的な判決として高く評価している」をもって結ぶ。そこであれやこれやだが、ポイントだけとりあげると、「要件をどのように定めるかについては学説の中に争いがあるが、～概ね大方の賛成を得ている」「個々の要件については医学界などからかなりの批判がなされているが」「だからといって先例としての意義は少しも損なわれるものではない。これが判例の立場から提示しうるぎりぎりの許容量ではないかと思う。問題は、具体的事例がどの程度この要件にあてはまるかである。安楽死違法性の阻却の理論的根拠については、学説がその解明の責任を引き受けなければならないが、名古屋高裁によって一般的な客観的許容基準が示されたことにより㋐判例の今後の課題としては、具体的事例の個々の合致の仕方をごくこまかく検討する点に向けられよう」（傍線、傍点は小野田）とある。

安楽死是認の理論的根拠は学説が受けもち（傍点）、名古屋高裁の判例に基づき具体的事例に即して検討していくことを裁判所が受け持つ（傍線）ということだが、二つの疑問を指摘する。第一に、医師による安楽死を前提にした名古屋高裁の判例を主題にしながら、安楽死の判定基準から医師を外し、法律関係の二種類の専門家（片や法理論家、片や法の運用に携わる裁判官）に仮託するとはこれいかに。第二に、傍線㋐部分が成り立つためには医師による安楽死が刑事訴追されることを前提にしなければならず、あたかも刑事訴追を奨励するかの論を組み立てるとはいかなる神経か。これら二つの狂いを準備したのが次の論旨「個々の要件については医学界などからかなりの批判がなされているが」とだけ述べ、いかなる批判がなされているかにいっさい触れず素通りする。また、「いずれにせよ、名古屋高裁の判例の意義は大きく、外国でも画期的な判決として高く評価している」との結語をもって、これまた名古屋高裁の判例の吟味を放棄し、ありがたく頂戴する。法が全てに優先するとの論調だが、法治国家と言われる昨今であるにしても、これぞ法治国家の濫用ではないか。

具体的に論及する。宮野氏は戦後のドサクサ昭和二四年の成吉善事件の判例を取りあげ「裁判所が、精神的苦痛は要件になりえないこと～を明確にした点は問題の解決にとり大きな前進」と無批判に容認することから始める。この判例が昭和三六年における名古屋高裁の判例「病者の苦痛が甚しく、何人も真にこれを見るに忍びない程度のものなること」「もっぱら病者の死苦の緩和の目的でなされたこと」に反映されたことは明らかだが、それから六年後の息子殺害事件の判決（安楽死に該当しない決定的理由）の論拠にされる。先行する判例がお手本になって次の判決および判例を呼ぶ好例といえる。法律の門外漢の言い草だが、極めて組織化された裁判制度にあって、先行する判例に逆らった判決を導くことはたいへん勇気がいる、加えて熟慮を必要とされる、その二つを痛感させられる。そのことを念頭に置き、出発点をなした成吉善事件を法の素人の目で分析したい。

4

成吉善事件は、朝鮮への帰国の夢が突然砕け散ることによって(外的条件)、母と息子に降りかかった生きていくことへの絶望感の共鳴(内的条件)が母殺害に走らせた**主たる要因であった**ことは明らかだ。判決文は、親子のかかる心情を十分に察しつつも、しかし《①被告人は物事を判断するだけの理性を失っておらず、病苦に冒されていた母であるとはいえ殺害以外の方法によって母の絶望的な苦悩に対処する方法を見いだすことができたはずである》との際どい論(殺害以外に母の苦悩を解決する道はありえたはずであるとの仮定)をもって、息子の殺害行為を安楽死と認定することを否認する。それが結果的に、短絡的にも論理を飛躍させた断定論《②精神的苦痛は安楽死を是認する要件になりえない》との判例を導いたことは容易に推測できる。

もとより親子二人の置かれた状況の判断に踏まえた判決趣旨①に要点がある。①のように言われれば、確かにそうだ、殺害以外の選択肢はありえたに違いないとの判断を私たちに引き起こす。泣かせどころは《理性を失っていない》にある。母は別にして、息子も、裁判官も、私たちも理性的な判断を失っていない。しかし、裁判官および私たちの理性は、頭で考えるだけで行動に移すことを必要としない(母に責任を負うことのない)気楽なものだ。しかるに息子は、様々な選択肢を理性的に考えた末、可能な行動の選択肢を選ばなければならぬ。しかも《脳溢血で倒れついに全身不随に至った母》を説得し、行動を共にしなければならない。ましてや日本人として認められていない在日朝鮮人という大きな社会的ハンディを背負っている。極端な話、大金を積んで朝鮮(郷里)密出国を企てても母の身体状況ではほとんど不可能ではないか。理性による選択レベルでは多様な可能性を示唆しえても、現実に可能な選択肢は極端に狭められる。**子供の夢のような話ではないのだ**。裁判官は、そのことを考えただろうか。

そこで母に移ろう。私は祖国や望郷の感情を持ち合わせていない人間だが、南北への分断が行われたとはいえ日本による植民地支配から解放され郷里に帰る希望が生まれ、郷里で人生の最期を迎えたいとの想いが病魔に耐える精神的な支えになったであろうことは容易に想像がつく。むごくもその希望が失われた母に病魔とたたかう気力が残されていただろうか。もう一つ、母の中に、これ以上息子の将来の邪魔をしたくない、それには私がこの世から消えることだとの感情が走らないなどとどうしていえる。

判決趣旨①に戻る。その母を永い間看病してきた息子が理性をもって判断した励ましの言葉「この異国の日本の地で最後まで病魔とたたかって人生を全うしようよ」を投げかけたら、最後の気力を振り絞って病魔とたたかいながら人生を全うする道がありえた母だったと言いたいのか（私にはそう聞こえる）。治癒の見込みのない全身不随の病魔（肉体の苦痛）は理性で解決できず死によってしか解決しえない、しかるに帰郷の夢が絶たれた苦痛（精神的苦痛）は息子の理性の力をもって解決しうるということが判決趣旨①だが、病魔（肉体）とそれにくじけぬ気力（精神）とを《肉体と精神の二分論》で裁断しうると信じたからか。あるいは、理性の判断に万能を授けようとしたかったのか。いずれであれ、判決趣旨①が結果的に、《肉体と精神の二分論》に基づく判例《②精神的苦痛は安楽死を是認する要件になりえない》を引き出すことになる。——かくして、言葉で書かれた判例が覆せぬ力をもって、名古屋高裁の判例（安楽死として認めうる六つの要件）、さらに息子殺害事件の判決（安楽死としては認めえず、救済措置として心神喪失を理由にしての無罪）にのしかかる。尤も、それゆえ、名判決を生んだともいえるのだが。

それでは、核心となる名古屋高裁判例の検討に移りたい。

二　名古屋高裁判例（六つの要件）の検討

名古屋高裁の判例の検討に入るが、六つの要件を列挙しておく。

〜人為的に至尊なるべき人命を絶つのであるから、つぎのような厳しい要件のもとにのみ、これを是認しうるにとどまるであろう。

（1）病者が現代医学の知識と技術からみて不治の病に冒され、しかもその死が目前に迫っていること、

（2）病者の苦痛が甚しく、何人も真にこれを見るに忍びない程度のものなること、

（3）もつぱら病者の死苦の緩和の目的でなされたこと、

（4）病者の意識がなお明瞭であつて意思を表明できる場合には、本人の真摯な嘱託又は承諾のあること、

（5）医師の手によることを本則とし、これにより得ない場合には医師によりえない首肯するに足る特別な事情があること、

（6）その方法が倫理的にも妥当なものとして認容しうるものなること。

これらの要件がすべて充されるのでなければ、安楽死としてその行為の違法性までも否定しうるものではないと解すべきであろう。

1

患者の病状に関係する(1)(2)から問題にする。

まず(1)にある「その死が目前に迫っている」だが、何とも腑に落ちない。第一に、《死が目前に迫っている》ことが自明であれば、何も事荒立てて安楽死など選ばず運命に委ねることが考えられまいか。《目前》を三日、一週間とすれば。それでは「後、一ヶ月の命」と言われたらどうか。「(2)病者の苦痛が甚しく〜」を重ねると《この激痛の苦しみがこれから一ヶ月も続くのか。もうやめてくれ！》と安楽死の希求がかえって激しくなることも想定できるではないか。第二に、《実際には定かではない死が目前に迫っている》ことを問題にしながら、《すでに体験してきた激痛の苦しみがどれだけ続いたのか》をなぜ問題にしないのか。「病者の苦痛が甚しく、何人も真にこれを見るに忍びない」とは、現にそれまで味わってきた激痛の苦しみこそを指し、死が《目前か》《一ヵ月後か》《半年後か》に関係ない。断続的であろう激痛の苦しみが、三日間続いた、一週間続いた、一ヶ月続いたこそが患者および生活を共にしてきた家族にとって大問題、実際に死が訪れなければ確認できはしない不確定な《死が目前に迫っている》を基準に据えるなど、人間の実際感覚とズレている。現実的というより、観念的な独断論に見受けられる。第三に、「その死が目前に迫っている」というが、生の終局である死、その死期が目前に迫ったことを誰が何をもって予測するのか。患者本人か医師か。明らかに、医師こそ正確な予測が可能との前提に立っている。

駿台生の中森がいみじくも「医師という仕事は、大自然の摂理に矛盾している」と言ったように医療は生命の人為的な操作であるから、死期の迫った患者の生殺与奪権を医師はかなりの程度まで握っていることを前提にすれば（薬物の微妙なコントロールによって余命を操作できること）、確かに医師こそ正確な予測が可能ともいえる。そのことを念頭に入れての言葉か。だとすれば、安楽死の要件なかんずく(1)に関して、医師（医療システム）の判断に委ねるべき、司法のデシャバリは医療に対する越権行為（医療に無知な法律家による医療の支配）になりはしまいか。それとも、患者の生殺与奪権を握っている医師の暴走を防ぐ監視役こそ法（司法）の務めだと言いたいのか。人を混乱させる気なのか、思わずそう言いたくなる。

2

山内青年事件の判決文に戻ると（名古屋高裁の裁判官の責務は安楽死の規定にあらず、山内青年の父親殺し事件を裁くことにある）「医師Cも同年八月二〇日頃にはついにAの命脈も『おそらくはあと七日か、よくもつて一〇日だろう』と家人に告げるにいたつた」（三二一ページ参照）とある。

家人に告げた医師の言葉こそが安楽死の要件「その死が目前に迫つている」を導く背景だったのか。名古屋高裁の裁判官（裁判官に限らず、医療の現場をほとんど知らない私たち素人）にとって、医師の言葉はそれほど重いといえる。名古屋高裁判決のポイントをなす事柄なので、素人ながら分析を深める。

第一に、この医師は何を根拠に推定余命を家人に告げたのか。要件の一つ「病者の苦痛が甚しく」ゆえではなく、要件に関係しない傍点部分「食欲もとみに減退し衰弱はなはだしく」こそが判断の根拠ではないのか。死期の推定を言うなら、激痛（神経の反応）にあらず、心肺機能および消化機能の衰え（生命力の衰亡）、加えて併発する感染症（例えば肺炎）の進行度合いにあろう。医学の素人なりにちょっと立ち止まって熟慮すれば気づける事柄を吟味せず、「病者の苦痛が甚しく」を「その死が目前に迫つている」に結びつける重大な過ちを犯したと言わざるをえない。

第二に、名古屋高裁の裁判官は、素人目にも分かる判断ミスを何ゆえ行ったのかに視点を移す。「病者の苦痛が甚しく」は原判決破棄の決定的理由「意識はまだ明瞭であつて、しかもその頃から病状は日に日に急激に悪化してきたので、～同人の自由なそして真意にいでたものと認めるのが相当」（三二ページ参照）を導くうえで問題にされたものだ。したがって、要旨(4)に関連した判断でありながら、それを踏み外し「その死が目前に迫つている」に結びつける単純な論理ミスを行ったと言わざるをえぬ。

第三に、安楽死に該当するか否かを巡って争われた裁判は、成吉善事件が初めて、それに続く二例目が山内事件である。いずれも脳溢血で倒れ全身不随に陥ったとある。その後《激痛および食慾もとみに減退し衰弱はなはだしい》状況に陥った山内事件の父、そこには至らなかった成吉善事件の母、その違いはあるが。この極度に限られた二つの事例から、安楽死の一般的要件を導くなど軽率のそしりを免れない。ましてや、成吉善事件の判決《精神的苦痛は安楽死の要件になりえない》を受けることによって、「病者の苦痛が甚しく」に絞り上げる短絡的思考に陥るとは社会の知者たるべき裁判官の役割を放棄したも同然ではないか。

第四に、これら三つの過ちを犯した背景に目を向ける。判決文は「所論に鑑み記録を精査し、原裁判所において取調べたすべての証拠の内容を仔細に検討すると、おうむね原認定のような、つぎのごとき事実が認められる」とある。これから察するに、書類審査のみによる判決であったとみなせる。――本来の職務である山内事件に限った判決であれば、三つの資料の吟味をもって決着がついており、改めて証人尋問する必要もない。しかし、本来の職務を超えた安楽死の要件を一般論として判例化する冒険に乗り出すとなれば話は別である。たとえば、「Aの命脈も『おそらくはあと七日か、よくもつて一〇日だろう』と家人に告げるにいたつた」とある以上、当然にもその意味するものを主治医に問いただすなど当然ではないか。それを行ったならば、第一および第二で問題にした判断ミスはもとより、第三の過ちさえも防げたに違いない。しかるに、それを行わないまま、安楽死の要件を一般論として提示する無神経に絶句せざるをえぬ。私に最も響くのは、裁判官三人が揃いながらの無神経、こうなると、いったいなぜなのかを論及せざるをえぬ。

3

核心をなす第五に入る。六つの要件を導く前文の鮮烈な言葉（有無を言わせず人を説得する力をもつ言葉）「人為的に至尊なるべき人命を絶つのであるから、つぎのような厳しい要件のもとにのみ、これを是認しうるにとどまるであろう」が目に映る。――傍点部分は、殺人罪に該当するか殺人罪から除外されるか、その分かれ目の判断を問題にしたものなので医療の範疇ではなく刑法の範疇に属すといえる。それを受けた傍線部分もまた刑法の範疇に属すと考えてよい。したがって、刑法の立場からは甘い要件ではなく厳しい要件であることを主張した傍線部分に絞られ、言葉としてそのように語られれば、誰しも納得するに違いない。それでは、刑法の立場が要求する厳しい要件をどのように理解したらいいのか、そもそも安楽死に関する厳しい要件とは何なのか。はたして、六つの要件のすべてを満たすとの条件が導かれるものか。結論を先に述べれば、安楽死として認めうる条件の認定は、いかに熟慮したものであれ、刑法あるいは判例が規定すべき領域ではないと考える。

そこで先ほど述べた刑法の範疇について、慣れない手つきで『小六法』からの説明を加える。

刑法（明治四一年制定）は、「第二編　罪」の「第二十六章　殺人ノ罪」にて殺人に関する規定を行い、次の五条から構成される。第一九九条［殺人］、第二〇〇条［尊属殺］、第二〇一条［予備］、第二〇二条［自殺関与・同意殺】、第二〇三条［未遂］だが、刑の種類と刑期を規定する第一九九条、第二〇〇条、第二〇一条および第二〇三条は安楽死と無関係の条項、安楽死に最も深く密接する第二〇二条［自殺関与・同意殺］の項は「人ヲ教唆若シクハ幇助シテ自殺セシメ又ハ被疑者ノ嘱託ヲ受ケ若シクハ其承諾ヲ得テ之ヲ殺シタル者ハ〜」（傍点・小野田）とあり、安楽死（積極的安楽死）は殺人ノ罪（自殺関与・同意殺）とされる。しかも、それに関する【犯罪ノ不成立】の条項が存在しないので、第二〇二条［自殺関与・同意殺］が存続する限り刑法が安楽死（積極的安楽死）を是認することはありえない。

しかし、殺人を行っても罪（刑）に問われない例外規定を刑法は定めている。「第一編　総則」の「第七章　犯罪ノ不成立及ビ刑ノ減免」の第三五条［正当行為］、第三六条［正当防衛】、第三七条［緊急避難］である。三つの条項のうち［正当防衛］が該当しないのは自明なので、安楽死に関係する要件は、［正当行為］と［緊急避難］の二つに関係するとみなしていい。

まず［正当行為］だが「法令又は正当な業務による行為は、罰しない」とある。①死刑執行人が絞首刑を執行した、②消防手が消火活動の際に誤って人を殺した（警察官も同様）、③ボクサーのパンチで相手を死に至らしめたなど、職業上の仕事にまつわるもので、医師の行なう安楽死をそれに該当させようとしてもこじつけの詭弁に終わる。こうして［緊急避難］が安楽死容認のキーポイントになる。そこには「①自己又ハ他人の生命、身体、自由若クハ財産ニ対スル現在ノ危難ヲ避クル為メ已ムコトヲ得サルニ出デタル行為ハ其行為ヨリ生シタル害其避ケントシタル害ノ程度ヲ超エサル場合ニ限リ之ヲ罰セス（以下略）」とある。何とも意味不明で、解釈はどのようにも可能。そこから推測するに、水難や火災などの緊急事態に遭遇したケースを思い浮かべる。十人に救助をもとめられたが五人の救助が限度、残った五人を死亡させても殺人に該当しない。かかる事例はいつ・どこで・どのように起きるか分からない。なるほど、そうい事例の想定だったのか。

この［緊急避難］条項こそ、成吉善事件において弁護人が安楽死の法的根拠【被告人の本件所為が安楽死として違法性を阻却する】に該当すると論陣を張ったが安楽死はそれに該当せずと安楽死合法化の論拠たりえないと斥けられたもの。名古屋高裁はそれに一切論及していないので、刑法の観点から安楽死容認を導く最後の砦［緊急避難］条項は無効とされたとみなしていい。

名古屋高裁判決に戻る。安楽死是認の要件（4）「病者の意識がなお明瞭であつて意思を表明できる場合には、本人の真摯な嘱託又は承諾のあること」は刑法第二〇二条【自殺関与・同意殺】の項に抵触し、それを言うなら刑法第二〇二条の改正に関わる問題。法改正の権限は裁判所にあらず立法府（三権分立は近代法の大前提）。三人の裁判官がそれに気づかぬはずはない。判決文「〜その希いを容れて死をはやめる行為にいでたいわゆる安楽死の事案であるから、嘱託殺人の成立することとあるは格別、原認定のような尊属殺人の成立する余地はない」がそれを裏づける。刑事裁判のプロたる裁判官が三人揃いながら何たるポカか。思わず唸ったが、ここで肝心なことに気づいた。

4

刑法の【犯罪ノ不成立】の条項（正当行為、正当防衛、緊急避難、加えて心神喪失）は、犯罪ノ不成立とあるように、はじめに犯罪ありきを前提にした事件である。第二〇二条【自殺関与・同意殺】は犯罪ありきを定める刑法であり、山内青年事件はそれに該当する。それでは、六つの要件を導く前文「人為的に至尊なるべき人命を絶つ」はどうか。安楽死の定義ともいえる前文の注意深い表現（殺人と言わず人命を絶つとの表現）に注目したい。

明らかに犯罪の臭いを消し【犯罪ではない殺人として安楽死を定義】する意図をのぞかせ、それゆえ厳しい要件とする苦心が滲み出ている。ということは、人為的に人命を絶つ安楽死の是認は、法理論の見地からすれば、【犯罪ノ不成立】の条項のみならず刑法の範疇からは導くことができず、人権の範疇（民法にあたるのか？）において根拠づけられるべきと語った同然ではないのか、私が気づかされた核心はそれである。加えれば、山内青年事件は実際に引き起こした事件、六つの要件は実際に起きようが起きまいが想定されうる出来事を仮想した論理、その違いを見落としてはならないことに。

もう一つ加えるべきことがある。安楽死は、患者と身内との長い葛藤の末に引き起こされるが（医師によろうが身内によろうが）、六つの要件にはその問題の考察がない。山内青年への判決ではその問題をよく考えながら、安楽死の一般条件に論が移るやその問題が完全に欠落する。いったいどういうことか。

山内青年事件に焦点を当てれば、手を下した山内青年も手を下された父もともに生きているからこそ引き起こされた安楽死殺人事件だが、父が死んだ瞬間、刑法の殺人事件が山内青年にのしかかる。尊属殺人か嘱託殺人かは刑法上の選択であり、かつ安楽死に無関係である。安楽死に関係する《患者と身内との長い葛藤》の問題は、裁判官の自由裁量とでもいうべき情状酌量（判決文および量刑）に込められる。そして、死んだ父はもはや刑法の対象外になるばかりか《死人に口なし》が待ち構える。かくして刑法の範疇で安楽死を扱う限り《患者と身内との長い葛藤》の問題が視野から外れる。しかるに、安楽死の問題はその問題抜きに語ることはできない。それを無視した六つの要件は片手落ちと言わざるをえない。

5

そこで思うのだ。名古屋高裁の裁判官は、安楽死に関して次のように扱う方法もあったはずである。

本事件に関して所論は、安楽死に該当する観点から様々な論述を行っているが、次の理由により、安楽死に関する判断はあくまで本事件にとどめ、安楽死に関してそれ以上の論及を行わない。理由一。先行する成吉善事件を含めともに脳溢血を起因とした二つの事例、この限られた事例のみから安楽死一般を問題にするのは早計である。理由二。安楽死問題は刑法での殺人と同列に扱うべきではないことは明らかだが、その分別をいかに行うかの判断は刑法の範疇に納まらないので軽々しく論じるべきではない。理由三。本来ならば、安楽死に関する法的なガイドラインは裁判所の判例に託されるものではなく、法の決定機関である国会に委ねるべきである。理由四。安楽死の問題は医療に深く関わった問題であり、医療関係者をさしおいて刑法の論理をもって規定すべきではない。理由五。安楽死問題は、医療関係者のみならず患者の家族に深く関わり、刑法が軽率に関わってはならない問題である。――かかる論の設定は、裁判所の逃げ口上ではなく、役割をわきまえた冷静な判断だと私は考える。

ところが、刑事裁判事件のプロたる名古屋高裁三人の裁判官は、自らの任務である刑事訴訟事件から逸脱することを知りつつ、敢えて安楽死是認の論拠を刑法の範疇に含まれる判例に提示する無謀へと走る。『手記』を発表した研修医を思わせるものを感じもするが、それは快挙か、それとも暴挙か。――真剣な眼差しで無理矢理に「ひと匙、波紋を投げかける」といったものを感じるほかないのだ。

第二部　若者の感想文を通して「安楽死問題」に迫る

——《生と死》　十八歳の証言

『研修医の手記』の考察に始まり、山内青年事件の検証から名古屋高裁「安楽死を認める六つの要件」、刑法の検討を通して刑法の枠から安楽死（終末医療）を扱う限り、安楽死問題はいびつにゆがむことを検討してきた。

そこで法律論の観点からの考察を打ち切り、『研修医の手記』についての若者の感想文【第二部《生と死》をみつめて――十八歳の証言】の紹介を通して、論点を大幅に変えたい。論点の大幅な変更とは《人間の生と死をみつめる視点》である。

一九九〇年四月、駿台予備校（以下、駿台）に論文講座が開設され、医系および理系論文それぞれ二講座（合計四クラス）を担当した私は、医系・理系を問わず、医系論文の教材『末期癌の患者を死に導いたある研修医の手記』（以下、『研修医の手記』あるいは『手記』）の感想を書かせてきた。また、一九八八年より二〇〇八年までジャーナリスト専門学校文芸創作科（以下、ジャナ専）の講師をしていたので、ジャナ専の学生を含め、その数は五百人を超える。

私が『手記』に強い衝撃を受けたこともあるが、生と死を抽象的に扱うことなく、《一人ひとりの人間が自分と向き合う》のにこれほど適切な教材はないと思ったからである。《知識でとりつくろうことのできない人間の根源的問題》が問われていると言い換えていい。

それでは、『研修医の手記』に立ち向かった若者の作品をさっそく紹介する（なお、ぼくの評註のほか、ジャナ専を九五年度に卒業した牛丸の感想を適宜くわえた）。

一　医師をめざす作品から

作品2・斉藤　真樹（90年・駿台お茶の水医系）

生きる望みを断たれた患者に安楽死を施した医者の手記である。この医者は安楽死賛成派のようだ。安楽死賛成を生む主たる感情、どうせ助からない命だから苦しまずに死なせてあげたいという気持ち、これは分かる。だがこの感情は、患者の家族には許されることではあっても、医師は医師である限り、この感情を捨てなければならないと考える。

よって、この医者がデビーに行なった行為は、医者としては間違っている。何があっても医者は命を助けることを第一義的に考えなければならないと思うからだ。

この手記を読んで、もう一つ気になったことがある。「黒い髪の中年女性にも、ほっとしたような表情が浮かんだ」のくだりだ。私には、上腸結腸癌の末期の祖母がいる。多分もうあまり長くないと思う。私は祖母に死の訪れる瞬間を絶対見ておきたい。なぜなら、死は死ぬ人が生きている人に送る最後の教訓だからだ。死をこのように考えている私にとって「ほっとしたような表情」は絶対に起きない感情だと思うので、この感情は、私にはちょっとおそろしく思えた（傍点は小野田）。

作品3・庄子　文絵（97年・駿台八王子理系）

斉藤真樹さんの言葉『死は死ぬ人が生きている人に送る最後の教訓』にふれたとき、私がこれまで必死になって心の中で隠していた何かが、『言葉』という具体的な表現を通してえぐられ、頭を石で殴られたような思いがした。淡々としながらはっきりした口調で標語のように書かれた結論、この言葉の重さと汚さ、その恐ろしいほどのギャップに。この考えには『人が死ななければ教訓を得られない』という、いかにも人間らしい醜さが含まれている。医学の進歩も戦争の終結によって始まる平和も、多くの人の犠牲の上に成り立っていることは、まさしくこの考えで説明がつく。一つの犠牲から、多くを学び生かしてゆく、まさに進化の根源たる人間の強さに驚くと同時に、犠牲なしで、たった一人で進化することはできないことへの嫌悪を感じたのだ。

斉藤真樹の作品への評注

1　医学部志望の君。最初の傍点部分の迫力、この一文で教授をひきつける。問題は第二の傍点部分。自分の基準を他人に押しつける近視眼を感じさせ「これじゃ、患者をみられない」とされる。その結果、最初の傍点部分の優れた人間認識が生かせないどころか、マイナスにさえなる。

2　これが面接であれば、関係が一方通行ではないから対応の方法がある。しかし、文章の場合は、それで終わりだ。最初の傍点部分で「これは合格！」と心踊る教授の横面を張り倒すようなもの。文章はそれほどシビアだ。たまたま、二十歳のとき自分に言い聞かせるように非妥協精神（純粋精神）をもって医学の世界に入り、その後の永い経験（単に医者としての経験だけではない）を通して懐の大きくなった教授が「そうか、俺も昔はこんな風に思ったことがあったな」と若き自分を思い出してくれれば幸いだ。しかも合否を決める強い権限を持つ位置にあれば。こんな偶然に期待するわけにはいかないだろ。

3　そこで、君の最後の文がなぜ生まれたのかに入る。こういう短絡的な発想は、精神を純化させようとする人間、決意を前面にする人間にありがちだ。君の場合、文自体はウスッペラではないので、自分を修正していく力があると直観するから僕は合格させたくなる。経験を通して伸び、優れた医者になると判断するから。

4　それではどこに欠陥があるか。君と祖母との関係は、この手記ではデビーと中年女性との関係、医者はいない。医者は背後に隠れている。君の優れた部分だが、生命が尽きる瞬間をガバッと目を見開いて見届ける俺は、中年女性とは訳が違うぞ！と言っているので、研修医の位置とは違う。ところが君は医者志望であるから、この研修医の立場に置き換えてしまった！

君は、家族としては中年女性、医者としては研修医、一人二役を無自覚なまま演じた。君が、自分の最も近しい家族の壮絶な最期を医師として付き合い、その最期の瞬間を見ても「俺は、ほっとした感情など持たないぞ」、君の語っていることはそういうことだ。ジェンナー（華岡青洲）が、家族を実験台に使った世界を、ジェンナーの立場ではなく、ジェンナーの息子の立場で描き、それをあたかもジェンナーの立場であるかのように錯覚することによって生じた。

5　これは君の自我の曖昧さである。文章には自我の痕跡が滲み出る。文章はそれほど怖いものだ。医学部の教授が、そのことを見抜いてくれればしめたものだが、医者の人間観察眼はどうしても職能的に限定される。自我の追及が医者の仕事ではないから。

作品23・石塚　壮（90年度・駿台お茶の水医系）

このような手記を見せられると、あれこれと考えることが多すぎてひどく悩んでしまうのだ。将来、自分がこのような立場になるのかもしれないのに、その場でいろいろ悩んでいては、まいってしまい、以降、患者に接していけなくなってしまうだろう。

この際だから、気持ちの整理をつけられるだけつけてしまっておきたい。

まずはこの医者に対する感情であり、さらには自問しなければいけない事柄である。この医者、そして普段この患者を担当する医者は、この患者に何を施せたのか。命を引き伸ばすことで苦しみを施すだけだったのか。少々、皮肉じみているが、しかし現実はそうなのである。ならば、「医者とは苦しみを施す職業である」という一見、矛盾している内容について少々書きたい。

医者の施してきたのはただの苦しみではない。この苦しみが生へ向かおうとする代償であると思う。この代償は必要である。これが何の考えもなしにつみとられる。すなわち安楽死を奨励してしまうことは、この苦しみに対する医者の研究の努力を失わせてしまう。医者、あるいはこの分野での研究者は、人間の命は何の尺度によっても計れないほど尊いものであり、その命をたった一本の注射で左右されてたまるかと思う気持ちが必ずあるはずだ。

しかし、人間は感情を持つ。この医者・患者もそうである。生に向かおうとする努力によって、ここまで痩せ細ってしまって、医師も、助かる見込のない患者も苦しみにもうこれ以上耐えられない。だから、医者も少々考えて、安楽死の道をとらざるをえなかったのだろう。どんな優れた治療をしても、患者が生きることへの願望を持たなければ、何の効果もみられないだろう。この点ではこの医者の判断にも共感を覚えた。

ｃｆ

医師を志すものにとって、医者の現実の一面を見せられて、どう惑うのか、出題者にとって、関心深い問題であると思う。しかも、これによって決意を新たにさせられる非常に深い内容を持った文章だと思う。

評註略

牛丸の感想

「その命をたった一本の注射で左右されてたまるか」この一文は医療に携わる側からの意見と同時に、手記を読んで反発感・嫌悪感をもった生徒全てに共通する潜在的な感情でもあると思う。

またｃｆの後の一文は矛盾しかねない医療に対して、健全に手記の存在を肯定した作品でもある。先生の評注は必要ないのかもしれない。

作品24・田宮亜堂（90年度・駿台お茶の水医系）

一人の人間が息を引き取っていく。それに立ち会う医者の感情がどんなに複雑なのか、日常を何気なく生きている私たちには知れたものではない。当然、悲しいという言葉はその感情を表すのに当てはまるだろうし、生かせてやることができなかった無念の情もあるだろう。しかも、この医師は自ら患者に手を下した。「安楽死」などという社会問題が頭をよぎって、うしろめたい気持ちにもなっただろう。しかし、この手記を読んでいる限り、今あげたこと以上に、この医師の感情を取り巻いたのは、自分のしたことは間違っていなかったという自分に対する信念である。彼女の穏やかな死に顔を見て、彼はそう思ったことであろう。この死の場面に直接立ち会うことができなくても、私の心の奥深くへと通じた。私は彼の行為に決して反対しない。

人が生まれ、人生を十分満喫した上で死んでいく。これはごく当然のことであり、大自然がちっぽけな私たちに与えてくれた唯一の特権である。その唯一の特権さえ認められない者も多くいる現状で、生と死の橋渡しをする医者という職はなんとつらい商売であることか。大自然のおきてに逆らって患者とともに闘い、その特権を認めさせる。しかも、なんともちっぽけな人間の挑んだ闘いなのだ。

負けることは惨めなものであり、それを慰めるのも医者の役目ということか。そうなのだ。この患者デビーにとっても、大自然の操る病魔との闘いの疲れから解放させる意味でも、彼のとった処置は自然の成り行きであろう。だが、彼の感情にまで、大自然の手が及んだとは、なんという皮肉であろうか。

後半の部分は、時間の都合でまとまりがつかなくなってしまった。

評註

医者の精神と文学精神とが融合した雄大な叙事詩である。作品23石塚のが重厚だとすれば、田宮のは雄大。

唯一の欠点は、「生と死の橋渡しをする医者という職はなんとつらい商売であることか」という詠嘆にある。医者になろうとする限り、詠嘆で終わってはならない。

牛丸の感想

〝生と死の橋渡しをする医者という職〟現代医学ではもはやその清潔さ、美学から遠く離れたものではないだろうか。特に、作品20・渡辺大作への評注6（一六〇ページ）を読んだ後ではなお更に医療の矛盾を感じる。いかにも自然に逆らえない人類が犯してきた行為（医療）ともとれた。

作品27・笠巻　健也（90年度・駿台お茶の水医系）

「終わったよ、デビー」。ああ、何と重みのある、また深みある言葉だろうか。この言葉を聞いた私は、巷にあふれる安楽死問題なんか、取るに足らぬものに思われた。

まず、デビーと医者に、「ごくろうさま」とねぎらいの言葉をかけたい。一人の人間として、自分にできることをし尽くした若き医師。また、精一杯病魔と戦った人間デビー。この二人が、命を燃やして生きてきた事実、この事実が全てを物語る。部外者が口出しする余地はない……。

しかし、それでは済まなくなっているのが現代社会である。自分の独断で下した決定に対し、社会はしばしば重大な責任追及をする。私はできることなら、この問題から逃げてしまいたい。だって答えが見えてこないのだから。

評註略

牛丸の感想

先生の好みだろうなあ、と感じた作品だった。

作品51・織田　健司（90年・駿台お茶の水医系）

明かりのない真暗な場に置かれるのは、恐ろしいことだ。末期癌患者の置かれた状態への比喩に過ぎないが。

その際に、先のことはできるだけ考えないようにやってゆこうとする方法、逆に必要に迫られて余儀なく選択する場合、先のことをも念頭に入れてがっぷり四つに組む三つの方法がある。この中で、将来医者になる者が積極的に学びうる態度は最後のものだから、それに絞って問題にしたい。

このような態度をもって患者に当たる医師は、患者に対して医者の行ないうる限度と時々刻々変化する患者の容態と患者の思いを考慮し、時に応じた適切な判断と処置をしなければならない。いかに熟慮しても、判断が確実ということは人間には不可能なはずだ。しかも、患者もさることながら、医師も人間である。意の通じやすい患者もあれば、意の通じ難い患者もいるのが当然である。正しいと判定する基準も人によって違ってくる。それゆえ客観的基準が存在するのか、最後にこの難題にぶつかる。今の私にはこの問題をこれ以上考えることはできない。

しかし、医師を志す私としては、それではすまされない。私は考える。助かる見込のない患者（その人の苦しみが耐えがたいものであれば特に）の呼吸を止めてあげることは、医者の最後の優しさだ。死、いや死に至る直前さえも、それを知っている人間は一人もいないのだから。

評註略

牛丸の感想

〝先のことはできるだけ考えないようにやってゆこうとする方法、逆に必要に迫られて余儀なく選択する場合、先にことをも念頭に入れてがっぷり四つに組む〟医者が選択する医療措置を簡潔にあらわしているあたりがここちよいですね。冷静さや人間性云々というが、〝先のことをも念頭に入れてがっぷり四つに組む〟ということで説明がつく。

彼の作品を読んで医者ほど、なりたくてなるのではなく、なるべくしてなる感じが強い職業だと思った。もちろん、作品4・横谷（一一六ページ）に出てくる「人の為と思って医者なんかやる奴居ねぇよォ」も真理だから面白いが。

作品53・入江　是明（90年・駿台お茶の水医系）

人間が、そして医師が、人間に何をなすことができるか。医師を志望する私がひっかかっていた問題はこれだが、この手記はまさしくこの問題を浮き彫りにさせた。

この大自然の中で、人間の命を救ったという価値は、どれほどのものであろうか。「人間の命は地球よりも重い」のか。「死」よりも「生」が肯定されるのだろうか。これらのことを考えると、頭が破裂しそうになる。そこで、これまで聞いてきた他人の意見を参考にしてみる。たしかに、頭の破裂は緩和され、いくらか安堵を覚えるのだが、しばらくすると実際には何の解答も得られないことに気付き、以前よりも一層大きな混乱に陥ってしまうのだ。

たしかに、考えている瞬間瞬間には、自分なりの考えがあるのだが、〝人間の命を預かる〟医者の立場を考えると、自分の気持ちが弱気になってしまうのだ。これでは、医者になろうとする自分を否定する以外なくなるから、気持ちを整理しながら自分の考えを書かなければならない。ここで少し落ち着いてきた。

最近、〝安楽死〟を認めることを可決した国がある。しかし、日本でそれを行なったら殺人である。この違いには、両国が経てきた文化と時間が大きく作用しているだろう。同様に、同じ日本人同士でも、一人一人の受けた文化環境や経験が違うから、当然にも、生命についての考えにも相違が出てくる。そうであれば、多くの〝他〟を捨てて得た〝一〟は認められるに値すると考える。ただ、それを行なうには勇気を必要とする。

〝命を預かる〟などというだいそれたことになると、私にはできそうにもないが、私には私なりの医者としての選択があると思われる。人間をみつめつつ、生と死から目をそらさず、地味ではあるが、そのような医師の道を歩んでいきたいと思っている。

評註略

牛丸の感想

静かなよい作品だと感じた。

作品50・東本　昌之（９０年・駿台お茶の水医系）

自分がデビーであったなら、同じ措置を望んだであろう。もし、この研修医であったら、モルヒネを打ってあげたいと思うだろう。

〝あげたいと思う〟と書いたのは、〝個人としては同情するが、医師としては一つ一つの機会を大切にし、その経験を次の患者に生かしていく冷厳さが必要だ。それが、本当のヒューマビズム、やさしさではないか〟と考える反面、その姿勢を貫けるほどの〝したたかさ〟があるかどうか自信を持てないからだ。

ここまで書いてふと気付いた。ある文章に〝医師とはがむしゃらに患者を生につなぎとめるものではない〟と書いてあった。それを読んだときには意味が分からなかったが、ここに至って〝あ！〟と気がついた。〝この文章の言わんとしていることはまさに上にあげた考え方のことではないか〟と。

話が横道にそれたが、もしデビーがどうしても生きようとするなら、ぼくは何としても延命しようとするであろう。なぜならば、それが人間力学だから。

こうなると、〝どのような状況になったらモルヒネを打てばよいのか〟新たな問題にぶつかる。どうやって一般的な基準を引くか。経験豊かな多くの医師の体験に基づいた、目安となる基準は考えられるだろうし必要だろう。しかしそれは、幅をもったものだ。安楽死の基準の完全なマニュアルが存在し、ロボット的正確さの結論が与えられたら、それこそ身の毛もよだつ光景ではないか。ここでは反省も考えることも必要ない。悩むこともない。マニュアルロボットが手を下すのではなく、未熟な人間医師が手を下すからこそ、反省も、悩みも、努力も、進歩もある。幅を持つからこそ、他人の命に対する決断に救いがあるのではないか。

こうして今、私がこれまで非常に迷っていたことに光がさしこんできた。私は、結論がはっきりしないと何もできないのではないかと考え、それゆえ、はっきりした結論が欲しかった。医師の独断であってはならぬ、と。だがそれは、明快なマニュアルに従って患者に処方箋を下すことにつながる。

沢山の経験の集積に基づく幅を持った基準を考慮に入れながら、個々のケースに対する判断を慎重に吟味する。その中で、個人としての医師の決断がシビアに問われる。最終的には、患者とその家族の願いをどれだけ聞き入れた上での判断であったかを。

このことは、臨床場面での医学の学び方に大きな影響を私に与える気がする。今までの私ならきっと、経験豊かな教授から、結論のみをせっかちに引き出そうとしたに違いない。今の私なら、患者を見る目、さりげなく思案する顔から多くのことを学びたい。そこに折り畳まれた無数の経験を自分のものにするために。

評註

市谷校舎から御茶ノ水にかけつける君。初めて会ったとき、受験のせいか知らないがマニュアルロボット風だったよな。うん、自己研鑽する力をつけた。

牛丸の感想略

作品56・枝廣　純一（90年・駿台お茶の水医系）

今日、医者の使命は従来の姿から変わらねばならなくなっている。患者を生かし続けることを至上の使命とし、もはや死を避けえない事態に直面した時、その矛盾に苦しむ。

彼らが、己の良心と患者およびその家族の板挟みになりつつ、結局、絶望的な試みに付き合わせてしまう現状は改変されねばならない事は確かだろう。

だからといって、この手記にみられる研修医の行動に全面的に賛成することはできなかった。人は、生まれ、成長する過程で、己の存在意義、生きる価値を見つけようとやっきになる。そこに致死の病の宣告。患者に次第に迫る冷酷な死を見つめるにつれ、押し寄せる死の苦痛よりも、自己の存在のあまりに弱く、死が容易にそれを消し去るであろうことを恐れるであろう。

デビーにもそうした煩悶の日々があったに違いない。これ以上生きていても苦しいだけだからもう殺して……。だが、それだけではないはずだ。研修医は淡々と語る。初めて診る患者、「彼女に必要な休み」を与えてやろう。これだけで本当に満足しただろうか。死を控えた患者の傍に居て、手をとってやりたかったとは思わなかったのか。死への心構えを語ってやりたかったとは思わなかったか。それが虚しい行為であることを知りながらも、そのような衝動に駆られもしたはずだ。やはり彼も満たされぬ想いを抱いているだろう。何を施そうとも、最後は一人で死んでいく。

しかし、ここまで酷い事態に至らない方法はあるのではないか。死を目前にした患者に触れ合って慰める、または宗教、哲学により死を捉えさせ、受容できる道があるのではないのか。私は「ホスピス」を必要とする時代を迎えていると考える。

評註略

牛丸の感想

１０年前というとわたしは１４歳、当時ホスピスがあったかどうかバスケットボールを追いかけるだけの毎日だったのでわからない。しかし、この作品は死を安楽死以外の方でいかに迎えるかを語っている作品のひとつとして重要と感じた。

作品57・椎木　薫子（０４年度・ジャナ専）

この前、実家のある福岡の病院に入院した。病名は「心のかぜ」。ところがそこは内科病棟で、中年男性や老人の姿ばかり目立った。

病室のすぐ傍にある喫煙室で一服していると、入れ違い、立て続けに患者達が煙を吐き出しに来る。「煙草は病気になってまで吸うな」と言いたいところだが、二十歳にして喫煙歴八年の私にそんな良い子ちゃん発言できなかった。

二日目の朝、昨日からその黄ばんだ椅子の上で何度も逢ったおばあさんがいた。私みたいな小娘が何故この病棟に入院しているのか、誰もが不思議だったであろう。しかしおばあさんは私には質問せずに、聞いてもいない夫の話を始めた。

「夫は肺ガンで末期なんです。夜になると淋しくなるらしく、私がつきっきりで病院に泊まり込んでいます。」

その病院はガンの治療に力を入れており、「ホスピス」という「カルピス」に似た名前の治療をしていた。まあ珍しい治療だそうだ。

おばあさんは一通り話し終わった後、また一本の煙草に火をつけた。私が見て、その寝不足の表情には疲れがあった。

「もう……早く死んでもらいたい」

などと、このおばあさんは考えているのだろうか。もう助からないのに呼吸器と点滴だけで生き延ばしても仕方ないとでも……

おばあさんはまた話し始めた。今度は愛猫の話だ。その表情はうって変ってさっそうと明るい。

「今、うちの猫は近所の人に見てもらっているけど、この前私が逢いに行ったときとても喜んでた。病院に戻るときは、涙を流して悲しんだ。猫が涙を流したの」私はうんざりした。ろくに口もきけないおじいさんの面倒を毎日見ているこのおばあさんは、人と話すことを忘れていたのか、充電していたのか、そのお喋りはとめどもなかった。

きっとこの人の猫は夫が死んでも泣かない。

「きっと私の猫は私が死ぬとき泣いてくれるわ」

そうですか。私がもしこのまま自殺したら、きっと何人かの人間が泣いてくれます。猫しか泣いてくれないのなら、この命は安すぎる。

三日目、私は退院した。おばあさんは今日も疲れきった顔で煙草を吸っている。

ばいばい。あなたに泣いてくれる猫がいてくれてよかったよ。

評注

1　一四年前にホスピスを提言した作品56・枝廣を君に紹介する。本来なら君の作品こそを枝廣に紹介したいのだが……。主客転倒、君に代役を務めてもらうことにした。悪しからず。

2　病室の夫に夜も付き添うなどホスピスの真骨頂だろうが、最後の心の拠りどころ愛猫と別れてまでして夫に尽くすおばあさんの息抜きは喫煙室。そこで出会った孫同然の君にこれぞと愚痴話をするおばあさんの唯一の生き甲斐が目に浮かぶ。うん、最後のくだりはちょっとないぜ。おばあさんの愚痴話あって三日早々で退院できた君、感謝の一言を添えなければ。君のポーカーフェイスは何とも怖いよ。

3　理想の医療（終末医療）を心に抱きホスピスを提言した枝廣。頭の中で描いた理想と現実とはかけ離れることについて評注に書き添えたが、論より証拠、君の作品が全てを物語る。

4　君らを教える直前の三月にぼくは胃ガンの手術で二週間ほど入院、喫煙常習のぼくは君と似た体験をした。ホスピスのないこの病院の喫煙室は、遊歩道つきの広々とした庭園の一角の東屋、病棟から解放されたこの社交場では、病院内のロビーではタブーとされる主治医や担当看護婦の悪口が飛び交って盛り上がる。このとき、表玄関からロビー、ナースステーション、病室という正規コースを見るだけではだまされる、病院の実相を知るには、裏街道をとくと観察するがいいと悟った。

5　しかるに君は、喫煙室こそがホスピスの実態を探る最良の道、いきなりそれを実行した。

　それにしても、深刻さどこ吹く風、悠々たる調子で語るとは見上げたものだ。そりゃ「心のかぜ」の治療にもってこい。聞くところによると、日本における心療内科の元祖は九大、心療内科ならず内科病棟を選ぶなど手の込んだ方法を用いた福岡ホスピス万歳！

牛丸の感想略

作品17・御室　総一郎（90年・駿台お茶の水医系）

こんな簡単にも、人を殺してしまってよいのだろうか。最初から絶望的な努力を続けている看護婦を見ているのだから始末におえない。そしてカルテを見て「もう絶対だめだ」と考えるわけで、この研修医は、科学的見地から駄目であるから、遅かれ早かれ死ぬのだから早く楽にしてあげたい。（話が続かないのでボツ）

医学には限界がある。この研修医は、その限界を分かっている。この文を最初に読んだ時、少し反発を覚えた。人をパッパッと殺している、文章からそれを感じたからだ。しかしよく考えてみると、できないものをどうにかしろと言われてもどうしようもないわけで、この研修医は、そのことに相当悩んだのではないか。その結果、殺す以外ないと結論を下したのだろう。

私もいままで、自分の限界を感じた時は、たいへんつらく感じた。同時にまた、常に限界を超えたものを求めて来た。この手記に対する結論を今は出せないが、人は多く限界を超えたところに視点を置いているが、臨床医は限界の中に自分を置かなければ、患者をより不幸にする。そこに臨床医の大変さがあるのではないか。

評註略

牛丸の感想

〝臨床医は限界の中に自分を置かなければ、患者をより不幸にする〟医療に携わる者の位置を的確に捉えている一文。

二　医学および医師を問う作品

作品4・横谷　究（92年度・駿台大宮理系）

現在、医者に対する倫理観がしきりに問われている（何も医者に限ったことではないが）。しかし、あまねく医者個人の人格について追求されるものではなく、ただ自分の貧弱な判断力のはしご掛けとなるに過ぎない。世の中の流れを見つめるとは別に、医者は日々に自分の倫理観を高めようと努力することを考えているのだろうか。

高三の時、歯医者になるという友人に聞いたことがある。

「医者はいい仕事だよ。」

僕はその時、いささか神妙な顔つきであっただろう。いろいろ尋ねてみたら、返ってきた。

「人の為と思って医者なんかやる奴居ねぇよォ」

夕闇の中に乾いた笑いを僕はいまだに忘れない。それは今まで積み重ねてきたつみ木が何かの拍子にガランと崩れるように快い響きなのであった。

僕はしばらくこの悪意のない笑いの中に身を沈めた。全く、悪いなどという考えは頭をかすめもしなかった。「俺よりも、こいつの方が本当だ」。僕は、僕が求めても得られないようなものを奴の中に感じた。歩く力が途端になくなった。心なしか吹く風には敗北の匂いが漂っていた。昔から分かってはいたのだが……。

僕は僕なりに考えがあった。以前僕は精神医学の道を思ったことがあった。しかし、僕のこの仕事に対する思い入れは人間に対する興味でしかなかった。僕は想像した。自分が人間の脳髄を探索する姿を。そこにあるのは乾ききったエゴイズムでしかなかった。自分が自分のみのエゴイズムを追求するのは構わなかった。しかし、そこに他人をさえ巻き込んでしまうのは……僕には勇気がなかった。僕がだれを相手にすることもなく自分のみで追求できる道を進もうと思い始めたのはこういう事情も大きく絡んでいるに違いない。僕にはこの稚拙な観念を一生超えられないような気がするのだ。だが、一方でこれを弱気な逃避とは思うつもりはないのも確かである。やはり、そこで矛盾を感じつつ。

医者が自分を単なる社会としての倫理観を促進する機械であることを自覚するならば、もはや僕に言うことはない。褒美のオイルのみを求めてただただ仕事をしていればよい。しかし、人間がそこまで冷淡でいられるだろうか。気弱な人間、情に流されやすい人間、だからこそ自身の中で強力な観念をつくりあげようとして然るべきではないか。

僕は疑問に思ったのだ。患者をいつも見つめている医者の方から何是、倫理観の疑問や矛盾に対する問いが投げかけられようとしないのか。倫理これには、難しい問題もある。なぜならば患者の痛みを一番痛切に感じるのはまず、患者であり、次に親族である。彼等が疑念を最初に投げかけるのは分かるという気もする。しかし、医者の一番の怠惰はいつも民衆の声を待たぬことには行動できぬことだ。世論を楯にせねば自分の判断を正義とも思うことが出来ぬ。いや、社会全体の怠惰だ。自分自身を磨くことも忘れてしまった。

医者の表明すべきことはたくさんあるのではないだろうか。自分が人間であるか機械であるかも疑わしい。

評註略
牛丸の感想
横谷さんに最初に出会った日のことって、呑んで、酔っ払って、横谷さんと秋間とわたしはタクシーに乗って真夜中、先生の家に着き明け方近くまでしゃべっていたことだけしか覚えていません。話していた内容なんてなんにも覚えてない。でも先生が横谷さんをいかにかっているかはよくわかった。やけに感心してたもん。
さておき、横谷さんのこの文章は幾度となく目にしていますが、医者になろうとしている人が発した本音には何度もドキッとしますよね。真理ですよね。（精神）医学をなぜ諦めたのか、また、「医者の方から何是、倫理観の疑問や矛盾に対する問いが投げかけられようとしないのか」は他の作品にない切り口。横谷さんの作品を読んでしまうと、あまりに重なっている同じような意見の作品は淘汰してもいいんじゃないかと思えてくる。

作品25・鹿野　公夫（90年・駿台お茶の水医系）
そもそも医学は何のためにあるのか？　そのことについて改めて考えさせられる文章である。我々は今まで単に、科学もしくは科学技術に支えられた医学の進歩を、病気の克服、つまりほとんどの病気では命を落すようなことはないと、考えてきた。しかし、それだけではすまない事態を近年の技術的進歩は我々にもたらした。その事態とは、《生きているとはどういうことか？》という問いを科学の分野が真正面から受け取ってしかるべきにもかかわらず、ニュートンから始まる近代科学が逃げてきた問題を、科学技術自身が招いた状況のことである。
ここまできて、少なくとも科学者としての医者だけでは解決できないことは分かるだろう。なぜなら、私が今、この文章を書いている私と同一人物であるのか否か、などという問に対する教理的記述はできないのだから。そしてまた、私は物質と精神、肉体と心を明確に分けてしまうデカルトに始まる近代哲学にも与しない。なぜなら、顔をぶたれた私が痛いと感じるとき、ぶたれた顔も、痛いと感じた私も、両方とも私にほかならないことは明らかだからだ。

このような複雑な存在である人間、これを対象としているのが医学である。しかも、その本質部分である生命。よく考えれば考えるほど、命に対する決断は、元来いかなる法則にも制度にも習慣にも言い表すことのできない《何ものか》であろう。（ここに、二十世紀の新たな試練があるのではないかと思われる。デカルトの時代とは異なって、二十世紀は哲学者が哲学する牧歌的な時代ではもはやなく、自ら実行する者が哲学する以外に道のない時代を迎えたことを意味しているから。）その《何ものか》を深く考え、行動する勇気が、私にあるだろうか。少なくとも私にはそんな勇気はない。

評註

飛び切り思索の深さをもった作品である。とくに、傍線部分は最高においしい。

1　だが、最後の一文で致命的な欠点を露呈させた。致命的な！　この一文で全てを台無しにする。医学部の教授に「まことに明断な君。医者などにならず、デカルト以来の哲学をひっくりかえす哲学者になりたまえ。医学部に来る必要なし」とされるぜ。

こんなところで馬鹿正直なことを書くことない。誰にも不安はある。いい加減な仕事を行なう人間は自分の地位の保全に不安を抱く。仕事をまともにやる人間は自分の勇気や才能に激しい不安を抱く。いずれにしろ不安はつきものだが、中身は月とスッポン。後者の不安の方が巨大でかつ深い。君の不安は後者だ。巨大な不安があるから努力する。だいたい、才能のあからさまな欠如、全くの不適性の場合を除けば、最高水準のプロへの到達はともかくも、仕事への真摯さがあれば相当の水準に到達できるものだ。

君には、思索の強さがある。思索の強さが医者の世界での究極の勝利とはいえないだろうが、思索力は自分の弱点を変革する究極の力と断言しうるほどの味方だ。思索力は、状況判断、仕事への勇気、奥行きの深さ、そして若さと柔軟な思考を与える。恐れることなどない。

作品23・石塚に比べ、決断力で劣るだろう。決断力と思索力、この二つを兼ね備えた天才など一つの分野で百年に数人といった確率でしか生まれはしない。遠慮することない。思索型の医者、どうしても必要だ。問答無用、医者になれ！
2　括弧内の文章は僕が付け加えた。医者になる決意を突き出すために、君の文章を生かすために。
さて、君はデカルトの何を読んだ。『方法序説』、『省察』。両方。『方法序説』は、ヨーロッパの科学者の間で最も読まれてきた本。ガリレオ裁判に脅えたデカルトが、教会と妥協するために、かつ教科書風に書いたもので駄作だ。『省察』を読まなければ。

次に、君のデカルト批判だが、君の文章の爽快さを楽しめばいいのだが、デカルト批判としては当たっていないよ。二重の意味で。

第一に、神の存在証明を目的に書かれた本。第二に、対象を把握するためには、分析という方法がどうしても必要。そこで後者だが、分析など完全にできるものか！といったらそれまで。間違えないというのは、木偶坊になってしまうのだ。何事にも、危険はつきもの。

デカルトとパスカルは、水と油の同時代人。科学者で哲学者。二人は、神の存在証明を対極的な方法で行なう。パスカルのは虚無的で断然深い。それはともかく、神と科学——この水と油を共存させるために彼らが流した血と汗をこそ見るべきだ。神の存在証明、思わず笑い飛ばしたくなるが、この無謀な試みを時代が要求していた！　それはダーウィンの後に再来する。進化論が『聖書』を八つ裂きにしたから。十九世紀末、聖書学者ブルトマン『聖書の伝承と様式』によってキリスト像の変更がなされ、動揺を防ぐことに成功?するることになる。つまり、救世主キリストは人間イエスとして復活する。それは、ニーチェ『アンチ・クリスト』、ドストエフスキー『カラマゾフの兄弟（大審問官）』の行なったことでもある。

牛丸の感想
作品そのものより、先生の評注は話の広がりが大きいように感じた。

「命に対する決断は、元来いかなる法則にも制度にも習慣にも言い表すことのできない《何ものか》であろう」彼はこの一文のためにニュートン、デカルトを引き合いに出しただけなんじゃないかと思った。

三　私の授業方法

これまで、中森（医系）を含め、十五人の作品を紹介した。私は医師でも裁判官でも警察官でもなく、それとは役割の異なる教育を仕事にしているがゆえ、世の中の流れと無関係に、たまたま出会った『手記』を大事に教材として用いてきた。したがって、『手記』と出会ったのは十数年間でこれまたたまたま私の授業で出会った千人足らずの学生、彼らはその後それぞれの道を歩んでいく。だからこそ、たまたまの出会いを無駄にせず、飽きもせず『手記』を執拗に用いたのである。私の方法を簡単に説明する。

私のスタンス

★現場主義――《私と学生との脳ミソの格闘技》《教師は産婆役》の二つこそ教育の精髄！

①人間社会において、いかなる状況にあっても誰にも通用する普遍的真理が客観的に存在するわけではない。

②真理があるとすれば人それぞれが発見した真理だけが真理、それゆえ真理とは危うさをかかえたもの。

③人間とはそもそもが危うい存在。

それゆえ、教育は教えることになく、一人一人の発見にある。教師としての私に照らせば、対極をなす両輪《脳ミソの格闘技》と《産婆役》の駆使——それにつきる。

★私の授業方法および添削方法

①『研修医の手記』の解説をせず感想文を書く（駿台は110分、ジャナ専は90分）。書き終えた学生に私の解説を渡す。
②学生の作品をワープロに入力しつつ評注を加える。
③発表する作品（評注も含む）を選ぶ（年次が下がるほど発表する作品の幅が広がる）。
④次週に、個々の学生に原文および②を返却し、全員に③を配布する。

作品19・三浦　剛（97年・駿台八王子理系）

僕は本を読むのが昔から嫌いだった。テレビの方がずっとおもしろいし、何よりそれ自身めんどうなことにすら感じていたからだ。授業を受けて、今、素直に感じていることを、今日は書こうと思う。果して何人の人があの手記を一通り読んで、あれほどの読解をこなせるだろうか。先生の言論の中に、時々「本を読んだ人は」というフレーズが耳に痛かった。

が、以上のことは大したことではない。大事なのは、それ位で理解できる話ではないように思えたことだ。もはや「神」の域であり、例え読み抜く力を鍛えたとしても、その限界を超えた範囲のような気がしてならなかった。もし「限界を超えていない範囲だ。おまえがやろうとしていないだけだ。」という答で終りを告げてしまうのであればそれで、僕自身納得するし、とりたてて書くほどでもないと、今思う。

だが、どうもそうではないようだ。この文を書かせた〝意図〟が僕自身の中でだんだんと明らかになってきた。どうも先生は、小論文という枠組みを超えて自分らの「世代」に、高いところから、「おまえらはこういう時代に生まれ育ったのだから、物事を見通す力などあるわけないだろう?」ということを言いたかったのではないか、と感じ取った。言うまでもないが、もちろん、我々（敢えて我々と言わせて頂く）に対する「ひがみ」のような次元ではない。

そしてそう感じとったとき、僕は言い知れぬ恐怖を覚えた。題材が「人間の死」を扱ったものであったからだ。物事を見抜く力のない人間が、このまま医学を信じ、医学に頼り、医学を扱うとなれば……。

「何もない死」これこそ僕が、今、一番恐れていることである。

それと同時に先生に思いやりも感じられた。見て見ぬふりをしても自分には直接はふりかからないだろうから。これも教育者たるゆえんか。

つけ加えるならば、僕はそういう先生に光をみている。僕にチャンスをくれないであろうか。その力を得るための。人は自身の死に直面したとき、どんなことでもする。そしてもがく。となりで笑っている人間に泣いてせがむ。まさに僕はその状態でいる。

それとも、ただ単に、自分の無力に対する恐怖であったのかもしれない。

評注

1　書いたこと、書きえたことが全て。巧まずして思わず表現する、時に、それが人に訪れる。

2　三浦の書いた内容は、全員に関係することなので、項を改めて問題にしたい。

牛丸の感想略

◎全員に向けての言葉

1　「もう終りにして」の言葉、デビーは「楽に死なせてください。お願いします」と語ったかもしれない。その可能性が少ないなどとどうして言える。そこで、デビーの言葉通りに「楽に死なせて」と表現したらどうだろう。手記の効果は半減どころか、ありきたりのつまらぬものになってしまうだろ。そこなんだよ。デビーが「楽に死なせてください」と言ったとしても、「もう終りにして」の表現を選んだからこそ意味あるものになる。

2　僕は、あの手記には描かれていないさわりとなる隠された会話をほぼ推測できる。デビーの母親に違いない黒い髪の中年女性と話をしないまま安楽死を実行することなど、人間の行動としてありえないだろ。そして「黒い髪の中年女性にも、ほっとしたような表情が浮かんだ」とだけ暗示的に表現する絶妙。さらに、なにゆえ『医学雑誌』に発表できたのか。この大学病院の最高権威が、発表する以前に目を通しているに決まっているだろ。だとすれば、……。

3　隠された部分を描写してみようか、ぼくは幾度思ったかしれない。それは僕が《僕のための美味しい果実》を手にすることだから。しかしそれを読んだ君らに何になるだろう。「ああ、そういうことだったのか。なるほど」、ただそれが起きるだけではないか。君らの力量を高めるためにこそ、僕の能力を使うべきではないか。だから僕は、君らをひきずり回し、暗示にかけ、困惑させながら、と様々な手段を使うのだ。三浦は、見事それを見抜いた。

いいか。寝ぼけ眼で「廊下の壁にぶつかる始末」だったのは、研修医ではなく、この手記を読んだ君たちだったんだ。頭をぶつけた三浦は、そこでハッとし、ガバと脳みそを勃起させた。君ら一人ひとりが、自分の方法で、それを実行して欲しいと念ずるばかりだ。

4　三浦よ。これまで本をどれだけ読んできたのか、そんなことに関係ないんだ。文学を多く読み、心理学を学んだ学識豊かで文学に造詣の深い人がこの手記を読んだとき、字面以上のことを読み込めないことが実際に起こる。しかるに、無学でありながら、人生経験を様々に積んできた人が、はるかに深い洞察を行うのだ。理由は簡単、生きることのリアリティだ。

5　①患者を初めて診ただけで安楽死させる、しかも研修医、それを手記に発表する。三重に重なった異常。②人（デビー、看護婦、母親）に関係するところは全て、「やれやれ、かわいそうに」、「生きようとするデビーの絶望的な努力」「もう終りにして」、「黒い髪の中年女性にも、ほっとしたような表情が浮かんだ」と暗示的に表現する。③しかるに、安楽死の実行に関しては、「私は彼女の静脈にモルヒネを打った。そして計算通りにその効果が表れるかどうか、じっと見守った」、「数秒後、彼女の呼吸数は平常値に落ちた……ついには停止した」とカルテを思わせる表現をする。——この三つの構造を見抜けば、おのずと見えてくるものがあるではないか。

6　「生きることのリアリティ」と言った。親子ゲンカ、イジメなど、人間関係のトラブルの相談を受けてきた者なら、何を隠し、何を語るべきか、そのことを習得していくだろ。さらにまた、一人一人の人間の性格や境遇の微妙な違いを心のヒダに刻みつけていくだろ。そして、慎重でありながら大胆な対応、このような技を身につけていく。その力さ。

作品67・川久保　雄一（90年度・ジャナ専）

わからない。前回と違った意味で、何をどう書いていいのかわからない。問題が大きすぎて「軽い明るいぱっぱあ」の私の頭では処理しきれないのだ。

私は生きているのが好きである。他人が生きている姿を見るのも好きである。手足がなくなっても生きていたいし、他人にも生きていて欲しい。もっともゲーム好き少年だから目が見えなくなるとちょっと苦しいが、基本的に安楽死には反対である。

しかし、一方で私は苦痛に弱い。根性という言葉にあまり縁がない。虫歯や腹痛ぐらいならともかくも、ガンなどというとんでもない苦痛となると、恐らく逃避を考え、それを望む。ここまで来ると、メビウスの輪。どれだけ考えても無限ループ。

結論なんて、出せませんて。

（私は先生の授業中、「わからない」しか言っていないような気がする。うーむ……）

先生の解説についての感想
うーん……

私は文芸に向いていないのかな？文章についてとか主治医・研修医の立場とか、まったく頭に浮かばなかった。こんなんじゃ駄目なんだよなー。うーん……。ま、いいか。それより感想。

私は政治家という人種が大嫌いである。いつもえらそーにして人を見下した態度を取り、そのくせミスをやらかすと責任のなすりつけに全力を上げる。

政治家だけじゃない。普段いばっている人達はほとんどそうだ。見ていて本当にムカつく。

少しはこの研修医さんや昔の産婆さんの「一刀両断竹割り！」って態度を見習って欲しい。

また問題がずれたかな？

ま、いいか。

評註略
牛丸の感想
作品66・鳥海（注・一四六ページ）に近い感想だけど、〝一刀両断竹割り！〟、文末の〝「ま、いいか」〟このアッケラカンがとってもよい。

作品14・増田　恭子（90年・駿台お茶の水理系）
今日、授業に出たくなかった。今日もまた、分からないことが多く出てくる気がして怖いのだ。問題文を見た。やはり書けない。先生が近付いてくる。冷や汗がにじんでくる。回りからの鉛筆の音がひどく気になり、いよいよ焦る。

問題文のことを考えようと思えば思うほど、違うことがよぎる。みんなは何かを感じているのに、私だけは何も感じない気がする。先生に助けを借りようか。だが、自分の全部がひんむかれそうな気がして恐ろしくなる。本当に何も感じていなかったらどうしたらよいのか。

生きようとするデビーの絶望的な努力が病室にあふれていた。本当にこの医者は、そう感じていたのだろうか。私には伝わってこないのだ。すぐ後の「今はただ彼女の生命を引き延ばす措置」という表現からもそれを伺い知ることができる。本当のところデビーにはそんな気はなかったと思うのだ。でなかったら、ただという表現は出てこないはずだ。そうでなければ、生命を引き延ばす措置という表現は、生きようとするデビーの気力を助ける周りの懸命な努力といった表現になるのではないか。

評註

1　本論から問題にしよう。「生きようとするデビーの絶望的な努力が病室にあふれていた」の文章にこだわり、それを中心にして論じた者は百人余のうち十人ほどいたか。その中で、君のが一番深い突っ込みを行なった。

2　しかし、「生きようとするデビーの絶望的な努力」の意味を誰も見抜けなかった。別段、君らだけではない。文学者、医学部の教授に出題してどれだけの人間が本質を見抜けるか疑わしい。それほど難しい表現なのだ。仕掛けが重層的に重なっているからだ。

3　表現の表層から見てみよう。「生きようとするデビーの絶望的な努力」、何が絶望的で、なにゆえの努力なのか。デビーの生きる意志とは無関係に、薬物で生かされている。薬物とは抗癌剤、それが癌細胞と戦い、癌細胞によって致死的状態になるのを防いでいる。投与を終えたら癌細胞の勝利に終わり死ぬ。したがって人間に備わった免疫性の能力ではすでに生命は終わっており、薬物と癌細胞の戦いなのだ。それが第一の意味。さて人間は細胞レベルでの出来事を全く知覚できず、人間が知覚できるのはもっと巨視的なレベル、神経の反応は個々の細胞の出来事を関知しない。これが第二の意味。細胞レベルでの抗癌剤と癌細胞との戦いは熾烈であり、患部全体に強い苦痛をもたらすと同時に患者のエネルギーを補給しながら跋扈する。衰弱した体がいよいよ衰弱していく。これが第三の意味。癌細胞もまた患者のエネルギーの多くが費やされる。癌細胞もまた患者のエネルギーを補給しながら跋扈する。その結果、抗癌剤は持続的には使用できない。そんなことをしたら身体が破裂状態をきたすから。抗癌剤の投与と休止のくり返し、身体の衰弱を通してもはや抗癌剤をもってしても癌細胞の勝利を防ぎ止められないことによって死にいざなわれる。「治療」の結果訪れる死はこのようなものだ。いわば、末期癌患者への延命措置は、細胞レベルでの抗癌剤の効果が尽き果てる世界。これが第四である。以上のことは医者のみならず看護婦が知り抜いている。ここまでは、医学界の常識。これが第五である。

このような「治療」は、患者の意志と無関係に行なわれる。日本ほどではないが、アメリカでも、ベッドに縛られた患者は、医者の治療方法に簡単には異議を唱えられず抗癌剤の奴隷状態を強いられる。この辺りから、個々の医者の違いが出てくる。そのことに無感覚な医者、こういう医者は惰性の措置を行なっていく。自覚しながら敢て強行する医者。自覚することによって心痛める医者。看護婦はそれを見抜いているものだ。これが第六である。患者に親身になって接触しているのは、医者ではなく看護婦である。患者の多くも、医者には心を打ち明けず、看護婦に打ち明けるものだ。これが第七である。

カルテを見ながら「やれやれかわいそうに」という表現があった。ここには、看護婦から事情を聞き出す会話が背後に隠されている。看護婦から患者と家族の精神状態を聞きただす会話が当然にもある。これが第八である。決断する彼は、当然にも医者に比べ権限を持たない看護婦を守り、いたわる。これが第九。それゆえ手記の発表に際して注意深く表現を選択する。これが第十。

安楽死を決行した彼は、秘密のままにしておくこともできる。いや、その方が自然であるが敢て手記を発表した。しかも、医学界の専門雑誌に。これが第十一。なぜか。医学界に波紋を投げかける目的をもって。これが第十二。今まで述べてきた全てを込めて、安楽死の奨励ではなく惰性の医学の打破の目的をもって。これが第十三。そのためには、自分の身を守ってはならない。極度に無機的な表現を選ぶ必要がある。これが第十四。

　これらのことが「生きようとするデビーの絶望的な努力」の一文に込められている。「絶望的に生かされている」では手記を完全に殺してしまうだろ。

　君の文章を読みながら、改めて考えさせられた。ありがとう。素敵でなければ、僕にこんなことを考えさせはしないよ。思わず、興奮してしまった。

牛丸の感想
①「生きようとするデビーの絶望的な努力が病室にあふれていた」に関する指摘は、先生の評注で話題にしているとおり、もっと際立たせるような作品として掲載すべきでは。
②「先生に助けを借りようか。だが、自分の全部がひんむかれそうな気がして恐ろしくなる」のくだりは、先生の授業に対する大多数の生徒が感じる畏怖を的確にあらわしている。

四　『生と死を見つめて――十八歳の証言』の構想

　こうして私が予期できなかった多くの個性ある作品が生まれ、このまま埋もれさせるのはもったいないとの思いにかられ、若者の感想文集を構想するようになった。もとより、私が二十歳のとき、何を書きえたかを自問しつつ。また著作権の壁を念頭に置きながら。

『生と死を見つめて――十八歳の証言』

Ⅰ　『研修医の手記』の解説（小野田襄二）および作品発表にあたっての説明
Ⅱ　若者の感想文

手記を読む　――作品5～作品21
現実に切り込む――作品22～作品29
医学と安楽死　――作品30～作品44
安楽死への懐疑――作品45～作品49
医学　――作品50～作品63
人間と死　――作品64～作品75
デビー　――作品76～作品80
研修医を見る目――作品81～作品89

Ⅲ　結びの作品――依存症みたいに性質の悪い意味中毒患者

それでは青春のシンボルというべき、千々に乱れた作品を三つ紹介する。

作品49・柳本（90年・ジャナ専）

死の恐怖、これは大部分の人間が生きているうちで一度ならず経験する。しかし死のはざまに立った時の人間の心理動向なんて分かりゃしない。体が弱ると心までが弱るはずだ。その時発した言葉のみ信じ手を下した医者は合理的殺人者である。

特に文中にあった『やれやれ可愛想に』とはなんだ！

人が人を簡単に哀れむほど恐いものはない。なぜなら人間は生まれる時も死ぬる時もたった独りだ。死の恐怖からの逃亡の手助けなどするな。

何が幸か不幸など誰も分からない。

また、医者の事務的な言葉使いがやけに気にかかってならない。死の事務化！なんて空おそろしい。しかし果たして自分がデビーの立場に立ったらどうか？

多分、俺も殺してくれと哀願するだろう。人間の死生観ほど、その立場に立ち合わなければ分からん。そして、自分自身かなり心も弱っているだろうから。ただ人間の生き死には人が決めるものじゃないと大声を出して言える。そう思うのだ。死にそうになったら死なせる、生きる力があったら生きらせる、それが一番である。もちろん自然にまかせて。

安楽死を認めるかどうか。そこに問題は帰着する。

※医術によって無理に生き延ばし、簡単（いろいろ考えているだろうが）に殺す。素晴らしいパラドックスだ。私は決して安楽死を認めない。

評註

1　君は「人が人を簡単に哀れむほど恐いものはない。なぜなら人間は生まれる時も死ぬる時もたった独りだ」と最高に素敵な事をいう。ところが、「医者の事務的な言葉使いがやけに気にかかってならない。死の事務化！なんて空おそろしい」という。こりゃ無茶だ。前者の言葉の延長による安楽死＝合理的殺人は死の事務化！以外に方法はないではないか。同情など無用！

2　そこで気になるのが合理的殺人という言葉だ。君の表現からは非難が聞こえてくる。合理的殺人がなぜいけないのか。これはひどく気になる。それを解く鍵は「医術によって無理に生き延ばし、簡単（いろいろ考えているだろうが）に殺す。素晴らしいパラドックスだ。私は決して安楽死を認めない」にある。しかし、この文章は難解だ。幾通りにも解釈できる。素直に解釈すれば「素晴らしいパラドックスだ」は皮肉。そのとき「私は決して安楽死を認めない」の文章は生きる、と書いてやっぱりそうだと気付いた。

君の主張の根幹は、「死にそうになったら死なせる、生きる力があったら生きらせる、それが一番である。もちろん自然にまかせて」にあった。自然にまかせて、うん、なるほど、確かに、安楽死反対になる。
3　こうなると、まさしく壊滅的な支離滅裂だな。医療の存在自体を根源的に疑うか、否定にまで行き着くしかないものな。それとも、許される医療の領域を定められるかね。
4　しかし、ここに問題の根幹はない。君の文章は自然回帰論ではないからだ。
君の主張の根本は「なぜなら人間は生まれる時も死ぬ時もたった独りだ」「死の恐怖からの逃亡の手助けなどするな」「ただ人間の生き死には人が決めるものじゃないと大声を出して言える」の三つの文にあるよな。こりゃ、自我主義の主張だ。自然にまかせてではなく、本人に任せてじゃないかな。
5　支離滅裂というのは、思索の幅が大きく、かつ思索が激しいからで、思索に対応するだけの経験を欠いている青年期の特徴、まさしく青春のシンボルだ。

牛丸の感想

先生の評注「壊滅的な支離滅裂」「青春のシンボル」につきる。

作品26・加藤　謙一（90年・駿台お茶の水医系）

＊世の中には数多くの問題がある。私は思うのだが、それらの中で何一つとして簡単に片付くものはないだろう。環境問題、貿易摩擦、人種差別、民族紛争。しかし、それらの中でも、生と死の問題ほど難解なものはないのではないか？　いや実は、先に述べた数々の問題、それらの根本部分には生と死、つまり生きるか死ぬかの問題があるのではないだろうか？　なぜなら、私たちの考えることは唯一、自分のこと、つまり自分の生きることと死ぬこと、それしか考えないからである。宗教家、哲学者たちが古来から考え続けてきたことは、「いかに生きるか」「なぜ生きるか」であり、それらは死という壁を通り越したら、その先に何があるのか分からない巨大な最後が待ち受けているから生じる問題であろう。

＊生と死。そして安楽死。それらを考えるときに思うことは、やはり自分のことである。なぜ、自分は医学部を目指しているのか？　なぜ医者になりたいのか？

　毎日、死人を見るような仕事を行なうことは人間にとって幸福なことになりうるのだろうか？

＊生と死。そんな巨大な問題に解答を与えうる人はいるのだろうか？　形而上学的な逃げではなく、その解答を与えることは不可能だ。なぜなら生と死を考えるとき、なぜ存在するかという考えてはいけない分野に手をつけなくてはならないからだ。だいいち、私は聞きたい。この問題を出した作者自身、この文章についてどのような感想を持っているのだろう。「仕方ない、世の中そうできているのだから仕方ない」

＊一体、何を語ればよいのだろうか？　切り口が見つからない。

　このような文章を読んで感じるのは、絶望感である。

　しかし、自分は自分の心深く根ざした「甘え」を捨て去りたくて、社会の中で最も求められる仕事、生と死を扱う医者の世界へ入っていこうと思ったのである。

自己採点　D　文になっていない。考えがまとまらなかった。

評註

1　これぞ、荒削りの未完の大器というべきか。そう、前の医系三人（作品23〜25）に比べおっちょこちょいだ。いいねー。しびれるよ。実質的な力を土台にして、ハッタリを利かす力を感じるのだ。

2　巧まずしてうまい文章である。君の迸りが表出されているから。それで良いのだ。うまい文章を書こうなどと思うな。

3　それにしても、「この問題を出した作者自身、この文章についてどのような感想を持っているのだろう」とは何たる誤読。この誤読が「このような文章を読んで感じるのは、絶望感である」というつまらぬ感傷をもたらしたに違いないが、心配無用。自分の手で患者を殺した若き研修医の手記なんだぜ。自分の手で殺人を行なったわけではない作家の作品とは訳が違う。この手記の磐石の重みはそこにある。
4　傍点の部分が最高においしいが、分子生物学者ジャック・モノーの『偶然と必然』（みすず書房）を読むといいな。

牛丸の感想

医系の生徒の筆頭に記載した方が、先生の感じる《未完の大器》さは際立つのでは？先生の評注は必要ないと思う。

作品6・金子美紀（92年・駿台大宮理系）

殺人か否か。これはれっきとした殺人行為だ。だが、これが罪として問われるか。患者を助けることが医者の本来の姿勢であろう。生き永らえさせることが医者の任務ではなく、患者を救うことが任務のはずだ。

では、彼の処置は正しかったか。寝起きのはっきりしていない頭で看護婦のセリフをうのみにしなかったか。担当でもない患者をカルテのみで理解し切れるか。

彼女は生きようと苦しみながらもがいていたかもしれないではないか。苦しみから発作的に「終わりにして」と言ったとしたら——。

安楽死は患者への処置として正しいと思われる。しかしそれを行なうには、患者の容態の他に、患者が自分に対して、どういった心構えで望んでいたかを知る必要がある。その上で、「絶望的」か否かを判断すべきだ。生きようとしている患者はどんなに病状が悪化しても、「絶望的」ではないはずだ。人が生へのこだわりを捨てなければ、安楽死は罪になる。

本当の医者になるには一筋縄ではいかないらしい。

評註

1　さて第二段落。君は「寝起きのはっきりしていない頭で看護婦のセリフをうのみにしなかったか」という。なぜそう言えるのか。君が現場を目撃したわけではあるまい。ではなぜ？彼がそのように書いていることが理由ではなかろうか。

安楽死を行なった研修医の手記だぜ。彼は、君のような疑問が起きないように書くこともできるではないか。容易周到に完璧な判断を行なった、と。そこで改めて君に聞く。この研修医が二種類の手記を発表したとき、君はいずれをより信用するか。読み手に疑問が生じないように、完璧な姿を描いた手記か。人間洞察としてそうはならないだろ。

そこで、この手記に戻る。ほんの短い手記、その中で何を隠し、何を語るかが問われる。病状とそれまでの「治療」はカルテに書かれている。発表したのは医学雑誌、読者対象は素人ではなく医者。医者に読んでもらうことを念頭に書かれたものであることに気づいて欲しい。

その先の第三段落をみる。

2　そう、君の言う通りかもしれぬ。もし、痛み止めの薬あるいは睡眠薬がある程度効果を発揮して眠り、次の日に目が覚めた時には生きたいと思ったかもしれぬ。

本人自身に絶対揺るぎない精神があるわけがない。それは一つのこと（苦しさ）を巡って起きたとしても《揺らぎの中で矛盾する感情が点滅する》ものだろう。「終わりにして」の言葉を安楽死の希求としよう。安楽死の希求は意志でも精神でもないだろう。そもそも安楽死の希求は意志と相いれないものだ。安楽死が意志でありえたら、「終わりにして」と哀願することなどないだろうに。

正確な判断などありえぬ。だから避ける。それは昨日までの「医療措置」を続ける、そこに行き着く。医者にとって楽な話ではないか。

3　君の倫理的な性急さから来るものだと僕は感じるが、君の中には間違いのない判断、正しい判断の観念が強く働いている気がする。そこまではいい。それでは、それを現実に押しつけうるものなのか。神（正しさ）

に向かう声を自分の心に抱くことは、心の心棒として大切だと考える僕だが、しかしまた、決して正しさで生きられはしない人間に硬直した眼を注いでしまうことになると思うのだ。人間とは、もっと哀しい存在だと僕は思う。現実は願望を裏切っていく。そう、君自身が「苦しみから発作的に『終わりにして』と言ったとしたら」と言っているではないか。人間はそれ程不安定な存在だ。次の第四段落を見る。

4　何を語ったらいいのか。僕の中に起きた様々な感情を一つの言葉にまとめよと言われたら、《笑い飛ばしてあげたくなるような愛着》と答えるしかないか。

冒頭の一文を除いた前半の二文「しかし、〜判断すべきだ」。後半の二文「生きようとしている〜安楽死は罪になる」。ストレートな評価としては、後半の二文のもつ、鮮烈な激しさは好きだ。人間存在の本質に関わることをズバッと言いきる。それに対して、前半の二文には滑稽さが漂う。おそらく君は、両者の間の違いに自覚的ではなかったに違いない。後半の二文は、ある医者がある患者を具体的に判断することと無関係に生まれるものだ。しかし、前半の二文は、極めてデリケートな現実判断の問題だ。二十歳の年齢で、この違いを明断に見抜くことが可能か、僕の過去を振り返って、その問いがよぎるのだが。

5　しかし、君の文章に感じた最も大きなものは別のことだ。君は前半の二文を書きながら、思わずウグッと詰まり、戸惑ったに違いない。それが伝わってくる。

「患者が自分に対して、どういった心構えで望んでいたかを知る必要がある。その上で、『絶望的』か否かを判断すべきだ」と君は言った。そうだよ。もし、それ程、なにもかもお見通しになれるなら、問題がこじれるはずがない。人間は沢山の未知の領域を抱えて判断を下さなければならないもの。書いている君の中に自分の書いたものにハッとするものが起きた（求心的な人間の特徴であるが）。その原因が分からないとしても。そして、後半の二文へと移った。

このような行き過ぎって素敵だと思う。人間が成長するのは、思わずハッとする局面に立たされる時だ。同時に、叩きのめされ脱力に沈むことも起きる。

6　この研修医に対する、如何ともしがたい不愉快さが君をして、このように書かせた。安易に了解するより、この方がいいに決まっている。そう、自分の未熟を知るに絶好なチャンス。

そしてドスンと響く締めの言葉「本当の医者になるには一筋縄ではいかないらしい」が来る。もとより医者に限らないものだ。こうして君は、紆余曲折を経ながら美味しい言葉をもぎとった。

この手記が君を説得してしまうものであったら、このようなタクマシイ判断を果たして君は手にしえたものか。

牛丸の感想略

五　《生と死》を正面に据えた作品五つ

以上、二一人の作品を紹介したが、これまでとは異なる視座からの作品をみてみたい。

作品68・酒井　健吾（９２年・駿台八王子理系）

死はまちがいなく救いである。おそらく、あらゆる人間にとって。死の恐怖、死の苦痛、死の狂気、これらから魂を解き放ち、すべてをご破算にしてくれるものを、私は「死」以外に知らない。神は「死」である。少なくとも現実に人間を縛っているのは、この秒読みに他ならない。

と、まあこのような言辞を積極的に認める人間だと思われるかもしれぬ。しかしどちらかといえば、私は安楽死に反対しないだけの人間なのだ。

何故か。それは、死は純粋に個人的なものだと思うからだ。法的に認める・認めないに関係なく、首に縄を巻きつけるのも手首を切るのも、「手前勝手」だと思っている。血ヘド吐いて生きるのも勝手だ。安楽な死を願うのが脆弱だ、と言う奴はクソ食らえだ。それを言う宗教もだ。

安楽死をめぐる議論のあいまいさにいらだつ。「六十になったら安楽死」の方がよほどすっきりしている。

安楽死はまちがいなく「関係の中の死」だ。

評註

1　「六十になったら安楽死」は爽快。最後の一文、これは鋭い。
2　さて、君は「死の恐怖、死の苦痛、死の狂気」と言った。死の恐怖は分かる。では、死の苦痛は？　俺には分からぬ。死の狂気はどうか。何を指すのだろう。もし、君の中の死の狂気を指しているのなら、これは僕が口挟む余地はない。死の恐怖、死の苦痛、死の狂気は異なるレベルの問題だと思うのだ。
死の恐怖は、おそらく誰の心にも宿る。生きている人間が死を想像することの中に。時にそれは、死の陶酔、死の狂気を与えるおまけをもたらしながら。死の恐怖は、その意味で生きていることの証なのかもしれぬ。

死の苦痛は、想像力の及ばぬものだと僕は思う。今まさに死に直面している人間のみが個人として感じるものだろう。僕は死の苦痛を味わった経験が無い。そして、勝手に、他人の死の苦痛を想像する。そこで気付くのだ。死の苦痛は、死因（老衰、病死、心臓麻痺、水死、転落死、中毒死などなど）や死に至る時間（即死、意識不明の危篤など）などの要因が複雑にからむに違いないので考えるだけ無駄じゃないか、と。

牛丸の感想略

作品70・松本　愛子（０４年・ジャナ専）

死にたいくらい苦しいってどういうことだろう。もう終りにしてもいいという覚悟、どれくらい必要なのだろう。そんな人を目の前にしたら注射をうてるだろうか。私にはそんな経験まだないけれど。死ぬ時ぐらい自分で決めてもいいような気がする。

生まれたくて生まれたんじゃないし、母体だって選べないし、人間になりたくて人間になったんじゃない。できれば雲にでもなって空にプカプカ浮かんで雨になって消えちゃう感じがよかった。でもそんなこと、私には決める権利ないみたい。どちら様が決めてるのかは誰も知らないけど、自分では決められないこと、みんなわかってる。

だからそれをやめる時ぐらい自分で決めていいと思う。周りの人を悲しませるとかよく言うけど、それは周りの人の勝手だから。死にたいと覚悟を決めた人の痛い体やつらい気持は、そうではない人にはわからないものだから。

評注
1　まずは第一段落の三つのフレーズ、あの手記を読んで顔色一つ変えない君の軽妙な表現に恐れいりました。それを受けた第五文にて、手記から離れ「死ぬ時ぐらい自分で決めてもいいような気がする」とさりげなく語る。脱帽の至りです。
2　君のを読んで二人の作品――十二年前の作品68・酒井健吾、九年前の作品69・武井真（一七二ページ）――が甦ったので紹介する。
3　言ってることは同じだが、言い回しはまるで逆。君に言わせれば「二人とも何で力むの、殊更に強調するの。もっと素直な気持ちで考えればすむのに。男って不思議！」となるのかな。
酒井および武井の文体（呼吸）にピーンと来る僕だが、君にかかってははぐらかされている気持ちをどうにも払拭できないのだ。ともかく、これだけの評注にこぎつけるのに、一日半ウンウンウン何度もエンストを起こした次第。ところで、君と一緒に作品を提出した作品57・椎木（一一二ページ）もそうだった。教師を困らせなければ教師は怠ける、その見本を示してくれた！

牛丸の感想
「私には決める権利ないみたい。どちら様が決めてるのかは誰も知らないけど、自分では決められないこと、みんなわかってる」、この「どちら様」というのが死ぬ時にいかに重要か。

病魔に侵され、負け、命が尽きる時、これは神か死神が印導を渡す。

それ以外の時に自分が選択できる状態にあるか・ないかによって安楽死というやっかいな問題が出てくる。

そして、死が個人のものだということを周囲の人間がどう向き合うか、これが解決できないから安楽死が問題を抱えているのでしょうね。

作品45・林　伸好（90年・駿台お茶の水医系）
先週、文章を見てくれると先生が約束しながら裏切ってくれたためか、何か頭に血が上った。前回の答案とは別の考えが、突然降って湧いたように浮かんだので、それを書く。
この研修医の行為は一体、何であったのだろうか。デビーは死を希み、研修医は死を決行する。注射器がデビーに打ち込まれると同時に、デビーの知性が感性が肉体が、注射器の中に吸い込まれていく。デビーの全てを吸い取った注射器は、消毒して再利用されることなく、ポイと無造作に捨てられる。なんとも恐ろしい光景である。と同時に、その風景は、ぼくに悪魔的誘惑を放つ。人間の一生をたったの20グラムで決めてしまう喜び、百万人を殺せる核ミサイルのスイッチを押す司令官の微笑。そういうものが悪魔的なぼくの心を引きつける。注射が終った後、研修医と黒い髪の女性は味わったのではないか。だから納得したのではないか。
人間は、死ぬまで生き続けなければならない。どんなに他人に迷惑をかけようとも、自分がどんなに不幸で、苦しもうが、前記の原則は変わらない。人間は幸福を追及するものだが、幸福が人間の目的ではない。幸福になれるのは白痴のみに許されていると芥川は書いているが、同感だ。ではなぜ、ボケ老人などを元に戻らせせようとするのか。それは前記のように幸福が人生の目的ではないからである。人生の第一目的は言うまでもなく、人間らしく生きることであるが、人間らしく生きれば生きるほど、幸福よりも、「知性」で「感性」で「肉体」で苦しみ続ける方がはるかに多くなる。

評註略

牛丸の感想

二段落までの大胆な文章はさておき、最終段落を読むと安楽死反対を唱えているととれる。しかし生きていることを考えたとき〝人間らしく生きること〟とはなんとも皮肉な表現だ。人間論として的をいているのかもしれない。安楽死賛成にたいして気持のゆらぐ人間論だった。

作品38・秋山好正（92年度・駿台大宮理系）

俺には打てない。彼女の口から「もう終わりにして」と言われたとしても。当然、とぎれとぎれに、最期の力を振り絞った言葉であっただろう。いわば魂の叫びだったたろう。

でも俺には打てない。激しく心が揺さぶられ、自分の無力感を感じても。「もう終わりにして」と言ったデビーも、打った研修医も、一大決心であった。おそらく、担当医から病状の説明を受け、又、自分の体のことをもっともよく知っていたであろうが、万一の可能性を捨て去ったデビー。担当医ではなく、その夜初めて診ただけの、あまりに無力な若い医師。

一体、どれくらい考えたのだろう。

答えのない問題にどのくらい考えたのだろう。俺には結論が出せない。が、医師は決断した。体ませなくては。
この決断により、ある女性の人生が終わった。そして、この医師は一生涯この事実を背負っていくだろう。

評註

1 作品22・吉沢（一四八ページ）は、研修医でもデビーでもなく、自分があの研修医の立場に立たされたとき、自分が取りうる可能性を冷静に追い求める。感情の壁を突き破り、ひたすら自分を見つめていく。そこには自分しかいない。

君は、あの手記の世界に自分を投げ込み、あの研修医にはなれない自分の姿にはじき返される。そこに見いだすのは、激しい感情の嵐、その前に立ちすくむ自分の姿。

2 そこでだが、君は「答えのない問題」と言う。人間の生と死、安楽死、ありとあらゆる連鎖の中で考えたらまさしく「答えのない問題」だ。しかし、「答えのない問題」ではない。僕の解説で触れているが、安楽死と生き永らえさせる両方の選択は不可能だ。それが「答えのない問題」であったとしても、安楽死を選択しなければ、何らかの生き永らえさせる措置を行なう。考えとして解答が見付けだせなくても、医師は現実を選択する。いや、医師だけではなく、人間だれしもそうだ。

牛丸の感想

〝俺には打てない〟繰り返されるそのフレーズが強い。研修医がデビーの安楽死を一生涯背負っていくように、彼にも〝俺には打てない〟に相当する何かがやがて訪れることを思わせた。よい作品ですね。

作品62・斎藤哲也（９０年・駿台八王子理系）

「もう終わりにして」とデビーが研修医に向かって言ったひとこと。私が同じ立場にいたら何ができただろう。病室から逃げ出し、頭をかきむしりただただ動揺しているにちがいない。患者は自分の死が何であるかを理解しているのだから。この世で一番悲しい人間は、自分の死を悟っている患者と死を悟りながらも生命を救ってほしいと願う患者の二面性を目前にした医者だと思う。

今、第三者として手記を読んでいると「もう死なせてあげて。誰も恨みはしないよ」と思う。でも果たしてそうだろうか？　誰も恨みはしなくとも、医者の中にあるもう一人の自分が自分を責めたてるのではないか。永い闘病生活を見てきた医者の胸に、どんな苦しみや悲しみ以上に、己の無知や無能が突き刺さってくるような気がする。

私の父は後世、長年死体解剖をしてきた。解剖には医師が立ち会うというが、終始、無言だという。生きていながら人間の死を見るだけでなく、死に向かう人間をこの目で見て死に至った人間を相手にしているからである。手術後の「おつかれさま」はあっても解剖に「おつかれさま」はない。医者は常に死と隣り合わせで生きている一方で、生と死という物理的な現象にははるかなる障壁があることを誰よりもよく知っている。

私は、いきつく先が死であっても、患者の気持ちを汲んだこの研修医の行動を否定できない。医者である前に、人間であることを示した研修医は逆に何だか立派であるような気がするのだ。

評註略

牛丸の感想略

作品74・加藤　正臣（92年・駿台八王子理系）

死を目前にした人間から言えることは、人の生には絶対的な限りがあるということだ。どんなに周囲の人間が、いかなく手を尽くしても、打ち消すことのできない限りなのだ。だから死を控えた人間にとって、死期の訪れは運命なのだ。この言葉で飾ってもらった方が、どのような涙よりも気持ちのいいことだろう。周囲の人間がいろいろ同情してくれる時、世間への未練を増幅させ、欲という本能だけで自分の一生を振り返り、汚らしい念だけを残していく。

死を選択できない人間にとって、それまでのプロセスにしかこだわることはできないんだ。結果は死のみだからね。だから自分をとりまく全ての人に言いたくなるんだ。「（どうせ死ぬ。だから）静かにきれいに死なせてくれ」と。

こう思えることが全てで、最高ではない。人はいろいろなことを考え、思い、苦しみ、恨み死んでいく。常に死を意識しながら生きることを人間は決して望まない。（しかし、いざその場に立たされたらどうするかだ。）死というものは、死に行く人のみが考える資格を与えられるものであり、決して周りの人間が死に対する苦しみや美意識までも考えていくべき立場にはいられないものなのだ。

評註

1　五十歳半ばに達したぼくのどこを振っても出てこない発想！　若くして老成した思想を語ることにともかく驚いた。具体的にみてみよう。

2　「死を目前にした人間」「死を控えた人間」「死を選択できない人間」、加えて「常に死を意識しながら生きることを人間は決して望まない」「死に行く人のみが考える資格を与えられる」、この五つのフレーズに、ぼくは息を呑んだ。ここには《死》が存在しない。《死》が唯一登場するのは「結果は死のみ」だが、これとて結果に力点があり《死》そのものではない。《死》でも《死の観念》でもなく、あくまで《死を目前にした人間》に焦点を当てる。安楽死がテーマゆえ、多くは《死の観念》に脅迫されるが、《死の観念》を掃き清め、死にゆく人間だけを浮かび上がらせる。

3　ぼくはそこに、「生きている人間」のみに眼を向ける強烈なリアリズムを感じる。君より二年上の吉沢（作品22）は決断に身を沈めたリアリズム、君はといえば死を目前にした人間に透視するように接近するリアリズム。《分析でも決断でもなく透視》こそ君が身につけた独特な呼吸と感じるのだ。

牛丸の感想略

六　決断に富んだ作品四つ

作品40・関ゆみ子（92年・駿台八王子理系）

何故、主治医ではなく研修医だったのか。患者の容態が今日急変したわけではなく、主治医も何度も、研修医と同じ立場に立たされたことであろう。その時、何故、研修医と同じ処置を取らなかったのだろうか。患者にとって《死》が最善であることは動かしがたい事実であるのに。

情の入ったものを自分の手で死なすことは、その情が深ければ深いほど、たやすくできるものではない。だが、そういいきれるものか。「情が移る」ことは、相手を思いやる気持ちが増すことではないか。主治医が患者に情を本当に移していたなら、研修医と同じことができたのではないだろうか。

情によって冷静な判断が下せないというのは、悲惨な場面から避けようとする逃げではないのか。もし深い情があるなら、今までずっとその患者を看続けた主治医にこそ、死に導く権利があるのではないか。

今まで守り続けてきたものを、次の瞬間に壊すために力を注ぐ。この矛盾に耐え切れないかもしれない。しかし、命に対する責任を全うする以上、避けられぬ運命ではないのか。医者である以上、《命》の重さを身をもって感じ取るべきである。

評注

小動物など目じゃない。馬や牛などの大動物を相手にしてこその獣医志望。それを彷彿させる決断力に富んだものだな。堂々たる説法師ぶりを発揮した最後の一行には思わず大笑いしたぜ。

牛丸の感想

主治医のあるべき姿を求める作品と感じた。

作品66・鳥海慶太（90年・ジャナ専）

僕が「研修医の手記」に書かれている様な患者だったら、医者に殺してもらうね。だが、気の弱いヤツだったり、その後、殺人者という被害妄想にとりつかれる様なタイプの医者なら考え直す。モルヒネを自分で自分の手に注射するか、その体力が残ってなかったら、親、弟に打ってもらう。僕の家族ならやってくれるだろう（たぶん）。

当然、家族の者だって、僕を殺した事が正しかったか正しくなかったか、死ぬまで悩みぬくだろう。僕の家族は人情肌のタイプが総ゾロイしているので、森鷗外『高瀬船』の様にシーンとなるかもしれないが、それが悪いというわけでなく、文学じみてカッコつけるというわけでもなく、ただ単に正直に書いたらこうなったということ。

こういう話は、真面目に考えるのが正しいかもしれないが、痛みというものは人間の一番原始的な所から直接やって来るので、「こういう話」に正解も不正解もあるわけない。痛いもんは痛いよ。本当に！

評註略

牛丸の感想

こういう手記を読んでいるからって、みんながみんな深いところまで潜らなくてもいいっていうラフな作品があると一息つけます。人として健全であるってことが大事だなあっとかんじたりしてみて。

作品29・川俣庄大（92年・駿台八王子理系）

デビーは死んだ。最後のあえぎは、自ら死を意図していたのか、生を意図していたのか。今となっては分からない。いや、その状況のさ中、誰がデビーの意図をくみとってやれただろうか。しかし、後に残された者に後悔の念が残らなかったことは確かなようだ。〝死の決定権〟それはデビーのものではなく、むしろ残された身内、医者が持つべきものなのである。

評註

1　最後の一文、いいねー。これを見抜いたのは、これまでに君だけだな。多くは〝デビーの意志〟と語る。さて「むしろ残された身内、医者が持つべきものなのである」だが、僕は不正確だと思う。そうではなく、そのように考えようが考えまいが必然的に「残された身内、医者」が持ってしまうのだ。生き残る人間に全てがある。

一つの場面を想定しよう。患者、身内、医師の三者が、素手で合議しますか。そんな馬鹿な真似を誰もしない。身内が医師に「どうなんですか」と患者にさとられないように聞く。身内を呼んだ医師が、最後の状況を説明する。患者はつんぼさじきに置かれる。これこそ人間が人間に取る対応ではないか。

「あの人は、苦しんでも、自分では音をあげたくない人ですから、嘘をついても我を張るんです。あの人の思う通りにさせてあげて下さい」

「あの人は、苦しんでも、自分では音をあげたくない人ですから、嘘をついても我を張るんです。あの虚勢に私達はこれまで幾度となく翻弄されてきたのです。最期ぐらいは、虚勢を取り除いてゆったりした気持ちをもってあの人の思う通りにさせてあげて下さい」

僕は思わざるをえぬ。同一人物が、どちらの言葉を吐くか分かったものではない。医者のちょっとした対応で、前者のように語ろうとしていた女房が、突然、後者を喋る、大いにありうることだ。

自分がデビーのような局面に立たされた時、俺の女房が何を言うか、それを想像し、おかしくて書いたのだが、人間、他人の言葉を鵜呑みにすることが間違いのもとだ。

これまで散々迷惑をかけやがって、その上、死に際まで人を振り回すのか。さっさとくたばりやがれ。これもまた、俺の女房の本心であろう。他人に対する本心なんて、深い人間関係があればある程、錯綜したものになる。憎んでいるのか、愛しているのか、分かったもんではないだろう。

患者の気持ちを察しているという家族の気持ちを医師が大切にするのは当然だ。しかしまた、表面に現われた家族の気持ちを真に受けたら大変だと思えば、医師は家族の気持ちを表面的には受け入れ、別の方向へと歩むだろう。

ちょっと考えれば、人間の行動や判断は常にこのようなところで動いていることに気づくはずだ。

牛丸の感想

《〝死の決定権〟それはデビーのものではなく、むしろ残された身内、医者が持つべきものなのである》と評注1は絶妙な対になっていると感じた。

作品22・吉沢（90年・駿台八王子理系）

研修医の立場に立ったならば、私はこう考えるだろう。もし何もしないとしたら、私は二人の女性に対してなにも出来ないというやり場のない怒りにかられつつ、その感情に何か理由を見つけて殺してしまうだろう。しかし「する」としたら、私は「かわいそうだし、彼女も望んだんだからということで患者を殺した人間」と見られることになるし、第一、「彼女を休ませてやった」という事実をぼくの中で肯定し続けることができるであろうか？　「ああすることよりしかたなかった」というのは許されない。「あれはあれでよかったんだ」と自分に対していい続けられるであろうか、と……
そしてそれを決定するのは私の医者としての、人間としての私自身に対する自信だ。もしそれがなければ、私は逃げるであろう。だが、それがある時、私は逃げるわけにはいかない。私は彼女のそばに彼女が寝るまで、彼女達が何を言おうとだまって立っているだけだろう。そして、それに耐えられず全てを受け入れようと決めたなら、あるいは私も……

評註

安楽死の実行は、他の一切の騒音をかき消した静謐なものだ。ここでの死――それは、二者択一を迫られた決断に際して、自らの手で下す実行だから。まさしく孤独者の営み以外の何ものでもない。決断を実行に移すに当たっての躊躇、実行に当たって生じる煩悶を、生と死に関する饒舌にいささかもすりかえることなく問題にしたのは、吉沢のみである。ここに、この作品の凄みがある。

二十歳前という年令で、実行の世界に身を置いて思索することは稀な現実であるが、君のみがそこに身を置いた。

牛丸の感想

誰しもが「もしかしたら自分も」と思うことかもしれない。しかしそれを文章におこすことが出来るかとなると、確かにこの作品は希少な存在かもしれない。

5月22日の授業風景

ＧＥＯ　「吉沢、お前はしかし強い男だな」
吉沢　「そうですか。強くないですよ」

ＧＥＯ「何言っている。お前は、安楽死を実行した時の立場に身を置いて自分を見つめており、生と死とは何かというどのようにも解釈できることにすりかえていないではないか」
吉沢「自分が医者にはならないから書くことができたんですよ。こういう問題に医者はぶつかる。だから、ぼくは医者にならない。自分にはそれだけの勇気がないから」
ＧＥＯ「そのような自己を見抜いている。だから強いというのだ。そういう人間こそ医者になるべきだ」
吉沢「だから、医者には絶対になりたくないんですよ」
ＧＥＯ「お前が何と言おうと、俺はお前こそ医者にふさわしいと思うね。お前が拒否しようが、俺が勝手に思い込むのは俺の自由だろ」
吉沢「（俺の暴力的論法にいささか困り果てて、苦笑いしつつ）それは仕方ないですね」
ＧＥＯ「分かった。お前が何と言おうが、俺の知り合いの医学部の教授に八方手を尽くして、お前を強制的に医学部に合格させるぞ」
全員、爆笑
吉沢「嫌なものは嫌です」
ＧＥＯ「分かった。それじゃ。国会で、吉沢を医者にすることを決議し、法律で拘束するか。という問題であるほど、喉から手が出るほど欲しい。君みたいの人間こそ医者になって欲しいのだ。言っている意味わかるだろ。医者は過失で患者を殺す職業でもある。また、安楽死の問題はあまりに難しい。薬が日進月歩する時代、もしかしたら一年後には決定的な新薬が開発されるかもしれない。今、絶望的であるがゆえ安楽死させ、一年後に新薬が開発されたならば、後一年無理にも生き永らえさせたらという後悔も起きる。患者の家族もそれを知った段階で、感謝が恨みに転ずることもありうる。生と死の概念が問題ではない。行動に対する自覚の問題なんだ。君にはそれがある。どうだ。俺の言っている意味分かるだろ」
小笠原「そうですね。無自覚で人を殺す医者じゃ困りますよね。人を殺すことに自覚的でなくちゃ」
ＧＥＯ「そういうことだ。判断の過ち、これは避けようが無い。生きている限り。過ちを犯さないことを望むなら死ぬしかない。問題はそこなんだ。当然、解決し得ぬ問題に苦しみ、最も親しい人間に悩みを打ち明けたり、酒を飲んで荒れることもあろう。人間だから」

七　安楽死――体験に基づいて《死を透視した》作品五つ

作品63・渡会泰（９０年度・ジャナ専）

声を出して泣いたことが一度だけある。

三年ほどまえ、叔父が脳溢血で倒れた。命はとりとめたが、左半身がきかなくなった。

しばらくして、私は家族と叔父を見舞に行った。ちょうどそのとき、リハビリを行なっていた。

私ひとりでリハビリ室へ入ると、叔母が叔父の手伝いをしていた。倒れないようにと手をそえて。

叔母は、左手をぶるぶる震わせながら、いざなうことすらろくに出来なかった。汗を出して必至にひざで歩いていた。

私は見ていなければならないと感じた。が、たまらなくなってとうとうおどり場へ出て泣いた。彼は、空手や剣道で体格の優れた人間だったのに。

叔父は、何かに拘束されたのだ。しかし、私は、そのことで生死の考えをある程度、自由にした。生きることは、死へと常に向かっているのだ。

研修医は、このことで、恐らくある種の拘束を受けただろう。しかしそれが本当なのだ。何故なら、彼がデビーに与えた自由は、その時点で、デビーのものではなくなった。彼は承知していた。私は彼を否定できない。

評註略

牛丸の感想略

作品54・矢島隆（95年・駿台八王子理系）

この手記を読むにあたり、幾つかのキーワードが私の目を引いた。患者が癌である、生命を引き延ばすだけの措置が取られている、そして安息。これらは、一月前の私の記憶を甦らすに十分すぎた。

ゴールデンウィークの5月4日、模試の翌日であった。その日の朝、半年まえから入院しているおじさんの見舞いに行った。祖母の弟なのだが、「おじさん、おじさん」と可愛がってもらっていた。見舞いも数度目のことだったが、親戚の人がかなり集まっていることに、私は何ら疑問を抱かなかった。

病院で数時間が過ぎた。久しぶりに会った親戚に、「大きくなったね。」などと言われたり、世間話に花を咲かせていた。おじさんは呼吸も安定し、さて、そろそろ昼食を取りに行こうかと言いだした矢先のことであった。容態が急変し、空気が凍りついた。血圧が低下、いや落下した。脈もこの上ない位乱れた。まさしく、急変とはこの為にあるのだと思えるほどの変わりようであった。看護婦、続いて医者が駆け込んできた。皆、医師の行為を凝視していた。三分も経ったであろうか。静寂の病室に三度の断末魔がひびいた。「残念ですが、御臨終です。」医師のその一言に、又堰を切った大河のように、時間がドッと押し寄せた。皆が鳴咽した。父ですら泣いていた。その場で微動だにしなかったのは私とそのなきがらだけであった。

その夜、親友に電話し、事実を有りのままに告げた。「俺、涙が出なかった。」とつぶやいた。しばしの沈黙の後、友は静かに「そうか。」と答えた。風呂に蚊が飛んでいた。水をかけて殺した。気付くと私は泣いていた。

ゴールデンウィークの葬式、死後一日経ち、血の色は全く感じられなかった。棺に入れるときおじさんの頭を持ち上げた。冷たかった。この世でもっとも冷たかった。「これが死か。」と思った。漸切頭のおじさんの頭がやけに痛かった。

私は、安楽死について、賛否するつもりはない。人の死について考えることは、あまりに多い。ただ、人間の最期はやはり〝死〟なんだと、本当の意味で気づかされた一瞬であった。

評註略

牛丸の感想

「俺、涙が出なかった。」「～風呂に蚊が飛んでいた。水をかけて殺した。気付くと私は泣いていた」とても残るフレーズ。

彼が安楽死を賛否するつもりはないと書いたのが、叔父の葬式を思い出したことでよくわかった。他の作品でもいくつか親族・身内の死に照らしあわせ研修医や安楽死を語るものがあったが、彼の文章ほど文中の「死」に重みを感じたものはなかった。

作品72・平本　誠一郎（93年・駿台八王子理系）

９３歳のひいばあちゃんは老衰で亡くなった。死ぬ前に病院に入院したが、見舞に行くのがいやだった。年寄なのでもとから痩せていたが、その時は、これがひいばあちゃんかと思うほど太っていた。そのようなひいばあちゃんを見ていられなくて、二回しか見舞に行かなかった。死んだ後も、悲しいという気持ちより、安心した感じだった。

デビーは自分が死ぬことを知っていたのだろうけど、知らなかったらいやだな。俺だったら死ぬのは嫌だけど、苦しむよりはいいかもしれない。

この手記を読み、自分が入り込む余地がなかった。

評註略

牛丸の感想

彼の作品を読み、〝知らなかったらいやだな〟〝自分が入り込む余地がなかった〟、この二つの言葉が痛かった。平本は病の行きつく先が死であることをデビーが知っていなかったら嫌だ、ということを書いている、「もう終りにして」を本当に死にたくて言ったわけでないという意見が多い中、死んでしまうことを自覚していなかったら、という意見はデビーの気持を安楽死とは切り離したい者達より、死を実感しデビーのことを思っていると感じた。

もちろん同じような気持で安楽死を非難したり、賛美したりする者もいた。

研修医の手記を読んだ当時に平本の作品を目にしていたら、そういうことじゃなくてさあと思っていただろう。これまでの作品からテーマが変わったのもそう感じる要因ではあるが……

作品81・田中　よしえ（90年・駿台八王子理系）

「もう終わりにして」――彼女の一言は、長い間、忘れようと努めながら心の奥深くに隠し続けてきた感情を、再び甦らせた。

「死」を確信した言葉を、人は平気で受け止められるだろうか。私にはできない。それが重大なことを意味することを知りながら。しかしそのことよりも、「死」の間際に友人が残した一言について考えたい。

友人は「夢はまだ実現していないのに」、ひとこと言った。私は、ただ沈黙をもって迎えることしかできなかった。自分の無力さを思い知らされる瞬間であった。

医者という仕事は、確かに素晴らしい。反面、なりたくはないという気持ちが沸いてくる。患者の命を預かるという以上に、可能性をも預かるという意味がそこにある。私が、この手記を読んでこだわったのはそのことであった。

デビーの一言が発せられないなら、どのような事態になっただろうか。発する言葉よりも重たい無言の訴えを感じて出した答えが、硫酸モルヒネによる死への片道キップだとするなら、デビーの可能性に対して研修医は患者の代わりに終止符を打ったのだ。

こうして私は考えた。最後は、安息としての死を与えるとして、その前に患者が安息としての死を選ぶ一言を発するのといずれが、医者にとって幸せなのだろうか。

評註略

牛丸の感想

《デビーの一言が発せられないなら、どのような事態になっただろうか》考えさせられる一文だ。たしかに、あの一言がなければ《やれやれ、かわいそうに》と思う研修医は《生きようとするデビーの絶望的努力》に協力し、また眠りへと戻っていったかもしれない。

作品30・戸川千鶴（90年・駿台お茶の水医系）

胸の痛くなる光景。涙が今にも出そうになる。一年前、私も同じような光景を目のあたりにしていたからだろうか。

もう肺が完全に使えなくなった祖父は、病院で人工呼吸を続けていた。瞳孔は開いたまま、自分の意志ではもはや何もできない状態であった。何故そこまで生き永らえさせなければならないのか。祖父はもう意識はないのに。

このような光景に遭遇した家族は何を思うのだろうか。一秒でも生き永らえることを望んでいるのだろうか。また目の前の苦楽を共にした患者が、苦しい思いをしても生きたいと願っていると感じているのだろうか。一年前の光景がいやが上にも甦ってしまうのだ。

祖父の死ぬ前日、祖父のベッドのかたわらで私達が見守る中、一人父はそっぽを向いていた。そして次の日、父は生命維持装置をはずさせたのである。私よりもはるかに、祖父の気持ちを分かっていたからに違いない。それは私をなぜかほっとさせた。私も静かに休ませてあげたかった。それは、酷い姿を見ていることの辛さゆえのエゴなのだろうか。それを否定することは私にはできない。だが生活を共にしてきた身内への錯綜する愛着、いたわり、そこにエゴの境界を引くことがどうしてできよう。愛する子供や孫を心配しつつ今まで生き続けてきた祖父、それに応えるために、残された者の手でこそ終止符を打つべきである。そこにエゴが働いていようとも。

私の父は医者である。前日、そっぽを向けていた父は、医者としての自分と患者の身内との自分のことを考えていたのではないか。医者である自分が、身内の責任ある立場において生命維持装置をはずすことを提言する。患者の身内である父が医者であるからこそ、生命維持装置を容易にはずすことができたような気がするのだ。安楽死問題の難しさは意外にもここにあるのかもしれない。

評註略

牛丸の感想

この手記の感想を書くうえで、安楽死の場にいた稀有な存在の作品。

八　人間存在の矛盾に切り込んだ作品

作品21・渡辺大作（90年・駿台お茶の水理系）

この話はずる過ぎる。デビーは死を望んでいるが、死ぬべくして生まれたキャラクターではないか。彼女を病室で唯一見守る人間も、死を望んでいる。そして、これぞ決定打だといわんばかりに、彼女の命は風前の灯、決して助かる見込がないとくる。

死を望む者、それを待ち望むように見守る者。そして死を実行する医者と看護婦。こんなにうまく条件がそろっていることってありますか？　ありはしませんよ。実際には、もろもろの感情が入り交じって、それで問題が起こるんじゃないですか？　そうじゃないとでもおっしゃるんですか？　えー、そうですか。全てが死に向かって整然と勢ぞろいしているっていう訳ですか。そうなんでしたね。ここは神の世界で、われわれ俗人とは別の世界だったことを忘れて憤慨した私が浅はかでした。

「こんな話、私にとって痛くもかゆくもない、勝手にしてくれ」と思わず罵倒するところでしたが、神の国に罵倒しても通じませんな。少し、安心しました。

以前、ある動物番組を見ていた。もう助かる見込のない野生のシカを保護したのだが、するとどうでしょう。その番組の中で、シカは安楽死させられてしまったではないですか。〝これ以上、苦しめるのは無意味だ〟というナレーションとともに。

これを見て私は非常な反発を覚えた。そのシカが野の中にいたならば、そいつは苦しんで苦しんで死んでゆくのだ。もし彼が死を望んだとしても、それを手に入れることは許されぬ。シカは自ら死を得ることはできない。

瀕死の病人は、死を得ることはできないのだ。

それを与えることのできる人間が、医師が、死を、自らの手で死を訪れさせてやるのだ。

その番組を見ていた時には、おせっかいをするな！　シカは、苦しんで苦しんで死んでゆけばよいのだ！と思っていた。だが、この手記を読んだ後、同じセリフを言う気は起こらなかった。それが、私には恐ろしい。頭の中でいくら考えてもダメ。問題に直面するのは現場なのだ。

これはもはや、本能的な恐怖だ。高いところにくれば、落ちないと分かっていても、足がすくむのと同じさ。

そう、私は人間である。人間は、それ程賢いのか？　いや、そんなことはない。人間は、自らの生死を司ることができる程、賢明ではない。それが、私の思いである。自ら、自らよりも賢い生命でもつくり出して、それに任せればよい。それ程生命を弄びたいのなら。
頭の中で考える事は、このぐらいにしておくとしよう。

評註
1　集団生活を行なう哺乳動物に限定する。動物は、どんなに苦しんでいても安楽死させたりしない。死は類の避けられぬ属性だが、個体に訪れる事実である。生存する方向に向かう類にとって、個体を襲う死は捨てられていく。死の訪れ方と無関係に。では人類はどうだろうか。動物と本質的に異なる存在だろうか。
安楽死、今から五十年前の人間は安楽死を実行したのだろうか。今とは違って、医者などほとんど居ない。奥座敷に病人が死臭を漂わせて寝ている。そして、いつしか死んでいく。病人の死に手を貸しはしなかった。人間もまたのたれ死にの世界であった。昔の家はどこか死臭を漂わせており、そこに生まれ育っていく。死に際の結核患者三人が奥座敷で静養するでも何するでもなくぶらぶらしている中、昭和十三年に僕は生まれた。戦争に入る前に次々と死んだ。お袋は、兄貴と僕が結核に感染することを恐れたらしいが、幽霊のような姿で最後の命を将棋と遊んでいた叔父をどう見ていたか、記憶にない。
3　死神に取り付かれたような家に生まれた僕にとって病院とは何だったか。叔母と兄貴と弟の三人が猩紅熱にかかって入院したことがある。マスクをした男が殺菌剤か何かをわが家に散布したことを覚えている。小学校四年か五年のころだ。もう一つある。五歳年下の妹が股関節脱臼で生まれ、小学校に入る前に都立大久保病院で治療に成功したが、新宿の歌舞伎町、ペンペン草の生えた焼け野原に薄汚れたコンクリートの病院、これは鮮明に覚えている。病院とはこれだけ。病院というのは、日常の世界に入り込まない異物としての存在だった。今から四十年前の東京において。そのことを知ってもらいたかった。
4　たった四十年でこれだけの変化が生じたと述べたが、そこに線を引くことができるだろうか。
死に近づくと、ある種の動物は隠れた場所に赴き、そこで死んでゆく。では人類はどうだろうか。動物とは本質的に異なる存在だろうか。しかし人間は、墓を、墓碑銘を、鎮魂歌を死者に捧げる。巨大な寺院を建立する。

一方で、死後も現世に目を光らせてやるぞ！と現世への執着を。他方では、死者への賄賂を込めて。どこかで野たれ死にを許さない感情が人間には働いているに違いない。たった四十年の間に生じた変化も、基底に働く人間感情なしにはありえなかっただろう。

5　安楽死というが、本質的には**生きている人間の足を引っ張るという功利的判断が安楽死の生みの親**だと僕は考える。戦闘に敗れ、退却戦を余儀なくされる。重傷の兵士をかばいながら退却すれば損失は大きいことは子供でも分かる。落ちる者は勝手に落ちろが当たり前の原理だが、敵もまた功利的だ。「あっちに逃げたかな」と追いかける軍団にとって、捨てられた負傷兵は証拠品。それだけでなく逃げた方向を聞き出すチャンス、両者の利害が一致。聞き出した後、グサリの安楽死に会うケースが多いだろうが、こういうことが起きるから落ちる者は勝手じゃ困る、始末した方がいい。そこで安楽死。

戦争は集団で行なうから、個々の兵士の集団への帰属意識は当然にも強い。負傷し、疲労困憊した兵士が必至に行軍についていくのは、集団から脱落したら命運尽きることを知っているからだ。それだけに脱落した瞬間、集団に対する意識に激変が起こる。それまで同胞であった集団が見捨てただけに敵に魂を売ることなど何ものでもない。戦闘に敗れ、敵軍に追われながら退却する行軍は人間の崖淵だと思う。人間がいかに孤独に弱いか、知識と記憶が旺盛なだけに動物よりも始末に負えない存在だ。美談めいた友情が成立する世界ではない。

6　死をどうして大袈裟に考えるのか。そこで生まれる時のことを考えよう。生まれる時のことを誰も記憶していない。死も記憶しないからどっこいどっこいだ。女房と兄嫁と二人の妹の四人は病院で子供を生んでいる。お袋は五人とも自宅で生んだ。その中で、俺と下の妹の二人は、産婆が来たときにはもう自分で始末を付けていた。下の妹については記憶している。六歳になる弟が産婆を呼びに行った。お袋は俺に「ジョージ。お湯を準備して」と言った。ガスのない時代だからお湯は大きな釜に常時沸かしてある。産婆が来る前に「全く、お前はジョージに似てせっかちなんだから」といとも簡単、笑いながら自分で始末していた。お袋はそれだけ動物に近かったのかな。たった三十年、一つの世代でこれだけの変化を生じた。国民医療と言われるように生活の中に医療・医者が組み込まれる時代を迎え、生活の中で医者への依存が急速に高まった。つまり死の瞬間だけをとりあげると、どうしてもいびつになる。素人にはもはや判断のつかない現代医学の療法によって、医者の側の判断で治療が行なわれていく。生きることがすでに医学によってコントロールされている末路に、絶望的患者に対する「ただ生き永らえさせるための医療措置」が待ち構える。現代の安楽死問題の性質だ。現代医学は生死をかなりのところまで操っているのだ。

7　類の宿命にじたばたせずに甘んずる動物より人間ははるかに不安定である。この不安定が文明創造の動機となった。人間から技術を取り除いたら、これほど無能な生命は他にないだろう。その人類が地球を制覇したのである。肉体の劣等に代わって巧みな罠を仕掛ける人間。文明の開発した技術装置をどうして手放そう。不安定ゆえに、人間は人間よりも英知ある神を創り上げた。事実、神に跪いた永い歴史を人間は持っている。

世界の歴史の中で最も強烈な神＝イエス・キリストを戴いた本家本元のイタリアで神への叛乱が始まる。神から独立した人間に栄誉を与える独立宣言であり、理知の謳歌であった。それは人類の歴史を塗り替える近代文明の出発点となった。その三百年の歴史の果てに、二十世紀前半の二つの世界大戦＝狂気と錯乱の時代を迎える。神を滅亡させた人間が、所狭ましと鉄だの火薬を投げ合う殺戮戦である。現代医学は、その歴史の申し子である。

8　生命＝本能の強い支配下におかれた生命。医学＝人間の理知の力に依存し、生理・細胞・薬物の効果の解明と器械装置を駆使した医療装置。この二つの関係は、一方ではますます人間を引き裂きながら、他方では理知の産物が生命に猛威を振るっていく。生命現象と理知の産物との奇々怪々な野合と分裂。はたしてそれは、可憐な花か、グロテスクな怪物か。

9　人類はそれに耐えていけるだろうか。生への執着のエネルギーによっては、それは不可能だ。武器（技術）を失った生命の執着などひとたまりもないから。

それでは、理知の力にあくまで救いを求めていけるだろうか。これぞ、二十世紀の危機を象徴する。理知の産物である技術だけは確実に伝承されながら、考える理知の伝承はほとんど不可能だから。こうして、神を滅亡させた時代の危機がわれわれにのしかかる。

①イエス・キリストの復活か。
②ローマ法王庁への絶大な権限の委譲か。
③パスカルの世界による再生か。
④二十世紀の現実に即応した神の出現か。
⑤危機もまた人間のものなりき。下手な細工をせずに、時代の流れに委ねるべき。それが破局であろうが。墓碑銘にはこう書かれている。「人類の過信ゆえに、自らの過信を自らの手で処罰した人類、永遠にここに眠る」——これもまた真なりき、か。

牛丸の感想

〝この手記を読んだ後、同じセリフを言う気は起こらなかった。それが、私には恐ろしい。頭の中でいくら考えてもダメ。問題に直面するのは現場なのだ〟この文章にとてもひかれた。先生の評注5でもふれていることだが、安楽死が誕生した根本的な原理に目をむけさせる作品と思う。

評注5の末尾の文、先生の世代にこだわる気質がでているなあって思った。

九　『研修医の手記』の解説

Ⅰ　全体的な感想

深い感動を味わった手記である。

この手記の中から最高の表現を一文だけ選べといわれたら、「硫酸モルヒネ20ミリグラムを注射器に用意するとしよう」に続く一文「これで十分だ」、あるいは「計算どおりにその効果が表れるかどうか、じっと見守った」のいずれかをあげる。

Ⅱ　解説

1

彼女は私に言った。「もう終りにして」。その一言だけを。——この手記の内容はここから始まる。その前の文章は、それを引き立たすための背景描写である。

①「考えをめぐらせながら、……患者は疲れており、休息が必要だった。私には彼女の健康を取り戻すことはできない。だが休ませることならできる。／……これで十分だ」

②「デビーは注射器に目をやった。そして目を開いたまま枕に頭をつけ、世界の見納めをするかのように、病室の中を眺めた」

③「私は彼女の静脈にモルヒネを打った。そして計算どおりにその効果が表れるかどうか、じっと見守った」

④「数秒後、彼女の呼吸数は平常値に落ちた。……／ついに停止した」

以上の展開を冷静な目で見よう。

①は、患者の病状の認識に踏まえた処方箋、**安楽死を決断**するにあたって人間の生命に対する思いと医学の間に横たわる矛盾を語ったものだ。

②は、この医者が**決断した安楽死**を、患者に思い入れて描写したものである。患者に対する思い入れを唯一表現した箇所である（最後の文「終わったよ、デビー」もそうだが意味は異なる）。

③は、休息（心と身体の穏やかさ）のまま永遠の休息に至るための薬物の効果を冷静に見定める自分を無機的に描写したものだ。

④は、自分が行った安楽死の効果の冷静な描写である。もはやこの段階では患者は医者の手を離れ、薬物の効果に全てが委ねられている。最後に残された医者の仕事は、生命の最期を見届けることである。その仕事を的確に表したもので、いわば①から③の結果報告である。

2

いまだ患者を見やらぬうちは、絶望的状況を看護婦から告げられても、医者にとっての患者は、想像力の世界での患者にすぎない。そこでは、医者の様々な判断や躊躇が多様に自由に入り乱れる。病室に入るまでの若き医者も例外ではなかっただろう。「多分、痛み止めの点滴のせいだ。やれやれ、かわいそうに」と手記には書かれているが、実際にはもっと様々な感情が入り乱れていたに違いない。いや、その一文によって安楽死の決断を暗示的に表現したというべきか。

人間の中に同情や感傷が生まれるのは、様々な想像力が働くからだが、それは心に余裕のあるときだ。ここまでは、医者の感情や判断が、患者との間で本当に問われる以前のものである。しかし、医術は、最終的には人間の生命力に対する薬物の効果に帰着する。

3

病気の治癒、すなわち《人間としての生命の再生》を可能にする夢を担って、医学は人間社会に定着した。医学の進歩を可能にした最大の社会的要因である。その夢を担った医学の進歩が、逆に、薬物および代用器械の威力によって《人間としての生命の再生が不可能な患者》を生き永らえさせる時代を迎えることになった。医学の進歩が新たにもたらした当然の矛盾である。

医者にとっての医術は己の才能をかけた職業である。だが、患者やその家族にとっての医術は違う。医学の進歩がもたらした新たな矛盾が社会的な傷口を広げるのは、この問題が背後に広がるからだ。

大半の医者が躊躇し、避けようとする安楽死をこの医者は決断し実行した。この決断を実行に移すにあたって必要な医者の心がけは、ただ一つ、患者の肉体の苦痛を和らげ、静かに死なせる的確な処置である。それだけが医者のなしうる行動の全てである。医者の人間への愛がいかに深かろうが医者が最後に行える仕事はそこまでである。私はふと考える。これまでも人知れず安楽死を行った医者はいくらでもいただろう。手記を書くか書かないかは問題ではない。手記を書くことは医者の仕事ではないから。安楽死を行った医者は、この研修医とほとんど変らぬ冷静な判断と処置をしてきたに違いない。

人間が重要な決断を実行に移すときは、決断する以前に心の中で様々に煩悶した葛藤は心の底に沈むものだ。嵐に遭遇した船乗りなどそうだ。判断の的確さを要求される仕事を行うときにはどうしてもそうなる。曖昧な決断は許されないのだ。行動とは、可能性の中からいずれかを選択することで、可能性の全てを選択できない。ましてや安楽死を実行するのである。安楽死と生き永らえさせることの両方を選択することは不可能ではないか。かくして、選択した行動以外を捨てる非情さがつきまとう。人間の行動の超えることのできない制約である。

4

自然の一部である人間は、自然を造りかえることはできない。重力を無くすとか、電磁力を宇宙から追放するとか、そんな荒業はできない。人間が行ってきたことは、重力に忠実に、電磁力に忠実に、つまり自然の掟に従順に従い、それを受け入れ利用することだった。また自然は人間を守りも復讐もしない。自然は人間に冷淡、いや無関心であることを自覚すべきだ。台風が日本本土を襲うとき人間の存在など全く気にもしていないだろう。人間はこの単純な事実を簡単に忘れてしまうから。つまり人間の思想にヒューマニズムが華咲かせようとも、自然界はヒューマニズムと無縁、自然界にはヒューマニズムの棲息する余地がない。ヒューマニズムの技術は実在しえず、存在するのはナチュラリズムの技術である。人は、この冷厳な事実を忘れるか、故意に見まいとする。

医学を考えるにあたって、最も大きな問題は、そこにあると私は考える。医学は命と関係する技術であるので、医療技術にヒューマニズムを持ち込む《涙のヒューマニズム》におかされやすいから。

人間は哺乳動物から多くのものを引き継ぎ、たぐい稀な好奇心（実験精神も含む）と攻撃性によって、人間に固有な独特の脳髄を創造してしまった。未経験の出来事および未来を予測するイマジネーション、自然界に存在しないものを勝手に想像する能力を持った脳髄を。人間は、脳髄が独り歩きする脳の使い方を覚えたのである。インスピレーションという言葉はそれを象徴する。

現実への緊張と集中力を必要とする仕事を行っている短い時間を除いた大半の時間をイマジネーションという脳髄の働きと共に人間は生きている（ぼんやりしているときも、イマジネーションという想世界が働いている）。この時間の流れにあっては、現実に対する強い緊張がないから、イマジネーションはどのようにも勝手に動きだすことができる。こうして、脳髄は勝手にあるいは意図的に、現実への緊張と集中力を必要とする仕事を行っているときとは別の世界に動き出していく。

5

安楽死に限らず、医者が医療現場で患者と向き合っているときは、世間の雑音など完全に消え、眼前の患者に向かって適切な処置に集中する。しかるに、その医者が手記を書くときは独り書斎に閉じこもり、様々な感慨や感情がわき出る世界にいる。そこでは世間の雑音があれこれと複雑に交錯する。医療現場では適切な処置に向かう医者でありながら、いざ手記を書き記すと世間の思惑に身売りしヒューマニズムがもたげることが起きる。多くの『偽りの手記』は、このように書かれる。

他方、医療の現実局面を実際に知っているのは、医者と看護婦と居合わせた家族（知人）だけである。ところが、現実を知らないわれわれに手記はことばを介して現実を訴える。われわれが知る医療現場は、現実場面ではなく、手記によって描かれた現実である。ここにおいて、言葉の魔力が手記を通して発揮され、厄介な問題が発生する。ましてや、生命にかかわる言葉は、何より人間の情感に訴えるから、いよいよこじれさせていく。

Ⅲ　私が最も考えたこと

1

この手記を読んだとき私が最も考えたことは、今まで書いてきたこととは別のことであった。この研修医は初対面の患者を安楽死に導いた。この研修医がもしデビーの主治医であったらどうだっただろうか。

昨日まで生き永らえさせてきた患者に、今日、安楽死を実行できるだろうか。治癒は望めない場合でも、生きる方向に向かって努力する医者の仕事、その責任を担った主治医が、生きるための努力から反転して、死へと導く決断をどの段階でどのようにできるだろうか。

生命が絶望であると判断した段階で医者は安楽死を決行できるものではあるまい。安楽死に賛成する医者でも決断は鈍る。そしてただ生命をつなぐための医療措置を行いはじめたとき、安楽死の決断を先延ばしに延ばしていくのではないか。今日はと思っても明日に延ばす、それが人間というものではないか。

こうして私は、しばし考えたのである。主治医には安楽死は難しいのではないのか。この若き医者は主治医ではないからこそ、瞬間の判断ができたのではないか。主治医と順番に当たった当直医との暗黙裡の了解、無言のうちに分かりあえることを前提にしないかぎり惰性と習慣に流されるのだろう。安楽死の問題が必要以上にこじれる一つの要因は、無言で分かりあえる関係を失っているからではないか。だれにも読める手記が、ジャーナリズムとは無縁な医学専門誌に発表されたことは、そのことを暗黙裡に語っている。文もまた、それを意識して書かれている。私がこの手記を読んで最も考えたのはこのことだった。

2

かつて産婆さんは、産まれた子供が奇形児であれば窒息死させ「死産でした」の一言で処理したと聞く。子供に母親の情が移る前に、職業人として、親に惨めで大変な思いをさせないという冷静で当たり前の処置を行ったということだろう。あとくされのない責任の所在のはっきりしたまことに健康な態度ではないか。ここには、「涙のヒューマニズム」はない。

ところが、民主主義とあまりに整理された組織は、個人の責任に基づく大胆な判断を人間から奪っていく。「自分の決断で行った」という明瞭な態度が人間から失われ、「いや自分だけでは決められません」というたらい回しと卑屈な精神が支配しはじめる。組織を隠れ蓑にすることが起きる。かくして、技術が組織化されることによって、それ以前には大幅に許されていた暗黙の了解領域が狭められ、人間の判断を軟弱にさせていく。そして、ジャーナリズムに乗って「涙のヒューマニズム」が書斎からささやかれるようになる。

はたしてこれは、医療の現場を知らない私の勝手な推測であろうか。

作品65・桧垣　哲（90年・ジャナ専）

彼女にとって死ぬことは幸福だったんだと思う。人は生きていれば、かならずいい事があるというが、幸せと言えるのだろうか。この世に生を受けたからには、使命をまっとうするまで死んではいけないといわれているけど、使命とはいったい何の事なんだろう。いい気はしない。最後にこんな事は実在《ママ》に自分の身辺で起きてみなければ、こんな事を考えもしないし。だからこの文章を読んでも客観的にしか、今の自分には考えられない。

研修医の手記についての感想

医者が言っていることは今のぼくにとっては正論だと思う。実在にそんな患者を見て言っているのだからだ。でも僕の身辺でそのような事があった時は医者が言ってたことを一〇〇％受け入れられるかどうかはわからない。

先生の解説についての感想

実在に自分の身辺でこんな事があって、実体験にもとづいて感想を述べているのなら否定はしない。実在にそのような事がなくて、こんな事を書いているのなら、無責任としかいいようがない。別にこんなことを書いて逃げているのではない。実在に体験のないものが、カッコつけて言う問題ではないと思う。だから、あえて自分の感想は述べないようにしようと思う。この問題はあまりにも難しい。
（註）実在にそのような事の意味が、安楽死の経験を差しているのか、他人を死に追いやる経験のことを指しているのか、これだけではわからない。前者であれば、医者でもない僕には経験がない。また、安楽死を行なった経験を持たない人間しか何も言えなくなる。したがって、桧垣本人に確認するしかない。本人は後者だといった。後者であれば多くの経験を持つ僕である。そうでなければ、あのような文章を書けはしない。

牛丸の感想

なんだか、感想を放棄しているなあと感じた。答案用紙になぜ答を書かずに提出することにしたのか、をめんめんと綴られたような感じがした。先生の文章がそのあとにあったから余計にそう感じたのかもしれないけど。

自分が体験しなければわからないというのは当然のこと。見聞きしたものから自分がその事柄についていかに考えをもつか、いかに考えることができるか、それは重要だとわたしは思っている。

体験する前の考えと体験したあとの考えが変わるのも当然だし、考えが変わったってなんの差し障りがあるってーんだーー。

十　むすび

若者の感想文を紹介したが、切り口と視点は様々、いや想像を絶するほど多種多彩といっていい。多くは《人間の生きること・人間の死ぬこと・現に自分が生きていること》に焦点を定め、法を持ち出して安楽死を裁きはしない。

医療現場を知らない私は、『手記』を通して終末期患者に対する延命措置の中断（以下、延命措置の中断と略記）の事例をはじめて知るが、ここには立場の異なる三人――殺す研修医・殺されるデビー・見守る母（黒髪の女）――だけの人間の関係があり、《法》も《生命の尊厳》や《人権思想》を振りかざした安楽死論議（言葉の饒舌）もない。それゆえ、《生と死》を見つめるにふさわしい刺激剤たりえたのである。もし、山内青年事件の控訴審判決《安楽死六つの条件》を課題にしたら《法の壁》がつきつけられ、《生と死》に正面から向き合うことはおそらく不可能だったに違いない。

とはいえ、医師志望一四人と理系およびジャナ専とでは画然とした違いがあることも明らかだ。作品49柳本（一三〇ページ）の奔放さ、作品66鳥海（一四六ページ）の大胆さは医師志望ではないから可能だったことは言わずもがな。法学部志望の作品を欠いているのが無いものねだりの心残りだが。――名古屋高裁三人の判事、刑法学者宮野彬が『研修医の手記』を読んだら《安楽死六つの条件》はどうなったか、それがよぎるのだ。

それというのも、日本における安楽死問題（論議）は、今日に至るまで、法的に定型化された山内青年事件の控訴審判決《安楽死六つの条件》、下って東海大事件判決《安楽死四つの条件》の制約下におかれ、『手記』の影響は陰だになく、無視抹殺されているからである。

先ほど《人間の生きること・人間の死ぬこと・現に自分が生きていること》と述べたが、《憲法》や《民法》とりわけ《刑法》などの《公法》は、《一人の例外もない普遍的な個体の生命現象＝人間の生の営み》すなわち《生まれ、生きる、死ぬ》を土台にしながらも、それを指図することはできず、ただ社会秩序維持のための規範という狭い性質が刻印されざるをえない。しかも社会秩序維持の規範（ルール）は、《生まれ》《死ぬ》ではなく、《生きる》にポイントを置いている。とりわけ《犯罪規定をもつ刑法》は、社会秩序に混乱をもたらす成人を対象にしたもので、生まれたばかりの幼児や死に際の人間を対象にしてはいない。

私は医療にも法制度（裁判）にもまったくの素人、しかし一回限りの生しか送れない人間だれしも《人間の生と死》についてズブの素人である。それゆえ《人間の死に深く関わる延命措置の中断（安楽死）》は《制度あってのプロの目》とは異なり、制度に依存しない人間の目で考えることが必要とされながら、その自覚を欠いた日本の文化土壌を痛感するのだ。

そのことをユーモアある口調でさりげなく語った作品70・松本は一三八ページで紹介したが、鋭いタッチで指摘した次の作品を紹介し、締めくくりとしたい。

作品69・武井真（95年・ジャナ専）

死より苦しい生を生きている人間が、死を選んだからといって、それを責める権利は誰にもない。医学的な末期でなくて、本人が死を選択した場合でも話は同じである。生死の権利は本人にしか無く、本人の決定を批判する権利も本人以外の人には無いのだ。

生死は限りなくパーソナルな問題で、たとえ肉親、恋人であろうとも、本人でなければ部外者である。生きている事も死ぬ事もどっちもたいした事じゃない。生きたければ生きれば良いし、死にたければ死ねばいい。

今の世の中はやけに生を尊ぶ流れにある。何ひとつ疑問を抱かず、生は素晴らしいと信じ込んでいる人々が多い。また自分が生きている事は当然だと信じている人も多い。

生と死を実体以上に肥大化させて、あれこれ騒ぐ今の世の中が好きではない。

評註略

牛丸の感想

《今の世の中はやけに生を尊ぶ流れにある》的確。「なすすべもなく死んでいった人間がゴマンといたことに敏感でいること」がステータスとなったのはいつの頃からか。それとも、結構カンタンにヒトが死ぬってことに気づいたからやたらと尊ぶようになったのか。「なぜ生を尊ぶのか」、これもなかなか面白いテーマですね。

付記

私が衝撃を受けた若者の作品は多々あるが、人間の感受性はとってかわることが不可能であることを深く痛感させられた作品二つを最後に届けたい。

作品74・岩田健仁（95年度・駿台八王子理系）

君は暗くなったから、今、眠たい顔をしている。君は夢や祈りなどに願望をかなえていたが、だんだん顔の色が悪くなって、青白い顔をしたそうに見える。私ひとりで悲しいと思いますが、愉快にほほえみそうな笑い声を出して、唇をかみしめていた。

深夜に近付く前にいびきをかいて、目をつむりました。真っ暗な場所にいると、こわい顔をしながら、すぐに泣きそうな顔をしていて、ゆうれいやお化けが現われ、君は恐ろしい顔をし、大声で叫んで涙を流していた。暗い暗い夜の夢で、化け物が目の前に出てきて、こわがって寂しい気持ちがあって、がっかりさせた。

現在、君は病院にいて、医者や看護婦が入院している君をよく世話している。だが、君は興奮した瞬間、発作が起こってしまい、死にかけて眠ってしまいました。具合をよく調べながら治療するべきだった。君は死んだふりしないで苦しまない様子でおとなしく入院し続けました。数日たって、健康状態を調べ、（中断）

評註略

牛丸の感想

先生がこの作品を「デビー」の章の序文みたいなものにしたいと考えているかどうかわからないが、ふくみのある文章は面白い。でも、不気味な作品です。どぎついような感じもする。

作品88・服部幹郎（95年度・駿台八王子理系）

「考えをめぐらせながら」——私の心が最も入り乱れた瞬間であった。この一言で終わっている、だから余計に色々考えてしまう。この「瞬間」について

それは僕にとって最も価値あるものだった。深遠への模索の果てにようやく探し出した誇りだった。しかし、ある日、人の目が気になった。朝から「変だ」と感じていた日。それは本当に価値があるのかと疑った。青ざめた。自らの価値を卑下した瞬間、この世の腐敗と停滞、空虚と嫌悪の全てを一人で背負い込み、それでも歩き続けなければならないのかと本気で感じた瞬間、はっきり浮かんだことは、「自分は人と違う」ということ、それと一節の文。センテンス。『私の後をつけてくるものがございます。もちろん、名前も、顔も、生きているのか、死んでいるのかさえも存じておりません。でもわかっていることがひとつだけございます。彼には影がありません。カッカと照りつける太陽の下に、恋人達が歌い踊る月夜の晩に、決して姿を現しません。いえいえ、実体がないのではないのです。ただただ、ひたすらに私を求め、いつ

か私を食ってやろうと思うだけの存在です。でもいつか、私は、私のために残された、山の頂に登って、彼を見下ろしてやろうと思っております。いつになるのかは存じません。でもいつか、積み上げた小石が天に届く日までには。

評註

1　ドストエフスキイ『カラマーゾフの兄弟』の「大審問官」を読んだ時の震えを思い起こさせた。そのときぼくは三五歳。

2　最大の違いは、ドストエフスキイは仮構に仮構を重ねていくのに、自分の想念の積み重ね。

牛丸の感想

ひきつけるものは確かにあるが、作品の必要性というとわからない。

第三部

『手記』から現実へ！

この『手記』の発表が一九八八年、翌年度の東海大医学部の入試問題に出題、それあって、一九九〇年の駿台医系論文に出題される。この一本の細い糸を通して『手記』を医系に限定せず、今まさに青春を生きる若者に感想文を書かせてきた私だが、若者の作品を含め『手記』といったん別れを告げ、人間の生きている現実に目を向ける。「現実へ!」と問題を投げかけた以上、何よりまず《私の実体験》に触れなければならない。

一　論文指導?ならぬカウンセラー役を買って出た顛末

医系およびお茶の水理系は九〇年のみ、九一年以後の理系の大半は八王子(大宮は九二年のみ)であることにうすうす気づかれたと思う。つまり、九〇年度四コマが、九一〜二年度二コマ、九三〜九八年度一コマをもって最終的に失職する。その発端が九〇年末に起きた駿台学務部長との間でのトラブル。

1

お茶の水の医系論文を後期に受講した仙台育英卒の柳田から初めて相談を受けたのが十月末。駅伝(ケニア留学生)と野球で名をはせた仙台育英の次なる目標は東大。鹿児島の寒村に生まれ仙台育英の特待生となった柳田は、東大合格の使命を背負って駿台お茶の水に通うが(仙台育英のくびきのもと、親からの経済的自立を果たしたといえるか)、受験が目前に迫り彼の境遇が重圧としてのしかかる。——九大の心療内科を目指していた彼は仙台育英進学指導部長から「東大に入る条件で育英資金から年間三〇〇万円を援助した。確実に合格できる文3を受けろ。さもなくば、東北大か山形大に入って仙台育英のチューターをしろ」という最後通牒を受け、東邦大学大森病院の心療内科の二度目の受診に、ぼくの同席を依頼するため相談したのである（注）。

（注）非常勤講師の身分の私だが、専任だろうが非常勤だろうが、駿台での本来の仕事は授業（受験指導）、人生相談をたまたま受けることはあっても、受験生の不安の相談に関する受け皿は駿台に設置したカウンセラーが受け持つ分業システムがある。それゆえ駿台からすれば、彼がここまで深入りした相談を僕にするのは筋違い、それを受けた僕は反組織的な越権行為＝過剰オセッカイ、駿台とのトラブルの出発点である。

喫茶店で話を終えたのは九時ころ。大森病院の待ち合わせ場所と時間を決めた後、ぼくが行うべき最大の仕事（注）を念頭に切り出した。「寮のある谷塚までどのくらいかかる」「一時間ほど、門限が十時なので」と不安げに答える。「そうか。オレが送る。遅れたらぼくが寮長に話すからな」——四十分ほどの電車内、顎を突き出し真っ直ぐつっ立ち、周囲を気にしてか、蒼白な顔をし怯えている。ドアの両側を挟んで立ったまま言葉を交わさなかった。谷塚の駅から寮までの五分、怯えと焦りからつんのめる速足で歩く。ぼくは足を止め、どのような反応をするか三、四回試したが、その度に、見捨てられたのか！　そう感じさせる激しい驚愕の表情で振り向く。

（注）ぼくの役割はカウンセラー——面対しての会話（カウンセリング）では安堵をおぼえ孤独感も和らぐが、話を終え一人になればいつもの孤独感・不安感に襲われる。それゆえカウンセリングの場面では見えない彼の姿をつかむことが大切だ。それ以前に二度のカウンセリング経験を通して、カウンセリングの最大の難しさはそこにあることを身に染みて体験したので、おこがましくもカウンセラーの役割を引き受ける三度目の

体験（実験）へと踏み出した。

次の日の大森病院心療内科での診察。「寮にいると、気が狂いそうになる。寮を出たい」の訴えに耳を貸さない医者(注)に苛立つ彼は「東北大の心療内科には自習室があるんです。ここはないんですか」「ないね。東北大は東北大、ここはここ」「それじゃ、ほかの病院を紹介してください」「それでは慶応大学病院の精神・神経科への紹介状を書くから」の結末。次の日に二人は慶応の精神・神経科を訪れるが、その帰りに彼の口から吐かれた言葉「紹介状を用意周到に開封すると《この子は医者を信用していないので要注意》と書かれていた」——**受験生に取り囲まれた寮を脱出し心療内科の自習室で勉強する目論見は砕かれた。**

（注）心療内科の医師であれば、彼の激しい焦りを察知し「それでは君の要望を聞き届けてくれるように、私の方から駿台に連絡するので、その結果の上でまた来院するように」と対応するのが当然。一介の非常勤講師の言葉に駿台が耳を貸さなくても、医師の言葉には有無を言わせぬ力がある。挙句に、彼の心を逆なでしてハイさらば。

受験勉強どころか、これでは精神がまいってしまうな。ぼくのできることはただ一つ、彼と会う機会を可能な限りつくること。

一一月一一日か。八王子教室に来たとき、大石・ヤス・岩村など五、六人いるところで「仙台の占い師のおばさんに、あなたは寝ていてベッドから宙に浮いたでしょと言われた。当たっているんですよー」と今すぐにも占い師のおばさんのところに飛んでいきそうな様相で語りだす。——もはや精神耐性の限界！女房を騙してもわが家に連れてくることを決断した瞬間である。かくして一一月一五日の夜、寮生十数人に見送られ新天地？へ。

2

一一月一九日。お茶の水医系の授業終了後、恒例の座談の場に教務の論文担当責任者が乗り込んできた。駿台生に映った光景は――「駿台の人がすごい顔して先生を呼んで」「麻生や加藤、斎藤、東本などが心配顔して、な」「先生のことだから、何か衝突したんだなーと思って。そうしたら、先生が笑いながら首をちょんと叩いて」「麻生、俺は瞬間、最悪の事態を覚悟した。駿台には秘密で、駿台の寮に入っている生徒を俺の家に連れてきたんだからな」

一一月二三日。二人は駿台学務部長に呼び出されるが、そこで合意した約束は次のごとし。①寮からの外泊とする。外泊期限は寮の規定に基づき二週間。②駿台のカウンセラー佐山医師の診断を受け寮に戻るか延長かを決める。③寮長には学務部長から連絡する。④仙台育英からの振込月一五万円の継続は学務部長が責任をもつ。――独断で我が家に連れてきた強引な手法が功を奏したと浅はかに思った瞬間だった。

女房の絶妙な癒し効果により十日ほどで見違えるように回復した彼は、佐山医師から外泊二週間延長の許可をもらい、一一月二八日に延長手続きのため寮に一人出向く。廃人のような姿で戻ってきた彼は、かろうじて「①外泊延長は認めない、②寮に戻らなければ仙台育英からの送金は停止」の通告を受けたことを語り部屋に引きこもった。次の日の朝、様子うかがいのために部屋を覗いたぼくに「せんせー、ぼくのことで駿台を辞めさせられるんでしょうかー」とボソッと語った。

（注）幼少から母親に「何で私の顔をジーと見るの、かわいげのない子ね」と言われ続け、中学三年のとき血液型から実母でないことを知り強い衝撃を受けた彼に女房がどのように映ったのか。ここは女房の言葉およ

び彼との会話を紹介するに限る。「五日目ころには私の作ったお弁当をうれしそうにかかえて、朝六時前に家を出ていく。夕食を食べながら、その日の授業のことを話すようになった」（女房の言葉）、「確か、笠原さんと会った帰りだ。車の中で君は、肩から力を抜いてボツボツと自分のことを話したよな」「えー、あのとき、気が楽になって自分から話をしました」「そーだろ。オレから見て、初めてだった。警戒心を持たずに、君が俺に自分の素顔を見せたのは」「あー、そうですねー」「そうだよな」「あっ、はい。先生の奥さんとは違って、先生は怖かったです。何を考えているのかわからないので」（翌年一月一三日・車中でのぼくとの会話）

こうなればぼくの行うべきは二つ。第一に、これまで振込まれた金をチャラにし、仙台育英のくびきから解き放つ。第二に、我が家から駿台に通うことを学務部長に認めさせる。

第一は進学指導部長に電話で話をつけ解決したが、第二で決定的なとん挫を迎える。一二月二二日に佐山医師のカウンセリングを受け「先生の奥さんが大変なことは分かるだろ。寮に戻れ」「ぼくが寮で自殺してもいいいんですかー」の言葉を残し、医務室で倒れこむように寝込んだ。我が家に移って一カ月後に彼を襲った放心と虚脱。――我が家で回復していく姿を《体感》しながら、家の外（二つの病院と駿台）の出来事を何一つ《体感》していない女房、この落差が彼と女房との関係にふりかかる。ぼくの一方的な主導（独断）によるカウンセリングが招いた矛盾の露呈だが、女房と僕との関係、さらに僕と家族との関係に暗雲を投げかけていく（なお、長女環は高二、二女真央は小五）。

3

翌年一月一三日における車中での会話

「佐山さんとの衝突が二二日、女房との衝突が二四日、どうだったんだ。この二日間、家にいて」「奥さんが、ぼくのことを怒っている。それで怖くて、怖くて」「うん、それで憶えているか。三人で話していて、君が女房の話にカーとなったことを」(注)「それは憶えています」「君は椅子からスッと立って、玄関まで行って立ち止まった。青ざめ、体を硬直させたかと思うと、顎をすこし突き出し、口を尖らせた姿勢のままでいた。二、三秒して突然、ぼく出ていきますと言って、しばらく立ちすくんでいる。オレは、台所の椅子に座ったままジーと見ていた」「頭から血が引いて、空白なんです」「そうか」「何か言った感じはするんですが。気づいたら部屋で布団にうつぶしていた。それから奥さんがやってきて」「そうだったのか。うん、うん。なるほど。そー、オレ運転しているのでヤバイから気楽に話そうよ」「あっ、はい」

「君は女房と一時間くらい話して、台所に降りてきたのでドライブに出た」「しばらくして、先生が呉羽さんのところに行ってみようと言われて。埼玉大学の後輩で、心配するなと言ってくれたけど、田舎者で、おい何だよーゲオさんっていう調子で話すと言ったので、会うまでは怖かったです。で、呉羽さん仕事で忙しそうだったけど、朝の三時頃まで話してくれて。先生は途中で居眠りしたんですよ」「そうだったな」「呉羽さん、時々乱暴な言い方をするけど、気をつけて話してくれて。それで気持ちが落ち着きました」「うん」「車の中で少し眠ってから、高槻さんに会いました。大学時代の先生のことをいろいろ話してくれて、先生はお酒を一滴も飲まなかったので、五人で先生を押さえつけて、無理矢理お酒を飲ませた話を聞いたときはビックリしました」「あぁ」

「その後、笠原さんに会いに行きました」「うん。そーだったな」「奥さんが笠原さんのことをよく話してくれたので、ぜひ会いたいと思っていました」「うん」「笠原さんは僕の言うことを静かに聞いてくれて」「そう。君は、照代と衝突したいきさつを、笠原さんに話したよな」「はい」「君の中のモヤモヤを聞いてくれた」「あー、それで、気持ちが楽になったんですねー」「笠原さんのところに行った帰りの呼吸を思い出してみるんだよ、な。気持ちを楽にすることが大切だから」「はい」

（注）彼が女房の話にカーとなったこととは――「家に来て一週間くらい経ってかしら。駿台から帰ってきて、隣の友達がノートを貸してくれっていうんですよーと、訴えるように言った。そのとき、何とケチなヤローと思って、貸してあげればいいじゃない。医者は患者にいろいろ貸してあげる職業なんだから、そう言ってやったことを思い出したのよ」「そんなことがあったのか」「それで、あなたは、お婆さんに過保護に育てられて、自分の手を汚したことがないんでしょ。ガラスの少女のような顔をして。そう言ったのよ」「彼は、それでカーとなった」「なに言ってるの。ゲオさんは酔っぱらってすぐ忘れるんだから。そのとき、なぜカーとなったのかについて、後になってゲオさんが言ったじゃない」「そうだっけ」「小宮さんの奥さん（注・仙台育英の理事）に、きれいな顔して、あなたはこの家の財産を狙っているんでしょーと言われたことを思い出して、それでカーとなった。ゲオさんが私に教えてくれたことよ」

4

翌年一月一二日における女房との会話

一月一二日、女房の逆鱗に触れ柳田が叩き出された次の日の会話。なお、一月一三日における車中での会話とは、柳田が女房に会いに行く車中のこと。

「家庭をメチャメチャにして。これから立て直さなければ」「ああ」「でも、あの子どうしているのかしらー」「心配なのか」「うーん、そういうのとちょっとちがうんだけどー」「心配したってはじまらないだろ」「それはそーなんだけど。ゲオさんは平気なの」「俺はなんだって平気さ。オレは、別のことを考えていたんだ」「どんなこと？」

「ほら、お前が昔、教え子をたくさん連れてきたときのことを、正月に話したな」「あっ、松本のこと」「そうだ。お前は、俺の心をグサリ突き刺すことをあのとき言った」「ゲオさん、あの時、猿のような顔をしているな、と言ったのよ。ゲオさんは愛嬌で言ったのかもしれないけど、ゲオさんは頭のいい子が好きで、松本のように自分をうまく表現できず、モタモタする子、貧しい子は嫌いなんだなー、と」「そう、お前はこの前、それを問題にした。これに似たことを昔、呉羽にも言われたことがある。ゲオさんは頭のいい奴が好きなんだとな。ところでオレが問題にしているのはそのことじゃない」「どういうこと？」

「松本に対していったい、俺は何を感じたのか」「あの子、皆から汚いと言われていて。それで、ほら、頭をこっちに向けて。タオルで拭いてあげて」「そう、それをさりげなく行うお前の行動、俺にはないものだ。オレがお前を信用するのはそこだし、俺はお前からそれを学んだ。この間、現実の人間から学んだのは、何といっても、お前と麿（注・舞踏家の麿赤児）からだよ」「ゲオさんのそういうところわかる。それはわかる。」

「いや、松本のことで何にこだわったかというと、俺の中に、彼を拒絶する嫌悪感のようなものが働いていたかどうか」「いい子なんだけど、警戒されるのよ」「あのとき、松本に愛情を抱いたのか、それとも嫌悪感を感じたのか、思い出そうとしても、自分の感じたことを思い出せない。だから、正月にお前から言われたとき、そのことに関して何も言いようがなかった。あのー、お前は、俺のことを頭のいい子が好きでと見ている。オレはそういう人間なのか。松本のことはわからないが、ネオセミで教えたとき、渡辺孝司っていただろ。高校の授業についていけない子だが、孝司をどんな感情で見ていたのか」「あの子は、もたもたして馬鹿にされるところがあっても、愛されるでしょ」「そう、愛される奴だ」「松本は違うのよ。異様な感じを与える」「お前も感じたのか」「最初のうちは」「それは、何だろー　違和感、恐怖感、生理的、心理的な」「そーねー。松本はまだ子供だから、恐怖感という感じはない。圧迫感は感じたけど」「うん。で、オレが今聞いていることは、そのとき、お前の中に侮蔑感が働いたか、そのことなんだ」「それはないわ」「それで俺のことだが、俺の中には人間に対する侮蔑の感覚が根強くある。孝司に愛情をかける底に侮蔑の意識が働いているのか、侮蔑するがゆえそれを打ち消すために愛情が働くのか、それを考えていた。もたもたする、頭が悪いから侮蔑するといった問題じゃない」「じゃー、あの子も侮蔑していたというの」「お前、寺本って憶えているか。環と同じ年で坂口安吾の『文学のふるさと』の感想文をアフォリズム調で書いた奴」「ああ、かなり急所をついてパッパッと書いた男の子」「そう、昨日の夜、お前が柳本を叩き出した後、多摩センターのネオセミに行っただろ」「ああ、近藤先生に会いに行くといって」「そう。そのとき偶然会って、彼のことを話したんだが、寺本からも同じことを聞かれた。**傲慢な自惚れ**」「いや、ゲオさんのそれが嫌と言っているんじゃない。確かに、ゲオさんと磨さんでは全然違う。磨さんが、奥さん、何を悩んでるのー、ヌーと顔を出してくる。ゲオさんにはできない。そういうことじゃなくて、ゲオさんのことを信じて一生懸命協力したのに、信じられなくなった」「一方的にあーしろこーしろと相談ぬきで指示する」

「信じられなくなった、か」「なぜ、あんなにかばうのか。私のことは一度でもかばってくれたことはない。それで危機感に駆られた」「それで宣子に相談した」「だって、他に相談できる人、居ないじゃない。ゲオさんに恥をかかせるような相談を他の人にできないでしょ」「それで宣子が、彼はそれほど重症ではない。他人依存が強いだけだと言ったわけだ。それでお前は決断した」

「宣子さんの人を見る目は的確だし、いろいろと人の面倒を見てきた経験もあるし。そして、正月にゲオさんの実家に行ったとき、お母さんの話を聞いて、考えさせられて。お母さん、いろいろ人の面倒を見てあげたけど、結局あの歳して、誰がお母さんの面倒を見ているの。娘の宣子さんじゃない。ゲオさんが病気したとき、誰が面倒見てくれる。ゲオさんが昔助けてあげた人たち、あの子が？　あの子のために傷ついた家族が面倒見るのよ。それなのに、ゲオさんは家族なんかどうでもいい、という。家族に助けられながら」「うん、お前の言わんとしていることはわかる」「それでも何とかしてあげようと思って、向こうで真央と、もう少し頑張ろうーねーと、話をしていたのよ。夕方遅くに勤務から帰ってきたとき、何に怒ったかわかる」「うーん？」「こうして帰ってきたら、あの子が居間でのーのーとしていて、それで頭に来たで怒った。

「ちょっと待て。オレの記憶では、帰るや否や、よくも私を騙したのね。どういうことなのもう許せないとどなりちらしたのが事の発端だった」「センター試験の前日だよ！。私が帰って居間を覗くと、寝そべってテレビを見てたの。テレビをパッと消して、調子よくお帰りなさいと言ったわけ。それで頭にきた。ぬくぬくと、何よ!!ー、ウチの人は人がいいから、あなたのように弱さで人を利用する人間にだまされるー　そういうのを黙ってみているわけにはいかない、許せない！　そう怒鳴ったわけ」「そーか。そこまで言ってしまえば、怒りの矛先をオレに向けなければ片手落ちになる！　なるほど、」「それで二人とも出ていってと。」「自分の胸に手を当てて考えれば、分かるでしょ」「分からないね」「何いってんのよ。これまで、私や家族を犠牲にしてきた数々」「あ、そのことならわかるよ。「もう騙されない。あなたもきちんと聞いていなさいよ。頭を下げて惨めな思いをして、二度としませんと謝らない限り、二度と家の敷居をまたがないで。二人とも出ていって。車も置いていって。それから慰謝料、それに子供の養育費、どうやって払う気？」。

「何あなた。このまま出ていく気。ちょっと待ちなさいよ。これまであなたのためにやったことを、どう思っているの。体が治ってきたのに、働こうとしない。働くと損だから。そういう魂胆なのよ。貧乏な家に来てしまった、そう思っているんでしょう。郷里の病気の妹さんがそんなに心配なら、土方でもやって、支えてそのうえで医者になったらいいのよ。さんざん人の世話になって、済みませんの一言も言わない」「おい、こっちに来い。ちゃんと話をしろ」「まて、ちょっと見てくる」

5

これに続くネオセミにおける場面

「オー、やっと来たか。近藤さんには話しておいた」「…………」「君のことさっきゲッちゃんから聞いてだいたいの様子はつかめた」「近藤さん、それではさっそく。緊急避難の場所を探していたところ、今日起きてしまったが、とりあえず今日一晩だけ」「いやー、俺のところは、同じような宿無しを一人泊めているんでなー」「そーか。それはオレがなんとか考える。これからのことだが、下宿と生活の援助はオレが責任を持つ。近藤さんに頼みたいことなんだが、彼、ネオで教えられるといいんだけど」「ああ、それならいいですよ。それほどの収入にはならないけど」「金額はともかく、子供を教えることは、彼にとって重要だと思う。気持ちが柔らかくなる。それがいちばん大切だから。医者になるうえでも大切なことだ」「それじゃこうしよう。ここで朝から勉強することもできる。君の勉強する姿を見るだけでも、子供たちへのいい教育になる。どうだ」「はい、それでいいです」「ゲッちゃん、子供たちを放っているので、今日はこれで」

「先生、奥さんに怒鳴られて飛び出した後、ぼく、どうなると思いました」「先週、今日の約束をしていたので、意外と安心していた」「先生、だけど、ここに来るか来ないかすごく迷ったんですよ」「うん」「調布の駅で、電車にスーと吸い込まれる気持ちになった。でも、電車による自殺ってみじめすぎる。そんな感じでネオセミまで来て、先生の顔を見てほっとしたけど、次の瞬間、お前なぜここに来たんだと言われるんじゃないかと、怖くて怖くて、それで先生に声をかけられなかった」

「オレが君を見捨てる、そう思ったということか」「いや、そういう意味じゃないんですけど。でもー、奥さんと僕のどちらかを選択しなければならなくなったら、奥さんを選ぶし、それは当然で、そう思って怖くて仕方なかった」「さっき、オレが話していた高校生に君のことを話したんだが、先生は義侠心でやっているんですかって聞かれた。オレは、そんなもんでやれるかって答えたんだが、オレがどうしてここまでしてあげるか、分かるか」「センセー、今の僕にそんなことを聞くんですかー」「確かに、今の君にはたいへん残酷な質問だ」「………」「その話はやめにして、で、君が飛び出した後、すぐ追いかけていった。バス停に行ったのか、それとも岩村のところに行ったのか。しかし、センター試験が明日だから岩村のところには行かないと思い、バス停に行ったが君の姿は見えなかった」「センター試験があるのは分かっていたけど、どうしようもなく、岩村君のところに飛びこんでしまって。で、彼が一緒に散歩に出て、いろいろ話をしてくれて。それで気持ちが少し楽になって。その後、岩村君の家に戻って真喜子さん（六〇年安保　全学連委員長唐牛健太郎の奥さん）に電話したら、あなた、しっかりしなさいよ、あなたがしっかりしなければ駄目でしょ、と怒られて。それで気持ちも落ち着いて、奥さんに電話しました」「そうだったのか」「奥さんも静かに対応してくれたので、なんとか話ができました。体はブルブル震えていたけれども」

6

一月一三日に彼が女房に会いに行く車中での会話を紹介したが、その顛末

「岩村か」「あっ、先生」「お前に頼みがあるんだ。柳田が女房に会いに行っている。それで、偵察の電話を入れてほしい」「あ、センター試験が終わったので、俺の家に遊びに来ないかって、彼を呼んでもらう」「うん、それがいい」

「先生の娘さんが出て、彼は外に出て、今、家にいませんって」「そうか。外に出てが何を指すのか。一昨日追い出されたことか、女房と会って帰ったことを指すのか」「自然に話したですよ」「そうすると、話を無事終えて帰ったということか」「そう感じるんですけど、三十分足らずで帰った、ちょっと不思議ですね」「そう、まあいい。オレがこれから電話するから。ところで、今日、ヤスや大石や加藤と会わないか」「あ、いいですよ」

「岩村か。家に電話して女房が出た。女房と話して帰ったんだ」「じゃー、うまくいったんですねー」「そーだった」「だって先生、昨日、彼が僕の家に飛び込んできたときの顔、凄かったですよー　今にも自殺しそうな顔で、怖くなったですよー。それで、一緒に外に出て、彼ほとんど何も言わない。奥さんのところに俺も一緒に行くから話そうよって言ったんだけど、暗い顔して黙っている。彼、逃げてるなーって感じた」「そーか。お前ら優しいよ。センター試験の前日だろ」「だって俺はどうでもいいけど、彼は本当に医者になりたいと思っているんでしょ」

「先生」「おー、来たか。六時二十分に家に電話して女房がでた」「ぼく、先生と別れてすぐ奥さんに会いに行ったので四時頃についたんです」「道理で」「それで塾の場所と名をいって」「ほー」「電車の中で考えて、竹の塚なのでタケシンにしました」「なるほど」「奥さんもすごく喜んでくれて。それでスムースに話が進みました。奥さんも気を使ってくれて」「うん、これから大石や岩村などとヤスのところで飲むが、どうだ」「はー、ぼくも行きます」

「おい、今、大石たちとヤスのところにきているんだ。大石と加藤が、今日の数学の問題を議論しているの聞こえるだろ」「これから飲むんでしょ。あの子たち受験生なんだからほどほどにして」「ああ、車に乗っているし。じゃ、皆に代わるからな」「それじゃ、代わって」「おい、岩村」「あ、先生の奥さんですか。岩村です」「あ、はい」「はい」「えー」「は」「せんせい、たすけてー」「大石な」「あ、先生の奥さんですか」「ぼくが先生の酒の管理をしますから、任せてください」「加藤でるか」「いい」「じゃ、ヤス」「あ、先生の奥さんですか」「うーん。受けなかった」「どうするかなーと。音楽の専門学校に行こうかなと思って」「せんせー、まいったよー。だってー、彼を追い出したわよと言って、次々といろいろと言い始めるんだもん、もう消耗しちゃったですよー」「それでどうだった」「でも、先生の奥さんの言ってることも一理あるなーと思って、何も言えなかった」「お、それは重要だ。彼のいるところで言ってみろよ」「彼、問題から逃げているなー」「………」「どうだ。岩村に言われて」「あのー、ぼく、あのー、あのー」

「いやー、正月の四日に岩村が来たときだ。上の娘、高校二年の環はバイトで真央が居た。環のＣＤを借りに環の部屋に彼が入ったんだな」「ぼく、真央ちゃんに、お姉ちゃんのＣＤを借りるからねと、言ったんですよ」「そんなことはどうでもいい。それで、環がガチッときた。借りたいときは私に話をすれば貸してあげるから。絶対に、私の部屋に入らないで、と。それから居間に置いてある環のエレキに触れた触れてないという騒ぎになって」「先生、ぼく環ちゃんのエレキに触ってないのに疑われて」「そんな問題じゃない。疑われて、潔白を主張したからといって身が晴れるもんじゃない」「………」「いや、環が男だったらこうはならなかった」「先生、そりゃ無理だったですよ」「大石、それを承知でやったことだ！」

7

仙台育英卒の柳田から相談を受けた十月末から女房にたたき出された二日後の一月一三日に至る二か月半、駿台学務からは受験生に害をもたらす不穏な講師の烙印を押され、家族には家庭崩壊につながりかねない非常識（無謀）な行動に走った粗筋である。

「何故に?」の質問に答えはしない。——私の行動がすべてを物語るからこそ、説明（釈明）ではなく、その時々の実際のやりとり（会話）による叙述表現を用いたのだから。

敢えてつけ加えるならば、研修医であれ私であれ、**自らの決断によって実行する者は実行の過程で他人を誘導する強い自己主張・自己判断を働かせているので、**その実行行為を《事実を何一つ知らない見ず知らずの他人に伝える目的で文字表現する》とき、いかなる倫理的ポリシーを持つべきかが問われる。文字表現は事実を知らない他者（読者）をどのようにも誘導しうる魔力を秘めているので、《かかる魔力を禁じ手にする強い自戒》がつきつけられる。——それゆえ、実行行為そのものを提示するだけにとどめ、後は読者の審判に委ねる（言い訳無用の態度を貫くこと）が唯一の誠実な倫理的態度であることを『手記』から学んだことがある。いや、かかる倫理的ポリシーをそれ以前に坂口安吾の自伝小説とりわけ『いずこへ』から学んでいたので、『手記』に出会ったとき、このような高度な倫理（ポリシー）の持ち主が医者にも居たのか、その驚きがはしった。私が『手記』、とりわけ表現の技法を執拗に分析したのもそれあってのこと。

『手記』は、深夜に電話で呼び出されてから死に至らしめる数時間の行動プロセスを自分を中心に八百字ほどに詰め込んだ**独白調**（内言の表白）によって表現する。私は、柳田を自宅に引き取ってから二か月のプロセスを、その過程で出会った十人を超える人間との関係を一万字に近い赤裸々な**会話**で表現した。

独白の『手記』、描写も独白も欠いた会話体――片や閉ざされた密室での出来事、片や日常に開かれた世界での出来事。片や死をもって終止符を打つ研修医の仕事、片や生きる方向に向かい終着の見えない不確定なカウンセラーの仕事。かかる違いがおのずともたらしたものだが。ここで、すでに紹介した二つの作品に注目する。

作品83・秋山好正（92年度・駿台大宮理系・一四一ページ）

一体、どれくらい考えたのだろう。／答えのない問題にどのくらい考えたのだろう。

作品88・服部　幹郎（95年度・駿台八王子理系・一七四ページ）

「考えをめぐらせながら」――私の心が最も入り乱れた瞬間であった。この一言で終わっている、だから余計に色々考えてしまう。この「瞬間」について

安楽死の決断に至るまで様々に飛び交う研修医の想念や反芻（内言）を「考えをめぐらせながら」の象徴的表現に凝縮した『手記』ゆえ、それに食らいついた二人。片や内言の直接的な表現をもって。片やイメージを紡ぐ創作へと。独白の『手記』ならではの威力！

最後に、二人とは目線の向け方が異なる作品の紹介をもって、私のカウンセラーならざるカウンセリングの締めくくりとしたい。

作品13・能秀和（95年度・駿台理系）

最近、延命治療について、日本国内でも問題にされつつある。人類の生誕以来、人間の求めてきた「長

寿」が、ここに至って新たな局面を迎えたのである。

「もう終わりにして」——彼女の一言で医学は根底から覆される。しかも彼女がこの一言を発した時点で、人間であって人間ではない。常人ならば、生きることがまず念頭に浮かぶからである。現代医学もまた、人間のごく当たり前の感覚の上に成り立っているのである。

しかし誰が彼女を否定できようか。それでは研修医の取った行動はこれで良かったのだうか。私にはこのような経験がないので、この事実は理解を超えた非日常的な出来事であり、生きることを止めるなど考えられない。だが、これが非人間的かというと、それも肯定できない。苦しい事から逃れようとするのも、生きる事と同様に日常的な事である。

そして、研修医がまるで冷静な殺人者のような行動描写にはかなりのショックを受けた。だがこの人以上に人間的な行動も又ないと私は思う。この行動については賛否両論あるだろうが、苦しみからの安息を選んだ、そのことがすべてだ。彼が彼女に対して「安息」という言葉を使った事に人間のエゴを感じるが、行動自体は否定されるべきものではないと思う。

医術というものが生まれて二千年程経つが、ここに来て従来の医術・医学の倫理が新たに進歩していかなければ、現代医学との共生は難しくなってきている。生きる、死ぬ、といった言葉では片付けられない、もう一歩進んだ倫理体系をつくりあげていかなければならない。

評注
「彼が彼女に対して『安息』という言葉を使った事に人間のエゴを感じる」の一文、これは鋭い。

牛丸の感想
静かな印象を受けた。だが、唯一研修医を批判するかのような一文〝彼が彼女に対して「安息」という言葉を使った事に人間のエゴを感じる〃があるところに、わたしは安心してしまった。

二　私は義母を自分の手で死に導いた

駿台を失職する直前の一九九八年二月、自力で栄養摂取できず頚管栄養で生き永らえている義母を病院から自宅に引き取り、十日ほどで死なせた（死因はたぶん誤嚥による窒息死だとぼくは判断している）。義母の死を医者に預けず私たち二人で。——義母への愛着と相半ばした結論、点滴と人工栄養とで青黒くむくみ様変わりした顔と手足。このような命の永らえ方（治療？）による母を見ることに疑問が深まる、無意味な生命に国民医療費を多大につぎ込む浪費に終止符を打つべき、と。

特別養護老人ホームに入所していた義母が流動食も喉を通らず老人病院に入院した報を受けて駆けつけ驚いた。義母のことではない。ベッド数はたぶん一五〇を下らないと思うが、その半数が人工呼吸器および頚管あるいは胃瘻による栄養摂取で生き永らえている生きる屍の有様に。見事な姥捨山だが、深沢七郎『楢山節考』とでは大違いの姥捨山を痛感したのである。露骨に言えば、家族の厄介老人を老人病院に押し付け老人病院は厄介老人を生殺しに生かし続ける相互依存がもたらす無感覚か。国民総医療の時代が、かくも簡単に人間の生命感覚を変えてしまうものか（なお、二〇〇〇年度に医療と分離した現在の介護保険制度が発足するが、それ以前のこと）。

世間体に縛られることなく、人間（とりわけ老人）の死を家族が忌避せず、もっと大胆かつおおらかに受け入れて然るべきではないか。

確かにそうだが、それは最終的に行き着いた結果選択。そこに至るには私の介護ミスも含め、義母との三年に及ぶ生活あってのこと。かかる結末になることを、あらかじめ予想できようか。

1

一九九五年　二月　　義母、我が家の住人になる
一九九六年　九月　　脳梗塞で倒れ六ヶ月間入院
一九九七年　五月　　特養老人ホーム入所
一九九七年一二月　　特養老人ホームより老人病院に入院
一九九八年　二月　　老人病院より我が家へ帰る
一九九八年　三月三日　我が家にて窒息死（享年八三歳）

九五年二月といえば、女房は教員、長女環が大学三年、二女真央が高校二年。毎日が戦争状態の九〇年とはうって変わり週二回の授業と数少ない添削が仕事、半失業・半専業主夫の身となり、女房のおかーさんの面倒をみるに最適な役どころ。加えて、その要因をつくった柳田問題、それに端を発した家庭騒動の罪滅ぼし？か。第三に、これが一番大きな理由だが、義母と相性がよかったことがある。(注)

（注）照代と結婚する前に、二度ほど実家を訪れたが、二度目のとき、ぼくは大失態をやらかした。義父と酒を酌み交わし上機嫌、暗闇の田舎道を一人駆け巡った。酔いが回った勢いで、ちょっと驚ろかしてやれと、こっそり外ドアから風呂に入り、息をひそめその瞬間を狙っていた。「キャー」の声で振り向き仰天、見知らぬうら若き女性と目が合った。不法侵入の痴漢行為！　釈明はほどほどに、翌朝、義母同伴で謝罪に伺ったのだが、そのとき、ぼくの母にはない突き抜けた気宇の大きさを感じた。

カウンセラーといい介護（介助）といい相性の良し悪しは決定的といえる要素になるが、身体の接触を必

要とされる介護（介助）となるとカウンセラー以上にそれが重要になる。相性が悪ければ楽しみにもっていくこともままならずギクシャク介護、挙句にストレスをためていく。三年間義母の面倒をみてきたぼくは何事も楽しみ、ストレスなどわれ関せずの能天気な面倒（介護？）を全うした。――七八歳になったこの今振り返って、それを可能にしたのは義母に具わった気宇の大きさであったことに気づかされる。

2

リューマチで不自由な手を使いながら着物を仕立てていたお母さんは、そのかたわら、何かと人の相談にのってあげては人生を楽しんできた。だが、七十歳を過ぎパーキンソン病を患い義父に先立たれた一人身とあっては生活に困難をきたし、こうして残された人生を我が家で歩むチャンスが巡ってきたのである。そうとはいえ、居候の感覚はつきまとう。また、依存症および引きこもり症にならない工夫が大切だ。依存症に関しては、入浴を除き不自由ながら自立的な行動を可能にする生活条件を整えればいいが、住み慣れた環境から見知らぬ世界への激変がもたらす引きこもり症が大きな問題だ。そのために日中の生活をデイサービスで過ごすこと、ぼくの手抜きにもなる。車で十分ほどのデイ二か所を組み合わせ、月曜から金曜、朝九時から夕方五時までデイで過ごすことにした。これで準備ＯＫと思ったら大間違い。

新生活の場であるデイでの生活を見届ける仕事を欠かせない。おかあさんの様子だけでなくデイの雰囲気をつかむため、主に昼食時を狙って週三回ほど無礼講よろしく観察に訪れる。ぼくにとっても息抜きの遊びになる。夕食の話題の中心は【おかあさん】、居候感覚の解消に欠かせない。「今日はどうだった」「なかなか、いい仲だったよ」「お母さんも恋をしたら、いい男みつかった」「わははー、わしゃー見ているのがいちばんだ」「恋の主役じゃなく脇役が似合っているもんな。オカーサンは」「ジョージさんもよく言ってくれるわな。アハハー」

わが家に来て一年四か月後、老健（老人保健施設）に三か月入所。女房の定年退職まで八年、特養老人ホーム入所を前提にしての試験入所といっていい。老人ホーム入所が姥捨て山になるのか、唯一の気がかりだった（こちらはその気でなくても、本人が感じてしまうことだ）。

老健は車で五分、時に一日に二度ほど見物に出向いたが、お母さんを部屋で見かけたことはないのだ。食事は四階の食堂だが、食事を終えると三階のだだ広いホールの椅子にデンと座って仲良しのバアサンと話している姿たるや悠々たる不良バアサンぶり、ほかのバアサンの笑いをそそるのだ。朝九時から夕方六時までだから凄い。ときたま見かけないときは、習字のレッスン、押し花つくりに精を出していたようだ。ホールの壁には、何十人もの作品が飾られ、ぼくが見ていると、バアサン連が集まり合評がはじまる。ぼくは、母だけでなく、バアサン、ジイサンとよく話した。といっても、カカア天下の世界もいいところ、「ほら、ヒルメシだよ」とみなを促し、車いすをエレベータに乗せるのはきまってバアサン連だ。下の娘が「男って、どうして、ああみじめなの」とつぶやいたものだ。

この様子であれば、特養老人ホーム入所が姥捨て山にならないな、その感触をつかんで、三か月間の試験入所を終えた。

3

ここからが本論、ぼくは介護（介護はおおげさ、介助が正しいだろう）ミスを立て続けに二つ行った。

第一の介助ミス：老健の居住空間はフラットなので、階段の昇り降りから三か月ほど遠ざかっていたことに気づかず、デイに通っていたときのイメージで階段を連れ添って登ったところ二階の玄関前でグズグズと倒れこんだ。

第二の介助ミス：おかあさんをおんぶしてベッドに静かに寝かせ一安心、二時間ほどして帰ってきた照代に「救急車を呼んだ方がいい」と言われハッとした。

北原脳神経外科病院に救急車で運ばれ入院。脳梗塞と診断され、軽度とはいえ半身に麻痺をきたした。(注)（注）玄関前で倒れたことが引き金になって脳梗塞になったのか、そのとき即座に（二時間のタイムラグ）救急車で運べば脳梗塞の症状を多少とも減少できたのか、いずれも確かなことは分からないだろう。しかし、老健でのおかあさんのはつらつとした生活に騙されず、生活環境の変化に注意を払い、階段を登るとき踊り場で一呼吸おいて休ませたならば、倒れることなく脳梗塞の発症にならなかったのではないか。その思いは今日に至るまでズーと続く。もっといえば、《最後のとどめ＝死の誘い》に悔いは残らないが、その出発点となった介助ミスは汚点として今なお心に刻まれる。

4

本論であるわが家に来て一年七か月後、すなわち脳梗塞の損傷を受けてからの介助に入る。北原病院でのリハビリで介護用平行棒を使って6mほど歩けるようになったところで、リハビリ設備の整った家の近くにある永生病院の老人病棟に転院した。

老人病棟の病室に入ったとき、一瞬わが目を疑った。ベッドは縦、横、斜めなど雑然と配列されている。しばらく様子をうかがううちに得心した。看護婦・ヘルパーをひっきりなしに呼ぶ患者、静かに点滴を受ける患者など患者の容態は様々、看護婦の戦場通路は合理的であらねばならない。見た目は雑然とした室内が、合理的かつ整然とした秩序、現場だからこそ発案した知恵だったのか。さらに驚く発見をした。老人病棟のベッドはほどよい低さに保たれているが、一つのテーブルに五つほどの椅子が円陣を組むように並んでいるため部屋のスペースを狭くしている。その謎を解くために次の日の昼時に出向くと、五人が食事と団らんに華咲かせている。なるほど、食事リハビリメニューだったのか。ここでも、現場ならではの工夫を感じた。

この病室に、リハビリをいまや遅しと待つばあさんがいる。数日すると、母のベッドはその横に移動していた。聞きじょうずな母にグチ話の聞き役をさせている、看護婦の手抜きと母のリハビリを兼ねた一石二鳥ということか。このおばあさん、ぼくが病室に入ると、もう放しはしない（女房にもそうだったようだ）。八王子の空襲から嫁の悪口、決まったように自分の置かれた境遇を切々と訴える。とたんに、だから病院から早く出てやるんだ、リハビリに励まなくっちゃと大張り切り。母はグチ話の代償としてリハビリに励むエネルギーをおすそ分けしてもらっていたことは確かなようだ。

永生病院のリハビリは、運動療法、作業療法、言語療法の三つある。言語障害にならなかった母は、歩行訓練を主とする運動療法、腕と指先の機能回復を目的にする作業療法を一日一時間ずつ午前と午後に行っていたが、メインである運動療法に目を向けたい。東京都の郊外八王子にある永生病院の運動療法施設は、ラクビーやサッカーや柔道などスポーツ選手が怪我の治療のために一日に数十人やってくる。老人病棟からの年寄は、孫同然の若者たちの活気あるリハビリ空間に訪れるのだから老人の身体も自然と活気づく。そもそも、障害を受けた老人にとって一時間のリハビリはとてつもなく長い。実際の歩行訓練はせいぜい一〇分程度、マッサージとおしゃべりとリハビリ見物あっての一時間。歩行機能回復にさほど意欲を持たない母のような老人でも、リハビリを休息している大学生の横に座って一休み、「お兄さん、その足どうしたんだかな」「サッカーで足を痛めて」、すると自分の方がさも豪い気になって「ホー、そうかいな。きをつけなかあかんわなー」なんて説教するのだから気分よく、「さてワシももう一走りするがな」とボチボチヨチヨチ歩みだす。そうかと思うと、マッサージをしている理学療法士に「カガミさん、ずいぶん歩けるようになったね」と声をかけられると、にっこり笑って「そうだにー、そのうち一周りできるようになるわなぁ」とことばを交わす。いつの間にか、理学療法士に代わって、ぼくが歩行の付き添い人になっている。流れが自然で、解放感を味わえるリハビリフロアへと心が弾むのだ。

かれこれ三カ月経った正月過ぎには、歩行リハビリ怠け者の母でも、途中でちょっと一休みを一度だけ入れ一周（四〇メートル）ほど歩けるようになった。これはいけると思ったが、進歩はここで止まった。それ機械浴だとか、看護婦やヘルパーが忙しく駆け回る老人病棟の廊下なので、トイレはポータブル、リハビリフロアへの移動は車イスになる。日常生活で要求される歩行距離は食卓までの四メートルほどだ。リハビリばあさんのような強い目的を持たない母は「ワシャ、これだけ歩けりゃ十分だに。な、ジョージさん」と誇らしげに笑い、腰を落ち着けてしまった。オカーサンの素敵な笑いに騙されたぼく。

5

東京外れの八王子は特養老人ホームの宝庫、暇をつくっては女房とホームを見学し、入所申請をした。五月はじめ車で二〇分ほどのところにある新設のホームの案内が来たので、そのホームに入所した。山林を切り開いた中腹に建てられたホヤホヤの老人ホームは、ゆったりつくられている。なかんずく、施設のメインである三方ガラス張りの食堂は、自然光が申し分なく、景色もゆったり見渡せる。そのうえ、つい散歩したくなる回り廊下が外周を走っている。入所の日、回り廊下に足を運んだオカーサンは「ワシャ、ここに腰をすえるよ。ありがとう、ジョージさん」と言った。母の最後の炎となるのだが、そのことに気づきようのないぼくだった。

母の意志で四人部屋に入ったが、一週間も経たずにベッドでの寝たきり生活を送るようになった。同室の年寄と話すこともなく、数メートル離れた洗面所やトイレに歩こうともしない。永生病院でのリハビリの成果が一週間足らずで失われたのだから生活習慣は恐ろしい。——いかに効率よく寝たきり老人にするか、二つの方法を重ねたシステムを理解したのは一カ月ほど経過してである。老健、永生病院の老人病棟の二つを体験してきた私には考えられない光景。それまでみてくれのいい近代施設にだまされていた。

なによりまず、排尿・排便である。介助なしに自力で歩ける老人を除くと排尿・排便はオムツである。時間を決めてオムツを取り換えるので、一人一人の老人への気配りをしないでいい。その結果、一カ月もしないうちに、排尿したのかしないのか、母は感覚麻痺をきたした。「オカーサン、オムツが濡れているじゃないか。ほら、取り換えるよ」「濡れちゃおらん」と頑固に言い張る。——二〇メートル程は歩けるまで回復していた母は、尿意をもよおしたとき、頑張ってトイレにいくか、おもらしするかの選択を迫られ、おもらしを選んだようだが、気持ちよかったんだろーな。こうなれば桃源郷だ。立つ、椅子に腰かける、畳に座る。仕事をしようがしまいが、一日の十六時間は腰から上を立位で生活する人間であるのに、三食の二時間ほどを除き寝かせたまま、人間の生命機能の低下を促進するのも当然。生ける屍へと転げ落ちていった。

次に、ホームの老人たちが気軽に利用できるように多目的ホールとして設計された食堂の利用である。入居者全員百人の老人が食事に集まる。車イスの母は自力での食事だが、三十人ほどは介助が必要だった。

無理にも口を開けスプーンで流し込む光景は圧巻としかいいようがなかった。続いて、食べ終わった老人から次々と部屋に運んでいく流れ作業、そこには多目的ホールの目的を反故にしても、立派な食堂を汚さずにキレイに保つ配慮がしのばれた。

この流れ作業に抗してぼくも工夫しなかったわけではない。母の車イスを動かしながら団らんの輪をつくり、ヘルパーを巻き込んでフーセンバレーに興じる試みを幾度か成功させたが、部外者の試みはその場限り事態を変えるものにはならなかった。

しかし、ホームの責任だけに押しつけられないことも確かだ。母の桃源郷は母一人の問題だが、多目的ホールの食堂は入居者全体にかかわる問題である。老人たちが居候の感覚ではなく、自分たちの生活空間の場として意識したら、ホームの冷たい規則を変えることができたに違いない。食堂に入る両脇にそれぞれ五つの椅子が置かれ、最も活発なバアサンのたまり場になっていた。そのバアサンたちに食堂を利用するよう幾度となく誘ったが、不満を垂らしながら一歩を踏み出せない。

一つに、特養ホームにつきまとう暗さ、邪魔者の収容所感覚があるようだ（ひとこと二言話しながら感触をつかんだ）。老人の大半は自らの意志で特養ホームに入所したのではなく、家族に送り込まれたも同然、送り込んだ子供の側は、後ろめたさを抱いての選択肢といえる。見舞いに訪れる家族（親族）にも大きな要因がある。訪れる親族のほとんどは、自分の親の生活空間を見届けることなく、一階の立派なホールでひとときの団らんを過ごして帰っていく。その淡白さは血縁という関係の中でしか父や母を見ず、学校教育にはじまり自治意識がほとんど育っていない日本人の閉鎖性と無関係ではないだろう。

6

入所から五カ月ほどした十月に母の体調は一挙に悪化した。話すことも呟くこともなく、笑うことも忘れた寝たきり生活。食べ物を飲み込もうとすると激しくせき込み、喉を通らなくなった。固形食から流動食に変えてもである。意識ははっきりし、食べる意欲を失ったわけではない。「ゆっくり、静かに、落ち着いて」と言うと、胸から喉を叩いて少しずつ飲み込んでゆく。そのときは、飲み込みの機能がなぜかくも衰えてしまうのか理解できなかった。看護婦に質問しても、満足のいく回答を得られなかった。

義母の介助に手をこまねく状態が続く二カ月余りして、老人病院に入院した報を受け駆けつけた。

義母の意識が薄れゆくようになったのは入院から半月ほどした翌年の一月に入ってだが、車で片道三〇分の病院に足繁く見舞い?に通った私の心はその度に重くなっていった。《もしかしたら、意識が少しでも回復しているかもしれぬ、いくばくかの期待を抱いて病室に入り枕元へ。その期待がむなしく消えていく毎回の訪問》——死にゆく姿をひたすら確認するために訪れているのか。義母との沈黙の対面に五分と耐えられず退室する私は、他の病室を覗き見して気を紛らわす体たらくであった。土日に限られて面会する女房も似た様子であったようだ。

意を決し主治医と面談（二回目の面談）し「点滴と頚管栄養を続けることによって意識が回復することはあるのですか」と質問した。「分からないですね。意識が回復する妙薬があるわけではないし」の答に続けて「義理の関係のあなたではなく、実の子である奥さんと話したい」と返答され、女房が主治医と面談した。要旨は「頚管で栄養摂取する方法は呼吸の気道を圧迫するため限界に近づいている。気道を確保するためには、頚管を通さないで栄養摂取する胃瘻という方法があるので、それに切り替えたい」、続いて伝家の宝刀「胃瘻による栄養摂取をしない場合は、入院の医療点数に満たないので退院してもらわざるをえない」が返ってきた。——即座に二人で相談し、胃瘻手術を拒否、頚管を外した状態(栄養を与えない)で自宅に引き取って死なせることを決断、主治医にその旨を伝えた。

7

自分らの手で母の死をと決断した私たち二人。意識がないまま自発呼吸している母なので、栄養補給しなければ苦しむことなく衰弱死する。老衰ともいえる自然死である。こうして、義母の死を迎える準備(訪問主治医の決定および訪問看護婦の依頼、部屋の整理および必要な道具の備え)を整え、老人病院から自宅に引き取った。

訪れた看護婦は義母の顔を横に向け「お湿りを与えるだけでいいんですよ」と見本を示しながらレクチャーし、それに従って義母の口にお湿りを与えた。「そうそう、口は乾燥しやすいので、できたら二時間おきぐらいに、今の感じでお湿りを与えてください」と指示した。

二〜三日間は忠実に守っていたが、好奇心が徐々にもたげ、お湿りを通り越して口の中に白湯を流し込み始める。最初のうちは口からたらたら流れ出るだけだったが、そのうちに喉がゴクンと反応を示すようになった。生体反応ではないのか。こうなると好奇心はさらなる好奇心を呼ぶ。時に女房も一緒になって、ぼくはおかあさんをおもちゃのように扱い始めた。手始めにおも湯を、続けてじゃがいもとかぼちゃを裏ごししたスープを(かぼちゃはおかあさんの大好物)。すると、おかあさんはニコッと笑ったではないか。二人は、わずかであってもおかあさんは甦るのではないかとの錯覚に襲われ始めた。死の三日前からは、一日に三〇mℓほど与えたと記憶する。看護婦に日々の変化を伝えたが、看護婦は「あまり無理なさらないで」と語るだけであった。

義母の死んだ日、おかあさんの満足そうな顔を見て、ぼくは一睡しようと午前三時過ぎ床についた。午前七時前、女房の「おかあちゃん、死んでるよ」の声で飛び起き、見てみるとかなりの量の白や黄色の汁が口から流れ出ていた。――ぼくが悔やんだのは、不覚にも寝てしまったため、おかあさんが口から吐き出しながら息絶える瞬間をしかと見定めることができなかったことだ。感傷的な気分はまったくなかった。看護婦が駆けつけたのは八時頃、続いて医師（主治医）がやってきた。口から流れ出た流動物を指して「胃から吐き出したのですか」と質問するぼくに、医師は「おそらく、肺からでしょう」とだけ答えた。

8

おかあさんをオモチャのように扱ったことは別にして、義母の窒息死の体験を通して医療ミス（医療ミスも介護ミスも似たようなものだ）は医師だけの専売特許ではないことをどうしても語っておきたい。

人間の身体機能に関する無知の悲しさか、食道の機能がマヒしたがゆえ（食道の筋肉が弛緩していたのだろう）栄養摂取のために頚管を用いざるをえないとの認識がぼくの中にはまるでなかった。それゆえ、喉がゴクンと反応を示したとき、十日ほど前までは頚菅を通して栄養を摂取していたので流動性の栄養分であれば飲み込んで胃は吸収できると考えたのである。それが念頭にあって「胃から吐き出したのですか」と質問したのだが、「おそらく、肺からでしょう」との返答が返ってくるとはよもや思わなかった。

義母は自発呼吸していたので、喉そして気管支および肺の機能はそれなりに働いていたとみなしていい。様子を見ながら一〇mℓ程度の量を二、三時間かけてほんの少しずつ口に入れていく。飲み込まなければば口から流れ出るだけだが、喉を通っていく。今にして思えば、ほんの少しの量なので、呼吸に伴って空気と一緒にちびりちびり肺に進入していったのだろう。知り合いの介護士に聞いたところ、誤嚥で死ぬ老人はかなり多く、老人介護では誤嚥に最も気をつけるそうである。その意味では、無知なぼくは、おかあさんにいっぱい食わされたのかもしれないな。

看護婦は誤嚥によって胃にではなく肺に入る危険性（それによって肺炎を起す危険性も含めて）を知っていたに違いない。そこで看護婦の「あまり無理なさらないで」の言葉を考える。マニヤックに熱中したぼくの言葉を聞き、もはや生きる屍に過ぎない死にゆく老人にトンチンカンな介護をする親族に水を差すこともない、介護する親族の意を汲んだ言葉だと、この今気づかされる。

三　安楽死――オランダとカナダに視線を向けて

第一部において刑法学者宮野彬『安楽死の判例研究』を取り上げたが、その発表は一九七三年、それから二四年後に『オランダの安楽死政策――カナダとの比較』（成文堂・一九九七年）を発表する。二つの著作に挟まれた時間の流れは安楽死問題の推移をリアルに映し出しており、日本はさておき、安楽死先進国と定評あるオランダ、それと毛色の異なるカナダに焦点を合わせることから始めたい。

(一)　安楽死先進文化国オランダ式安楽死の実況放送

オランダ式安楽死とはいかなるものか。さっそく、シャボットあかね(注)『安楽死を選ぶ』（日本評論社・二〇一四年）より、オランダ式安楽死の実況放送を紹介したい。

（注）ジャネット・あかね・シャボット　一九四七年東京生まれ。父アメリカ人、母日本人。国籍、アメリカとオランダ。一九七四年からオランダ在住のジャーナリスト。

1章　アカネ叔母さんが獲得した安楽死

活気あふれた叔母さん（略）

独立した生活ができない（略）

安楽死に向けて動き出す

死の二年前、アカネ叔母さんは三人の娘たちに電話をかけた。そしてそれぞれに、同じ指令を出した。

「私はもうこんな生活をしながら生きたくない。死ぬことにしたから、あなたたちも協力しなさい。」

「マラリア薬を集めるのですよ。タイとかアフリカに旅行に行くといえば、医者が処方してくれるでしょ。私も薬を集めだしたけど、なかなか数がそろわないから、あなたたちも手伝いなさい」

（中略）

母親が集めたという薬を見せてもらうと、ほぼ盲目になっていたせいで、どれが睡眠薬だかマラリヤ薬だかわからないまま、引き出しに幾種も入れっぱなしになっていた。

やがて三女が、「私はやらない」と告げた。長女と次女もそれに続いた。

叔母さんは、四階に相当する屋根裏から屋根に上がって、樋の落ち葉の後始末をするようになった。転落して死ねばそれでよいと思ってのことだろうけど、結局落ちはしなかった。

（中略）

叔母さんは、やはり医師の力を借りなくては死ねない、という結論に達した。そして家庭医に相談することにし、きちんと話を聞きとるために、ヴィレミンを同伴させた。

（中略）

家庭医は、安楽死を実施する要件は満たされていると判断するけど、セカンド・オピニオンが必要なので、スケン医師にきてもらうと告げアカね叔母さんに伝えた。

（後略）

死を迎える
ヴィレミンはなぜか知らなかったが、土曜日に安楽死を実施してもらうことを決めていた。もっともオランダでは、安楽死の大半が金曜日か土曜日に行われる。週末なら医師はほかの患者を診察する必要がなく、精神的に回復する時間もできるからなのだろう。

決めたことはさっさとやりたがるアカネ叔母さんだったけれど、娘たちは「孫の卒業試験」「楽しみにしていた休暇」などさまざまな理由を挙げて、実施を延ばそうとした。けれど、それにも限界がある。最終的には、葬式を司ってもらいたいドイツ人牧師の都合で、三月二七日に決まった。

（中略）

特別なことをしたわけではない。おしゃべり、おいしい食事、それだけなのに、しょっちゅう笑い転げた。あまりもの楽しさに、母は安楽死をとりやめてしまうのではないかと、ヴィレミンは密かに思ったほどだった。

（中略）

一〇時頃帰宅すると、初めて母娘たちは、どのように時間をつぶせばよいのかわからず、曖昧な時を過ごした。

一〇時半かっきりにドアベルが鳴り、家庭医がきた。

一階の夫の書斎で死ぬことにしていたアカネ叔母さんは、その部屋にベッドを設置させてあった。日常服を身につけた叔母さんは、ベッドの脇に座った。そして、家庭医が手わたした致死薬入りのプディングドリンクを一気に飲んだ。

数分で、叔母さんはまどろっこしい口調になった。

ヴィレミンが、「ママ、横になったら」と声をかけた。「まだまだ、私はそこまでいっていませんよ」と反論したその言葉は、最後の数日間と異なり、気の強い昔ながらの母親らしいものだったけど、口調はグニャグニャで、すぐにストンと、身体がベッドに落ちた。

（後略）

なお、シャボットあかねによれば「オランダでは、タイム・イズ・ノーマネーが合言葉」だそうだ。

ぼくの感想

生きることに死を同化（生きることの延長としての死）して受け止める底抜けに明るいアカネ叔母さんと娘三人が織りなす安楽死饗宴物語。――死を不幸と見る抹香臭い戦後日本文化の環境（戦前のことは知らぬ）からは生まれようもないエンターテインメントに驚かされる。日本とアメリカとオランダと渡り歩きオランダ国籍を取得した国際人の豊かさと気安さ、二〇一四年といえばそろそろ七十歳に手が届くところまで年輪を重ねている、それあって可能な《表現》だとしても。

(二) オランダとカナダの安楽死裁判例

それではオランダとカナダの安楽死裁判例に移る。

a オランダとカナダの安楽死裁判例

1 オランダの安楽死裁判例

(1) ポストマ医師安楽死裁判事件（一九七一年）

オランダの安楽死合法化運動の発端となった事件。

ヘルトルイダ・ポストマ女医が脳溢血のため半身マヒ状態であった七八歳の母親に請われ、二〇〇ミリグラムのモルヒネを注射して安楽死させた。

母の求めに、ポストマ医師は「犯罪だから」と断ったが、絶望から何度もベッドから落ちて自殺を試み、病室に運ばれた食事を床に投げ落して看護を拒み、死を求める母の姿にいたたまれなくなり決行。母親が入居していた看護ホームがそれを見て「母親でも殺人は許されない」として告発、女医は嘱託殺人で起訴。

裁判は意外な展開をたどった。女医に日頃世話になっていた村人たちがレーウワールデン地裁の前で女医の無罪を訴える救護運動を行い、二〇〇〇もの署名を集めた村人の姿が新聞やテレビで大きく報じられ、女医と同様に患者に請われて安楽死を行ったと告白する医師や安楽死容認を訴える法律家も出現「安楽死の是非」を問う国民論議に発展した。

二年を要した裁判の結果、一九七三年、本地裁判決は患者の死期を早めても患者の苦痛をとるための鎮痛剤投与は容認されるという立場を示し、その要件として①患者は不治の病にある、②耐えがたい苦痛がある、③患者は死にたいと希望している、④実施するのは医師で、他の医師と相談したの四つを示した。

判決は一年間の執行猶予付き禁固一週間という形式刑、秘密裏に行われていた安楽死に「違法だが理解可能」というお墨付きを与えたのである。

この裁判の反響は一過性に終わらず、医師や弁護士も加わり、安楽死合法化を求める市民運動に発展していった。

(2) ロッテルダムの自殺幇助事件（一九八一年）

ロッテルダム刑事裁判所で自殺幇助の裁判が行われた際に、自発的安楽死を実施した医師を不起訴にする基準としての九要件を作成した。その後「リーウワーデン・ロッテルダム基準」と呼ばれることもあるようになった。なお、事件の内容不明。

(3) フローニンヘン事件(一九八二年)

多発性硬化症を患っていた七三歳の女性は友人である医師に安楽死を何度も要請していた。医師はこれに応じ一九八二年八月四日彼女にセコナール溶液を渡し彼女は効き目を強めるためにこれをポートワインとともに飲んだ。医師は彼女が意識を失っていたがまだ生きていたので致死量のモルヒネを注射した。医師はこのことを検察官に通知した。

一審のフローニンゲン地方裁判所は刑の宣告をしない有罪判決を下したが、レーワルデン控訴裁判所は一審判決を破棄し被告人である医師に二ヶ月の拘禁刑の宣告をした。被告人とその弁護人は上告し一九八六年オランダ最高裁判所で原判決を破棄し控訴裁判所に本件を差し戻した。

だがアルンヘム控訴裁判所は差戻審でも第一次控訴審と同じく執行猶予付きの有罪判決を下し、オランダ最高裁判所に再び上告された。しかしそこでも死亡した女性が末期でなく正しい選択がなされたとは言いがたく被告人が心理的不可抗力(傍線小野田・注記参照)によってそれをするのを避けられない状況ではなかったとして被告人らの上告を棄却した。

(4) アルクマール事件(一九八四年)

患者は九五歳の女性。一九八〇年に安楽死を求めるリビング・ウィルにサイン。病状が悪化し八二年に意識を失い、その後意識を取り戻すが、こんな状態を繰り返しながら生きていたくないと訴え、かかりつけ医のスホーンハイム医師に安楽死を求めた。医師は自分の助手の医師と患者の息子に相談、二人とも安楽死違法性は阻却される死に同意した。スホーンハイム医師は患者に最後の説明をし話し合った。患者は話すことが出来るまで回復し、どうしても死にたいと訴える患者は耐えがたい苦痛にさらされながら生きているとスホーンハイム医師は判断し、安楽死を実行。自ら警察に届け出た。

八三年、第一審のアルクマール地裁は医師に無罪判決を下した。無罪判決の根拠はオランダ刑法四〇条が定める不可抗力（傍線小野田・注記参照）によって罪を犯したものは処罰されないという条項によって、生命を救う義務と患者を苦痛から救う義務の狭間にたたされ、不可抗力による選択を迫られたため、と論理付けられたのである。

アルクマール事件の最高裁判決が出る前に王立オランダ医師会は、安楽死が容認されるとする五つの要件を示した。

1　要請者の自由意志に基づく自発的要請であること
2　熟慮された要請であること
3　持続性を持つ要請であること
4　受容できない苦痛を伴うこと
5　医師が同僚と相談した結果であること

(5)
ハーグ下級裁判所事件（一九八五年）

多発性硬化症により、肉体的並びに精神的苦痛にさいなまれている三四歳の終末期ではない女性患者の真摯な要請に基づき、一九八五年自発的安楽死の率先的実施者であるアドミラール医師が、安楽死を実施し起訴された。ハーグ下級裁判所で緊急避難が認められ不起訴になった安楽死事件。安楽死を患者自身の要請に基づいて実施してもらえる患者は、必ずしも終末期の患者でなくともよいことが認められた最初の判決である。

(6) アメロ地裁事件(一九八九年)

一五年間昏睡状態を続けていた患者、イネケ・シュティニッセンの夫からの安楽死を求める訴えに対し、アメロ地方裁判所は、医師の手により「栄養補給を中止して安楽死させることを認める」判決を言い渡した。人為的な栄養補給は、医師に倫理的に義務付けられている生命維持ではなく、裁量権をもつ医療行為と判断した結論であった。

(7) シャボット医師事件(一九九一年)

五〇歳だった女性は長男を自殺、次男を病気で失い夫とも離婚し、精神病的特長を伴わないうつ状態にあり、自殺を希望していた。オランダ任意的安楽死協会は彼女にシャボット医師を紹介した。シャボット医師は彼女と様々な話し合いを続け、複数の専門家に相談した結果、彼女に薬を渡し、彼女はそれによって一九九一年九月二八日に、友人、ホームドクター、シャボット医師の立会いの下死亡した。シャボット医師はこのことを地方自治体の検察官に報告した。

一審のアッセン地方裁判所と控訴審のレーワルデン控訴裁判所はともに被告人であるシャボット医師を無罪とした。検察官が上告して争われた結果、一九九四年六月二一日、身体的苦痛や患者が死期にある場合以外でも緊急避難は認められるとしたうえで、このような場合被告人とは独立した医師が患者を自らも診察したうえで苦痛の著しさやその救い難さ、または患者を救う他の方法について判断しなければならないが、本件にはそれがないとし、原判決を破棄、刑の宣告のない有罪判決を下した。

(注記) 小野田の感想――「オランダ刑法四〇条が定める不可抗力」の文言に触れたとき電撃が走った。

第一。九七ページにて「人為的に人命を絶つ安楽死の是認は、法理論の見地からすれば、【犯罪ノ不成立】の条項のみならず刑法の範疇からは導くことができず、人権の範疇（民法にあたるのか？）において根拠づけられるべき」と述べた私だが、その判断を覆し、刑法の範疇で安楽死是認の論拠を提示する【オランダ刑法四〇条】だとは！

第二。その論拠に《不可抗力》を用いるとは！　不可抗力の言葉（概念）から真っ先に浮かぶのは、乱気流など予期せぬ自然現象の急変に遭遇し避けようもなく墜落した飛行機事故などだろう。次に、自然現象から社会現象に目を移せば、株価の急暴落によって債務返済不可能な事態に陥ったことを挙げられようか。このような事象（現象）に用いてきた《不可抗力の概念》を安楽死容認の論拠とする発想の大飛躍！

第三。かかる発想の大飛躍を可能にしたのが、「生命を救う義務と、患者を苦痛から救う義務の狭間にたたされ」にある。すなわち、医療（医師の仕事）に課された二重の義務（「生命を救う」と「苦痛から救う」）の両立が不可能に立ち至ったとき、「生命を救う義務の不履行→法律違反」をもって「苦痛から救う義務の実行→法律順守」を選択することは《不可抗力ゆえに違法性は阻却》との論理（理屈）をもって安楽死容認を導く。

第四。かかる論理をもって安楽死容認を導いたのは第一審のアルクマール地裁の裁判官である。だが、その論拠の基をなす【オランダ刑法四〇条・不可抗力条項】は、オランダ刑法の制定あるいは改定の権限をもつ国会（政府を含む）による。それはいつのことか。——レーウワールデン地裁が一九七三年に裁いたポストマ医師安楽死裁判事件には【オランダ刑法四〇条・不可抗力条項】の存在は影だにないので、七三年より後八四年の前と判断できようか。

第五。そこで【オランダ刑法四〇条・不可抗力条項】から問題にする。安楽死を日本の刑法との関係で問題にしたとき、【緊急避難条項】は視野に入った私だが、【不可抗力条項】を見落としたのではないかと思い『小六法』「総合事項索引」を調べると、【不可抗力】には「運送営業と——　商576、永小作権と——　民274、275、債券不履行と——民419、賃借権と——民609、610」とあり、民法と商法を合わせ四種類のみ、刑法にはない。四つの【不可抗力】を調べると次のごとし（不可抗力部分に傍線を引いた）。

第二編　物件　第五章　永小作権
第二七四条【永小作料の減免】永小作人ハ不可抗力ニ因リ収益ニ付キ損失ヲ受ケタルトキト雖モ小作料ノ免除又ハ減額ヲ請求スルコトヲ得ス
第二七五条【永小作料の放棄】永小作人カ不可抗力ニ因リ引続キ三年以上全ク収益ヲ得ス又ハ五年以上小作料ヨリ少キ収益ヲ得タルトキハ其権利ヲ放棄スルコトヲ得
第三編　債権
第一章　第二節　債権の効力
第四一九条【金銭債務の特則】
②前項ノ損害賠償ニ付イテハ債権者ハ損害ノ証明ヲ為スコトヲ要セス又債務者ハ不可抗力ヲ以テ抗弁ヲ為スコトヲ得ス
第一章　契約
第七節　賃貸借
第六〇九条【不可抗力による減収】略
第六一〇条【同前】略
このように民法における【不可抗力】は財産の所有権（所有権の保護）に係わるもので、人間や人命は対象にならない。
以上から、オランダ刑法と日本刑法の違いが浮かんでくる。何よりも【不可抗力条項】をもって安楽死是認の法的根拠を切り拓くことの可能なオランダ刑法、不可能な日本刑法。
第六。次に「生命を救う義務と、患者を苦痛から救う義務の狭間」（簡略に「二つの義務」と表記する）に移るが、物心がついてから七八歳半ばに達する今日まで、【権利を語らず、二つの義務を対比する思考（思想）】に出合ったのは判決趣旨が初めて。日本に限らず欧米を含めわたしが出会ってきたのは【権利と義務】こそを対比する思想、おそらく一七八九年のフランス革命以来の欧米近代文化思想が意識的にも無意識のうちにも培ったものではないのか。二十世紀フランスから生まれた稀有の女性思想家（殉教の実践思想家）シモーヌ・ヴェイユをもってしても「義務は権利に優先する」と唱えはすれ、【権利を禁句にし、義務だけを背負った思考（思想）】を語りはしなかった。――なお、ここでの論述は、あくまで私が手にした資料【レーウワールデン地裁の判決要旨】に基づくもので、この要旨には語られていない判決の核心を想定すれば【医師に「二つの義務」を課し、それによって安楽死の権利を医師の独占権とし、医師以外の安楽死を禁ずる厳格な法秩序の提言】である。

2　カナダの安楽死裁判例

(1)　ケベック州の事件（一九九二年・事件不明）
(2)　スーザン・ロドリゲス事件（一九九二年・事件不明）
(3)　ロバート・ラティマー事件（一九九三年）

カナダ・ウィルキーで小麦農場を営んでいたロバート・ウィリアム・ラティマーの長女トレイシーは出生時、酸素供給が妨害された事で脳性麻痺を引き起こし、発作を含む心身障害を負った。筋肉が自発的な制御をほとんどせず、話す事も歩く事も出来なかった。もちろんトイレに行くことも出来ず、常におしめを着用しなければならず常に介護が必要な状態であった。また、恒常的な痛みが日常的に襲いかかっていた。

九三年一〇月、トレイシーが脱臼する腰の恒常的な痛みを無くす事を希望し、同年一一月一九日に手術する事となる。しかし、その手術は成功したとしても回復するには一年はかかるとみられ、他の痛みを軽減させるには更なる手術が何度も必要であった。

九三年一〇月二四日、妻ローラがトレイシーの弟と妹三人を連れ、教会のミサに向かった。この時、ラティマーの農場はラティマーとトレイシーの二人しかいなかった。ラティマーはトレイシーを家から連れ出すと、農場にある小型のトラックの運転席にトレイシーを座らせ、車内を密封しエンジンを掛け、ホースで排気ガスをトレイシーの座る運転席に送り込み、一酸化炭素中毒により死亡させた。ラティマーは警察に連絡し、駆け付けた警察に逮捕される。逮捕されたラティマーは、一二日前からトレイシー殺害を決めていた事を述べた。

九四年一一月一七日、サスカチュワン州裁判所は、ラティマーを第二級謀殺で有罪とし、最低一〇年は仮釈放のない終身刑を言い渡した。当初、ラティマーは第一級謀殺で告発されたのだが、陪審員達が第二級謀殺で審議を進めたため、裁判官に自由裁量の余地がなく、第二級謀殺による判決にするしかなく、執行猶予を付ける事が出来なかった。

この判決にカナダ全土で重すぎるという抗議運動が起こった。オンタリオ州とクエベック州の住民二〇〇〇人、カナダ西部の住民四〇〇〇人から減刑嘆願書が届けられた。それとは逆にラティマーの判決を覆した場合、障害者を持つ親がラティマーと同じような事をするという反対意見も聞かれたが、ラティマーの刑罰に対して抗議運動が起きた背景には過去の事例があった。一九九二年、看護師スコット・マタヤは、病気で苦しんでいた七八歳の患者を薬物を投与して死亡させた。翌年の九三年、医師アルベルト・デ・ラ・ロッチャは、頬部と口腔、肺の各種癌で苦しんでいる七〇歳の患者をみかね、薬物を投与して死亡させた。二人共に毒薬を患者に投与して死亡させたとして有罪判決を受けているが、殺人よりも軽い刑に処せられ懲役刑が課される事はなかった。

また、ラティマーはトレイシーを一二年間にわたって愛情をかけて育て、愛情故に苦しみからトレイシーを解放させたのに対し、マタヤとロッチャは患者に対して愛情があるわけではなかった。しかも、患者の方は死が迫っていたにもかかわらず死亡させたのに対し、トレイシーは死期が迫っていたわけではなかった。

これら諸々の事情を考慮し、いくらこの二人が医療従事者だからとしても、ラティマーの刑は余りにも重過ぎるというものであった。

オランダ七件とカナダ（省略したマタヤとロッチャ事件を加えた）五件から内容不明の二件を除く一〇件のうち九件が医師、一九七三年発表の『安楽死の判例研究』では二九件のうち医師の事件は一件のみ、宮野の二つの著作を挟んだ**二四年間に安楽死裁判事件は親族から医師へと激変**したことが手に取るように分かる。加えて、マス・メディアの発達あってだろうが、オランダのポストマ医師事件（一九七一年）、カナダのロバート・ラティマー事件（一九九三年）が投げかけた社会的反響の大きさは『安楽死の判例研究』にはみられず、これまた時代の推移を強く感じさせる。安楽死問題が、裁判所という密室での世界から社会に開かれたジャーナリスティックな言論世界へ門戸を開いたといえようか。それあって、一九七三年には『安楽死の**判例**研究』を課題にした宮野彬がその枠を破って、『オランダの安楽死**政策**―カナダとの比較』に向かったことも容易に推測できる。

㈢　安楽死先進文化国オランダの背景

『オランダの安楽死政策―カナダとの比較』の検討に入る前に、アカネ叔母さんの愉快な安楽死を可能にしたオランダ社会について『安楽死を選ぶ』より紹介しておきたい。

その1・オランダの基礎情報

人口　一七〇〇万人

面積　四万二〇〇〇平方キロメートル（九州とほぼ同じ）。

平均寿命　男性七九歳、女性八三歳。

高齢化率　一六％

高齢者の世帯構成　単身世帯と夫婦のみ世帯の合計が九割超（注）

（注）星野一正より、次の説明を加えておく。

オランダでは、成人すると、子供は親の家から出るのが普通であり、年とった親と同居して世話する習慣がないので、老人は自分の世話をすることが無理になると、「買い取りマンション」「ワンルームマンション」「レストハウス」「ナーシングホーム」や「自立在宅」などの色々の程度のケア付きの自宅に準じる住居が集まった一戸建てのビルに移る慣習がある。自分の「かかりつけの医師」が最後まで面倒をみてくれる。ビル内の色々のタイプの自宅に食事を運んでくれたり、掃除やベッドメイキングをしてくれたり、ビル内に看護婦や医師が駐在したり、理髪師や美容師が出張したり、種々のケアーが付いている。

［オランダの家庭医制度］

・日本と異なり、オランダでは、プライマリケア（日常的で身近な病気やけがを診る、何でも相談にのってくれる総合的な医療サービス）とセカンダリケア（専門的な診療や入院が必要な病気やけがを診る）とが制度上分かれている。

・オランダに在住する者は、必ず車で一五分圏内の家庭医に登録しなければならない（多くは家庭単位で登録、登録率九九％）、家庭医一人あたりの平均登録患者数は二三五〇人）。
・住民の約七五％が、年に最低一回は家庭医に行く。
・家庭医は、入院機能のない無床診療所に勤務し、外来、電話相談、訪問診療を行う。チームを組んで二四時間ケアを提供し、地域住民に密着し、患者、家族、地域全体をサポートする。
・家庭医は、プライマリケアの専門医であり、医療サービスにおける玄関口、案内役となる。患者は緊急の場合を除き、家庭医の紹介状がなければセカンダリケアを受診することはできない。
・家庭医は受けた相談の九六％を解決する。家庭医は、患者が受ける医療サービスに関するすべての情報を把握し、生涯にわたり医療記録を保管する。プライマリケアにおけるサービス提供者間の調整（家庭医、地域者看護師、介護士、薬剤師、栄養士、理学療養士など）、プライマリケアとセカンダリケアとの調整について最終的な責任を負う。

［医療保険制度］
・オランダの医療保険は、①長期ケアをカバーする保険、②治療可能な疾患に関する医療をカバーする健康保険、③補完的保険からなり、①と②が全住民を対象とする強制保険である。
・家庭医によるケアは、自己負担はなく、健康保険でカバーされる。保険料は年間一人あたり一二〇〇ユーロ。一年以内の入院、専門医の診療も同じ保険。

ぼくの感想

網の目が張り巡らされたプライマリケアによる《用意周到な命と死の管理》がオランダ式安楽死だったことを知り、《アカネ叔母さんが獲得した安楽死》に送った賛歌は大いに揺らぐ。

本来は自分の生命を自分で始末する自殺（自死）を目指したアカネ叔母さんだが、盲目同然のため自分一人ではそれは叶わず、頼みの娘三人にそっぽを向かれ、最終的に行き着いた先がプライマリケア。どぎつく言えば**《医師のみに与えられた**安楽死請負人プライマリケアへの依存による自死》、その実態を突きつけられ、うーん？と唸った。

二〇一六年の前半、シャボットあかねと同じ団塊の世代に属すたいへん親しかった友人（後輩）二人の訃報が届いた。一人は、新聞配達人の警察への通報で死亡が確認されたいわゆる孤独死。一人は、激痛を抱えつつ奥さんの心配をよそに医者嫌いを貫いてフラフラ旅を続けるも救急車で病院に運び込まれ激痛癒えずのまま奥さんに看取られての絶命。人間に訪れる死の有様は、その人間の思惑（覚悟）がどうあろうと、人それぞれ。――人間が人間であるがゆえ生じる多様な死に様をオランダは卒業してしまったのか。生の終わらせ方まで規則正しく管理されたオランダにも異端児はきっといるに違いない。法と制度の統括下に納められることなくダダゴネしてやれ、と。

㈣ マリリン・セギン正看護婦（カナダ）の機知に注視して

宮野彬『オランダの安楽死政策――カナダとの比較』の検討に移るが、十三のテーマの報告の中で際立って貴重なのが、終末医療の現場で直面する問題をリアルにとりあげたマリリン・セギン正看護婦の報告「六　安楽死とその要求者についての概観」、患者に寄り添っている看護婦ならではのもので、私が初めて知りえた貴重なものであった。それに比べ他の報告はおおむねタカビシャな説教話。それゆえ、「まえがき」を紹介したうえで、本題のセギン正看護婦の報告に移る。

まえがき

オランダにおいて、埋葬法の改正法案であった「法案二二五七二号」が「議会下院」で可決されたとき、わが国の有力新聞は、このニュースを、こぞって、大々的に報じ～しかし、法案二二五七二号が、安楽死法案と誤解されてしまい、オランダが安楽死を法律で認めたような印象を与えたところから、オランダの安楽死は、世界的な注目を集めることとなった。

（中略）

そこで、オランダの安楽死政策が世界のお手本となるか、という重大な問題が提起されることになる。この問題に率先して取り組んだのがカナダであった。オランダから弁護士と医師を招いて、一九九二年に、カナダのマントバ大学で国際的な安楽死会議を開催した。そのときのテーマは、「オランダの安楽死は、カナダのモデルになるか」というものであった。～本書は、もっぱら、その会議の模様を一〇〇％伝えることを目的とする。

なお、オランダとカナダにおける安楽死の事情を補強するものとして、星野一正京都大学名誉教授による文献とオランダ在住のジャーナリストのジャネット・あかね・シャポット女史の文献を最大限利用させていただいた。

マリリン・セギン正看護婦の報告の内容（注・アイウエオカキクの符号は小野田）

1　はじめに（略）

2　カナダ医師会の見解（略）

3　看護婦のジレンマ

（前略）

毎日毎日、看護婦は、診察室にくるか、または、欲求不満や精神的な外傷や「不人情にふるまう」という感じを表すために、書いたり、電話をしたりする。マリリン・セギン正看護婦は、つぎのような気持ちが述べられていたのを耳にする機会が、しばしばあった、という。㋐「われわれは、終わりのない苦しみや尊厳性の失われた状態のままの時間、ずっと、患者に付き添い、また、必ずやってくる終りのために、家族の人々と、助けることもできないで無為に見守っていたり、また、待ち受けたりしているものである。」

この点について、マリリン・セギン正看護婦は、つぎのようにも述べている。

㋑「特定の患者の苦しみは、安楽死という行為によって終わらせるべきである、という考えを、ヘルス・ケアの専門家がまったくもっていないと、本当に言えるかどうか、については、わたしは、個人的には疑問に思っている。病人の枕元で看病をしていた頃を思い返してみると、あやまちともいえる『ヒロイズム』から出た行動が、いくつかあって、そのことで自分自身がひどく思い上がった気持ちでいたことを打ち明ける次第である。『一般的に認められた』やり方である、という、ただ、それだけの理由のために、患者の願いや真意や信念などとは相反する方法でもって、かれらを無理やり生かしているのであって、今、このような患者が、わたしを悩ましているのである。『患者の最善の利益』という理念での服従のさせ方は、文明社会においては、長続きすることはできない」

（後略）

ぼくの感想

ここまで読み、『手記』の看護婦版！　を感じた。死の引導を自分の手で下した医師だからこその『手記』、かかる決断を許されていないがゆえのセギン正看護婦の報告。いや、医療行為について社会の前面に立って語ることの可能な医師に比べ、そのチャンスが訪れることのない看護婦からの堂々たる報告。

㋐㋑にて終末期患者（回復の見込みがないことを知りつつ医師のプライドにかけて無理矢理な医療措置を受ける患者）の苦しみを体感するのは医師にあらず患者に寄り添う看護婦、その心の鼓動が描かれる。『手記』の「やれやれかわいそうに」を看護婦の目から表現したものといえようか。二五頁にて「研修医が安楽死を決断するにあたって、～主治医に付き添ってきた看護婦こそが、主治医の一つ一つの微妙な言動や仕草をとおして、その鼓動を見抜く至近距離にいる。～」と述べたが『手記』すなわち研修医の表現を介して、ぼくが看護婦の心を透視したもので看護婦は研修医の背後に隠れ、看護婦自身の言葉ではない。――医師と看護婦との役割の違いが自ずともたらす患者に注ぐ目線の違いを改めて痛感する。

4　検視官の態度（略）

5　実例物語（親愛なる老友人）

㋐マークは、呼吸と心臓の働きが弱まり、死にかけている。まだ六九歳にもかかわらず、死にかけている状態は、ゆっくり進行し、それに苦しみが伴うようにみえた。かれは、毎日、まさに、多少の息苦しさを感じていた。毎時間、かれは、歩いて、便所に行ったり、また、スリッパを履くためにかがむわけであるが、呼吸は遮られ、めまいを経験する。ときには、軽い発作にも襲われる。㋑数秒か数分後に意識を回復したときには、混乱してしまって、なにが起きたのかわからなくなる。いくつかの不明な理由のために、かれは、次第に無気力になってゆき、以前よりは、少しばかりダメージが大きくなったことを知るだけである。かれの腎臓の働きは、今晩か明日には止まるかもしれない。そこで、だれか（主治医とか愛妻など）が、かれを励まして透析を続けさせることになる。㋒しかし、この点について、マークは、主治医と話し合い、その結果、「もうこれ以上は治療上の手当ては行わない」ということが決まった。言いかえれば、「自然の経過にまかせる」ということである。果たしてこれは、安楽死であろうか。いや、疑いなく、そうではない、とみられた。

ぼくの感想

㋐〜㋒は、彼女の報告を宮野が簡潔にアレンジしたものだろう。㋐にて死にゆくマークの身体状態（ゆっくり弱まる呼吸と心臓の働き）および行動（歩いて便所へ、かがんでスリッパを履く、など）、さらにマークの内部に生じる苦しさ（遮られる呼吸やめまい、発作）を洞察する。それに続く㋑において、その苦しさの内奥へ向かい、本題である㋒にて、延命治療の中止によるマークの死は安楽死なのか自然死なのかの問いを投げかける。――論述としてみれば取り立てて問題にすることもないが、とぎれとぎれの短い表現の微妙な言い回しを通してマークに注ぐ彼女の驚くべき注意深い息遣いに思わずひきつけられる。

それでは、「この実例にかかわり合った、マリリン・セギン正看護婦の、その後の説明は、つぎのようになる」を受けた核心へと入ろう。

㋓「わたしは、この前の週末にマークを再び訪れた。生命を終らすために、医師の処方した薬（恐らく、使いやすくするために、多めに処方した?）を十分に溜めたと、かれは、わたくしに打ち明けた。かれは、わたくしの返事を待った。特別の理由がいくつかあったならば、なぜ、このような選択を考えついたのか、について、わたくしは、かれに尋ねた。われわれは、この点に関して、長時間にわたって、話し合った。わたくしは判断を示さなかったし、アドバイスもしなかった。さらに、かれの決断したことを、誰にも明かさなかったのである。わたくしが、かれを見たのは、これが最後であった。かれは溜めこんだ致死量の薬を服用して、一週間以内に死亡した。死亡診断書には、『自然の原因による死』と書かれてあった。」

ぼくの感想

死を決意したマークと彼女との緊張ある対話の場面㊁、マークが投げかけた言葉、それに対する彼女の謎めいた言葉「特別の理由がいくつかあったならば、なぜ、このような選択を考えついたのか」、それに続く「わたくしは判断を示さなかったし、アドバイスもしなかった」をもって締めくくる。——いやがうえにもデビーの謎めいたほんの一言「もう終わりにして」をよみがえらせ、その瞬間、白血病で死んだ義弟との最後の場面（五二ページ）に置き換わる。

六九歳のマークは看護婦に二〇歳のデビーは研修医に死の覚悟を伝え、三二歳の義弟は睨みつける目で私に生き抜く意志を伝える。マークは致死量の薬を服用し一週間以内に死亡、デビーは研修医のモルヒネ注射で即座に安楽死、義弟の意志はもはや身体に通じることなく三日後に自爆する。——そして、マークの死亡診断書には安楽死ならず自然死と書かれ、デビーと義弟の死亡診断書を知ることがない。

そう、末期患者の死亡原因とは何か。いや、医師が直接手を下す注射、アカネ叔母さんのごとく自身で致死量の薬物を服用する自殺（その手助けをする家庭医の自殺幇助）との間に大きな違いがあるのか、そのことを問う彼女の目線に移りたい。

このケースを通じて、マリリン・セギン正看護婦は、つぎのように述べている。

「㋔現在の制度の下において、われわれ、すべてのものは、どのようなゲームを行うことになるのであろうか。もちろん、自殺は違法ではないとか、われわれは、現状を変えるようなことをするべきではないとか、の意見があるかもしれない。㋕必要なものを手に入れるための正しい道筋に従って働きかける方法を知るにあたり、患者が、もしも、極めて機知に富んでいるのであれば、それは、それでよい。㋖しかし、ALSとかルー・ゲーリック病などの呼び名で知られることになった筋委縮性側索硬化症の進んだ段階にあって、しかも、自ら動くことのできない人々は、どうなるのであろうか。このような患者は、致死量の薬を手に入れるについて、その原動力となる、十分なコントロールをもっている他の人々と、同じような慈悲深さを与えられないことになるのであろうか。㋗『自らの生命を終らせるのに役立つだけの十分な量の薬を、患者が用意すること』と『患者の生命を終らせるために、死をもたらすことのできる注射を行うこと』の間には、道徳的に違いがみられるであろうか。慈悲深い死を求めている患者にとってみれば、『死をもたらす注射』と『幇助された自殺』の間には、そのような違いはない、とわたくしは、申し上げたい。」

（後略）

ぼくの感想

ここでの論述は、マークとの会話の体験㋓を介し、《死をもたらす医師による注射＝安楽死》と《幇助された自殺＝医師の助けを借りた自死》について彼女の見解を述べたものだ。ありふれた意見を導入部とした㋔を飛ばし、㋕に注目すると「患者が、もしも、極めて機知に富んでいるのであれば」の言い回しに驚かされる。安楽死を倫理の杓子定規に当てはめて解釈する硬直した日本の安楽死論議からは《機知に富んだ患者のケース》といった表現（発想）に出合うことはまずありえない。アカネ叔母さんの機知ある発想を描写（表現）したのはオランダ流儀シャボットあかね。そこで日本の安楽死論議に毒されていない若者の作品から機知に富んだ表現をあげるならば、作品66・鳥海慶太（一四六ページ）「僕が『研修医の手記』に書かれている様な患者だったら、医者に殺してもらうね。だが、気の弱いヤツだったり、その後、殺人者という被害妄想にとりつかれる様なタイプの医者なら考え直す。〜」が真っ先に浮かぶ。

ここでセギン正看護婦に戻ると、機知ある患者の話から突然、㋖筋委縮性側索硬化症の進んだ段階の患者に話が飛ぶ。《機知ある患者》と《動けない患者》との対比、この驚くべき飛躍にぼくは戸惑った。鳥海をもち出したのはそれあってである。——終末期患者鳥海がひそかに薬物自殺を決意、機知を発揮し致死量の薬物を集めることに成功し、薬物死＝自死を決行する。それでは鳥海が筋委縮性側索硬化症に侵されていたら彼の機知はどう発揮されるだろうか。『手記』を主題にした鳥海の機知は、薬草を集めて自死することなど想定外。あくまで注射による安楽死ゆえ、いきおい医師の性格の品定めに向かって発揮される。機知といってもその中身は様ざま、《普遍的真理の衣装を纏った倫理》という言葉とは異なり置かれた条件に対応して発揮されるのが機知。

セギン看護婦の主題は、㋗《「慈悲深い死を求めている患者にとってみれば、『死をもたらす注射』と『幇助された自殺』の間には、道徳的な違いはない」にある。それを効果的に主張するにはどうしたらいいか。

豊かな機知の働きが脳から失われていなくても筋委縮性側索硬化症に侵された患者が『幇助された自殺』を実行することははたして可能か。つまり、誰にもわかる極端な例をもち出すのが効果的だ、と。――安楽死論議の先端を走る安楽死論者（誰より会議の出席者）の心（脳ミソ）に彼女の機知ある考察がどう届いたのだろうか。私が最後にこだわるのはそのことだ。

そこで彼女の報告が一九九二年であることに注視したい。オランダの安楽死裁判例を見ると、ポストマ医師安楽死裁判事件（一九七一年）からシャボット医師事件（一九九一年）とある。しかるに、カナダの安楽死裁判例はケベック州の事件（一九九二年・事件不明）をもって始まる。オランダは医師による安楽死裁判の先進国だが、カナダは日本並みの後進国。オランダを見つめながら、カナダに視線を定める彼女ではなかったか。――セギン看護婦が深く関係したマークに目を向ければ、何と三重四重の機知を発揮する。第一は医師には延命措置の中止のみを求め、第二は医師には秘密裡に薬物をため込み（果たして秘密であったかは永遠の謎）、第三に薬物死でありながらあたかも自然死であったかの装いを凝らす。そして第四だが、以上を演出したのはマークとセギン看護婦の六時間にわたる機知ある会話。二人が何をどこまで話したかを知るのはセギン看護婦のみ。薬物死であることが発覚すれば医師は刑事訴追を受けるカナダ。それゆえ、セギン看護婦による手の込んだ機知ある表現がまことに難解になることが、ようやく理解できた。看護婦を守る研修医の『手記』がまことにシンプルであるとき、主治医を守ることに配慮したセギン看護婦の屈折に屈折を重ねた機知ある報告！

6　苦しみ

人間の苦しみについての、マリリン・セギン正看護婦のコメント

「人間の苦しみのために、安楽死論争は、火に油を注ぐ結果となる。それで、この点について若干のコメントをしてみたい。わたくしが、これまでに出合った医師の中で、もっとも感性が鋭く、しかも、気配りの優れていた医師の一人が、マルセル・ホイスパート博士なのである。博士は、「苦痛とは、そうである、と患者が述べるものである」と説明していた。これは、的確で、わかりやすい真理といえる。

苦しみの種類は、非常に多い。そのために、わたくしは、どちらかというと、『苦痛』という言葉の代わりに、それ以上に、すべてのものを包み込んでしまう『苦しみ』という言葉のほうが好きである。苦しみのすべてについてカタログを作ることはできない。また、その見方において、完全な精神異常の危険をもたないで、そのようなリストの計画をたてることもできない。ここで、わたしは、自分自身の経験から、比較的一般的と思われるタイプの苦しみについて、二三、簡単に述べてみたい。」

苦しみについての実例

「最初の実例は、つぎのような内容のものである。ジョンは、呼吸機能の慢性的な減退のために、病院の無茶苦茶ともいえるような多忙な治療室で死にかけていた。われわれは、かれの胸にある固まりが原因での絶え間なく続くかれの苦悩を理解することができた。恐らく、かれに激しい苦痛を与えている不十分な呼吸やしばしば起る息を切らしてあえいでいるという挿話的な出来事からでさえも、そのときに空気がそこにある事実をまったく確信できないでいる。しかし、また、気管支の中をいっぱいにするのに、通常よりも多少長くかかるときに、肺の中でかれが感ずる燃えるような強烈なものを、あなたがたは思い浮かべることができるであろうか。さもなければ、かれ自身の生命を引き延ばすための、決して止まることの

ない装置の、休みなく続く音に、いら立っているのであろうか。それとも、かれの、のどの中で殖えていった分泌物を看護婦が吸い出さなければならないときに、吐き気を催すように感ずるのであろうか。なお、看護婦は急いで手当てをしなければならず、しかも、大急ぎで行う前に、いつも、かれの許しを求める「時間」がないところから、このような処置をしなければならないかどうかに関して、かれはなにも述べることができないでいる。あるいは、腎臓が流動物を排出することができるよりも早く、かれの身体の中で蓄積されたものがどんどん増えてゆくことによる重苦しさであろうか。はたまた、かれの酸素の程度や生理状態をみるために、ときどき、一日に何回も、血液のサンプルを作って悩ませることなのだろうか。

7　「最後の頼みの綱」としての安楽死

「最後の頼みの綱」としての安楽死に関するマリリン・セギン正看護婦の見解

（前略）

医師と看護婦の大多数の人々は、かれらも良くわかっているように、『苦しみの処理』については、非常につらい思いをしている。ソーシャル・ワーカーやあらゆる種類の専門家や心の指導者など、すべての人々は、苦しんでいる者の必要とするものをかなえるために、一生懸命、努力しているのである。

しかし、非常に多くの苦しみは、その正体が、はっきりしていない。その上、かなり、個人にかかわるものであるために、死を免れない状況を、われわれが、すべて解決することは、不可能といえる。たとえ、どんなに多くの意志や義務が、ケアの社会の中にあったとしても、すべての人々の、特有の苦しみを、われわれは、和らげることはできない。それは、また、永遠にできない、といっていい。

そうであるならば、われわれは、今以上に精を出して努力すべきであろうか。いや、そうではなくて、心ゆくまで十分に耳を傾けるべきであろうか。いや、そうではなく、それでも、なお、医師の手助けを受けながら死んでゆくことが、一つの適切な答となるような、道理にかなったケースがあると、いえる。確かな判断力をもった、能力のある人間は、自己決定権を有する、ということを、もしも、われわれが、確信するならば、そのときには、権利は、入念に規制された状況の下で、「幇助された死」という選択の方法を含めるようにしなければならない、とわたくしは、思っているのである。」

ぼくの感想

まさしく患者に寄り添った看護婦ならではの患者を看る目、医師にも親族にも不可能。彼女がこれを書かなければ、患者に向ける看護婦の注意力を識ることなど不可能、それに尽きる。

(五)　最後に——マリリン・セギン正看護婦の報告への疑問

反復を避け、彼女の主張のポイントに関して、まず二つを指摘したい。主題である《死をもたらす医師による注射＝安楽死》と《幇助された自殺＝医師の助けを借りた自死》に関してが一つ、もう一つはマリリン・セギン正看護婦の安楽死問題への目線の置き方に関して。

後者から問題にする。彼女が問題にした終末期患者はマークとジョンの二人、二人が終末期患者の中で特別な症状をきたしていたのかについて素人の私には読み取ることができないこともあるが、家族（親族）の姿が何一つ見えてこないことへ疑問がある。もちろん、《病院内で行われる終末医療そのもの》に焦点を当てれば親族は部外者になるのだろう、それほどシビアに研ぎ澄まされた世界を看護婦の目から書き記した稀有な内容であるがゆえに吸い寄せられた私ではある。加えて、医療関係の専門家を対象にした会議での報告ゆえ、患者の親族を無視したのかもしれない。仮にそうだとしても、安楽死をテーマにした報告に患者の身内を視野から外したことが腑に落ちないのだ。デリカシーと機知を備えたセギン正看護婦であってみれば尚更だ。

以上の問題を投げかけたうえで、主題である《死をもたらす医師による注射＝安楽死》と《幇助された自殺＝医師の助けを借りた自死》に移る。死を祈願する患者の立場にたてば、二つの違いは、《一挙に》か《ゆっくり》か、加えて《確実》に、所詮は死へと導かれる《物理的・化学的・生体的》なさじ加減、さじ加減が乱暴であれば《可能な限りの的確さ》の問題に過ぎないだろう。知恵あるはずの医療の専門家を称する大人たちが、子供じみた倫理を振りかざして真剣な眼差しをしながらあれやこれや議論する《脳ミソと金と時間の浪費》にセギン正看護婦が抵抗したことは明らかだが、結局は飲み込まれてしまったと思わざるを得ないのだ。

その最大の要因は、「家族（親族）の姿が何一つ見えてこない」と指摘したところにあるとぼくは直感する。安楽死に最も深刻に直面するのは本人に違いないが、次にだれか。医師か看護婦か身内か。心の中では誰しも身内と答えるに違いないが、それを裏切るように、病院の急速な普及と発展に伴って、安楽死の第二の主役はあたかも医師にあると答える習慣に私たちは慣らされていく。私はそこに現代社会が陥った《習慣性病》を感じる。

一九九二年になると安楽死の実行は医師の特権、その先端を走るオランダあってのセギン正看護婦の報告。時代の波はセギン正看護婦をもってしても、その心眼を狂わされてしまうものなのか。

ここで提起された主題をえぐるために、セギン正看護婦から離れ、オランダ式安楽死が直面した問題について、シャボットあかね『安楽死を選ぶ』、星野一正『本人の意思による死の選択オランダの場合(1)』の検討に移りたい。二人は安楽死問題に関して日本の言論界に登場したことで共通するが、片やジャーナリスト、片や医療の実体験の実績に踏まえた安楽死問題の大御所。対極といえるほどかけ離れた立場から問題を追及しているからだ。

そこに入る前に、新鮮な呼吸を導くために、これまで紹介してきた『研修医の手記』についての若者の作品とは視点が大幅に異なる六つの作品を続けて紹介する。

(六)　医師と安楽死、そして《法》を問う作品六つ

作品54・長坂哲也（95年・駿台八王子理系）

この手記から、医者の傲慢を少なからず感じた。

医者は安楽死という言葉を所有できるが、他の一般人はこの言葉を所有することができない。医者でない一般人が死を目前にした人間を楽にしてあげようと思い、その人間を殺したならば、その行為は明らかに殺人である。しかし、医者がひとたびその行為を発動したとき、初めて安楽死という言葉にスポットが当てられる。現代の社会において、安楽死という言葉は医者に与えられた特権なのである。

この特権を与えているのが仕事ないし職務という大義名分である。他の大義名分について考えてみると、案外面白い。一般の国民が総理大臣になったつもりで指示を出しても、だれも聞く人はいない。大義名分とは、だれに認められ、どのくらい多くの人がそれを認めるかによって決まる問題である。こうしてみると、医者は国に認められ、多くの人に認められている。そして、患者は医者を頼ってこそ病院を訪れ

る。これが当たり前なものと受け止めるとき、医者の中に傲慢が生まれてくるのではないだろうか。

評注

医者の傲慢と大義名分を関連づけて問題にする発想は面白い視座、意表をつかれた。そこでどうだろう。人間という存在が傲慢、そこまで視野を広げたらもっと面白かったのではないか。その結果、何が出てくるか分からないからこそ。作品21・渡辺大作（一五七ページ）は《人間の傲慢》に正面から挑戦した。作品1・中森崇行にしても、そのことへの直観あってのものだ。

牛丸の感想

傲慢、強い言葉だと思う。彼は研修医に対してだけでなく、医者全体の傲慢さを簡潔に訴えている。

作品80・植松（90年度・駿台お茶の水・医系）

世間では安楽死の問題がしばしば取りざたされる。医者を志す私にとって、避けて通れない重要な問題である。治療に耐えられない、明日をも知れない患者が、ほんのごく少量の薬剤で安らかに永遠の眠りを迎える。安楽死と呼ばれる所以だろうが、一概に安楽死という言葉を使ってよいものか疑問に思うのだ。患者を取り巻く人間模様は遥かに複雑であるに違いないからだ。

死を目前に苦しむ患者の姿を目のあたりにする。誰もが楽に死なせてあげたいと強く思うだろう。だが、それを実行した後、何よりも、死なせたことへの罪意識に心が痛むのではないか。安楽死問題を錯綜させる原因のひとつではないか。

死を目前に苦しむ患者の姿を目のあたりにしているときは、感情の全てといってよいほど、それを何とかしてあげたいということに向かっており、その後のことを考えない。だが、慌ただしい葬式が終われば、もがき苦しんでいる姿を見ない代わりに、二度と返らぬ身内の姿が浮かんでくる。もがき苦しむ姿に代わって、失われた命が次第に大きくなってくるのではないか。安楽死がそれをもたらしたのではないか。それは死なせたことへの罪悪感を育てていく。「苦しさから解放するためにあれでよかったんだ」という考えを貫くのは身内の人間には難しいのではないか。感情に揺れ、感情が大きなウェイトを占めるのは身内に他ならないから。

このような錯綜する問題をはらむことを考えた上で、私の考えは安楽死にゴーサインである。およそ医療は、患者にとっても、家族にとっても、医者にとっても、病気に苦しむ人を助けるという共通の前提で成立している。しかし、生活と感情の多くを共有する患者と身内との関係と、生活を共有するわけではない職業人としての医者と患者との関係は人間関係として同じレベルではありえない。また、治療の見通しは医者の手に握られている。医者はこの二つの違いについて十分な考慮を払う必要がある。

前者から考えたい。安楽死は、病院の一室で医者と身内が苦しむ患者を目前にして、三者の感情が強い共鳴を奏でる中で実行される。だが、遺体が身内に引き渡された後、病院の一室は何事もなかったように次の患者を待ち構えており、医者と身内はかけ離れた別の世界に別れていく。身内は、かけがえの無い一人の人間の死を考える時間の中にいる。そのとき医者は、次々とやってくる患者を慌ただしく診る仕事に追われている。身内にとって唯一かけがえのない人間の命であるが、医者にとっては、いかなる感情を抱こうとも、無数の患者の一人である。こうして医者と身内とは交わりのない世界に追いやられる。医者は病院の中での出来事までしか責任を負うことがないのだ。

後者に関しては、病気を治せるか、もはや手の打ちようがないのかの判断の実権を握っているのは医者だ。そうであれば、病気を治すことを第一の目的にした医者の仕事の中に、医学の手の及ばなくなった患者に対して苦しみを和らげる措置を行なう仕事が医者に委託されるのは当然ではないか。

安楽死を実行した後、さまざまな感情が沸き起こる身内に安楽死の責任の一端をも負わすべきではない。苦しみもがく患者の姿に耐えられぬ身内の姿を見たならば、安楽死を暗黙裡に望んでいることを医者は察知すべきだ。合意のサインを取り付けるのは愚の骨頂だ。それこそ、身内を罪意識へと誘う医者の無責任を示していまいか。それでなくても多くの感情に苦しむ身内に安楽死の責任の一端を負わせることなど、自らの意志で医者という職業についた人間のやるべきことではないはずだ。

病室での出来事までを責任を負うことの出来る医者は、遺骨とともに時間を過ごす身内の悲しみを思いやりつつ余分な負担をかけない配慮をこそ行なうべきではないのか。そうであれば、身内の精神状態によっては、安楽死の合意を表情から読み取った瞬間、静かに病室から退席してもらい、医師の全責任で安楽死を実行し、息を引き取った安らかな死に顔を身内（遺族）に引き合わすことがあってもいいのではないか。

現代は職業の責任が大きいのである。全てに通暁することは巨大化した近代社会では不可能だ。政治家には政治の責任を全うしてもらう。医者は医者の責任を全うする。政治家は医療の中では無知な庶民である。医者は、政治については無知な庶民である。飛行機を利用する乗客はパイロットに全てを委託している。医者は、安楽死の責任を患者の身内に預けてはいけないのである。

私は、医師を志すものとして、医師の責任において、安楽死にゴーサインするのである。

評註略
牛丸の感想
彼も安楽死賛成のひとりだが、研修医のやりかたに意を反するタイプ。

医師として、医師の責任において実行すると彼はいう。そこには身内の心情を考慮、察しとある。医師としておくゆかしく実行せねばならないこと、そういっているようにわたしは感じた。

身内の死を前にしていろいろな気持が錯綜するのは当たり前のこと、そこを医師が配慮するというのはいささかおこがましいのでは？

しかし、そのおこがましさこそが安楽死実行に必要なものなのかもしれない。

なのになぜかわたしには彼の文章にいやーな清潔感を感じられた。ふいに消毒液のにおいを嗅いでしまったような。

作品20・匿名氏（97年度・ジャナ専）

まず、私が患者の立場ならば、即効で息の根を止めてもらう。たえがたき苦しみを味わい続け、しかもそれを治す術がないなら、それが一番良い方法と言えよう。

では私が医者の立場なら、私はこの患者を殺せるか。答えはＮＯである。

やはり自分という人は違うので、少しの望みがあればそれにかけたい、とおこがましい言いわけをするつもりはない。

ただ罪を背負うのが、私はイヤなだけ。

罪悪感を背負いたくないのではない。

法によって殺人罪を着せられるのがイヤなだけだ。もし私がそのような場面に出くわしたのならば、「……に毒がある。もし、死にたかったら、そいつをあおって死ぬといいだろう。」と患者の耳もとでそうささやくであろう。

私の文を読んだ人は、なんて非道な人間なのかと思うかもしれない。

大いに結構である。私はかまわない。

どうせこれを読んでいる人間も、多かれ少なかれ、そんな非道さと自分勝手な心を持っているのだから。それが人間なのだから。

ついでに第三者の立場なら、私は害の及ばぬ場所で、ことがすむのを見守るだろう。

つくづく人間のクズだと思われるかもしれないが、まあそう思うのも権利の一つだろう。

さて、ここらで私がこの話を読んだ感想をそろそろ書かせていただこう。

これを読んで感じたこと。それはこの医者の、こざかしい態度である。

確かに患者が苦しんでいるのはよくわかる。だがどうもこの医者は、だらだらと患者の苦しみを書いて、そこを必死に訴えているように私には見える。

「患者がこんなに苦しんでいるのだから、こんなに苦しんでいるのだから、私は彼女を死なせてやったんだ！私は悪くない！悪くなんかないんだ……。」

とでも言っているかのように私には思える。

そんなとこが見苦しくてイヤだ。

だが、そんな風にこの文をつくらせてしまったのはだれか？

それは法である。安楽死が公認なら、この医者も、もっと要点をまとめて、ムダなく、さらにいつわりのない真実を、どうどうと書けたはずである。

もっともただ私がこんなひねくれた考えしかできないだけかもしれないが。ゆえ、ここに書かれたことを、私は他人に強制するつもりはない。

いかなる考え方を持つのも個人の権利だろうということを書いてこの文のしめくくりとさせていただく

ことにする。（なお、傍線は小野田）

評註ならずの注釈

ひねくれ者を装った?偽悪ぶり（傍線部分）あってこそ、**誰の心にも宿る人間の深層心理を露骨に表現**した作品だと思った。それゆえ、ジャナ専文芸創作科に発表するにあたって人物の特定を避け匿名氏として評註を加えた。その評註に牛丸から鋭い批判を受け、作品だけを発表した。

牛丸の感想

発表の必要性がわかりかねる。「言い訳」に対する先生の憤りが手記を考えるうえで必要なのだろうか？（傍線・小野田）

作品11・宮沢麗子（90年度・駿台お茶の水医系）

この手記の内容には、激しい驚きと衝撃を受けた。読み進むにつれ、心臓の動悸が高まっていくのが伝わってくる。読み終えた後、感情の動揺を抑え、書き始めるのに多くの時間を費やさなければならなかった。

ひとりの人間がひとりの人間の死期を人工的に訪れさす。しかも機械のような正確さで。ゾクゾクとするほどリアルに伝わってくる。安楽死の存在は聞いてはいたが、初めて目の当りに見た思いをしたのである。これから医師をめざそうとしている私には、それは恐ろしい光景であった。一人の研修医が、いや、熟練した医師だったとしても、刻一刻と死に近付いていく患者の様態を一目見て、その生命を断つ決断をするなんて。末期癌患者の全身を貫く痛みは想像を絶するものだと聞いている。その痛みに対するあえぎ声は、生きることへの絶叫ではないのか。デビーが『もう終わりにして』と一言いったのは、彼女の痛みを終わりにして欲しいとの訴えではなかったか。命を断って欲しかったのではない筈である。

しかし、すでに病状が回復しないと分かっていながら生命を引き延ばすだけを考えるのは残酷なことだ。医師の任務は、患者を病から救うことである。ここには、できる限りの病気の予防、病気の治療も含まれている。だが、悲しいことに、それらの努力の甲斐もなく、ただ生命を引き延ばしているだけならば――その患者に対して唯一可能な病を〝救う〟手段は、安楽死という形でしか、今はまだ望めないのかもしれない。そうだとすれば、最終的な安楽死の決断は、医師のその患者への最後の心づかいである。人間性を考えた上でのこの決断は、冷静さを保ちつつ、患者個人に対する誠意を、生命の尊厳を考慮して行なわれるべきである。(傍線は小野田)

評註

傍線部分、医療の現場をいまだ知らず医師を志す人間が『手記』を介して《安楽死の現場》を垣間見たときに引き起こす衝撃と受け止めていいのか。それというのも、前回の医系論文テーマ『権利と義務』(注・三二一～七ページ)において精彩を放った女性軍がそろって感想文を書けずの討死。君を除いて作品30・戸川千鶴(注・一五六ページ参照)ただ一人、それとて安楽死の現場に立ち会ったがゆえのもの。その衝撃あっての君への質問だ。

牛丸の感想

〝生きることへの絶叫〟健康な人間の傲慢さの極みと感じた。また、医師としてこの紙一重の感情は医療の定義を求める危険な感情ではないかと感じた。

作品78・国分利弘(90年度・駿台八王子理系)

「もう終わりにして」――何を思いつつ吐いた言葉だろう。

確かに、その言葉を言ってしまえば、病気の苦しみや生活の苦しみから解放される。では、苦しみから解放されれば楽になるのだろうか。自ら死を選ぶ人間は、おそらくそう考えるのだろう。彼女は、自分が治る見込のないことを知っていたのかもしれない。人間は空気の重さや軽さを感じることができる。病室の空気の重さが医者と患者に死という永遠の安息に導く決意をさせたに違いない。生きることは決して楽なことではなく苦しい。だが、生きているからこそ苦しみの中から希望も生まれるのではないか。その希望を失った人間には、絶望と死のみが待っているのだろうか。このとき、死を選んだ人間には永遠の安息が与えられるというのか。

だが、自分は死にたくはない。そう、苦しみを希望に変える世界に生きているのだから。

評註略

牛丸の感想略

作品77・向笠　賢太郎（９２年度・駿台八王子理系）

患者は二十歳、女性で卵巣癌で絶望的。

二十歳、僕らとほとんど同じ年齢だ。まいったなぁ。僕が今すぐ何かの病気で死ぬなんて言われたら、又、病気の痛みが激しく、……。

何か、自分がその立場に立たされたら、全く焦点が定まらないままその時の自分の姿が、次々と想像される。したいことの全てを行なってみたい。全てを。僕は嘘を言ってないはずだ。突然、「とにかく嫌だ」の声がこだまする。嫌だ。

しかし、それしかないならば、一番やりたいことをするだろう。大声を出して、気が狂ったように病院を飛び出すかもしれない。

訳が分からない。何を書いたらいいのだ。落ち着け。落ち着け。
そう、やはりデビーに一番こだわっていたのだ。
デビーは人生を楽しめたのだろうか。

評註略

牛丸の感想

〝一番やりたいことをするだろう〟に若々しい好印象を持った。〝一番やりたいことをするだろう〟のフレーズって、おもわず今一番したいことを考えさせるから不思議です。

若者の作品を紹介したが、本題であるオランダ式安楽死が直面した問題について、最初にシャボットあかね、次に星野一正を取り上げる。

(七) オランダ式安楽死が直面した問題とは？

1 シャボットあかね『安楽死を選ぶ』より

「重たい課題　あーあ、本当に気が重くなる」の嘆息で始まる『9章　終末鎮静と安楽死』は、オランダ式安楽死が直面している問題をいかにもジャーナリストらしく、たいへんリアルに浮き彫りにする（傍線およびゴシックは小野田）。

ヘンク・ティーアーデンス医師の最後のエピソードでは、患者、家族、医師の全員が安楽死を行うつもりだった。ところが催眠薬の入った最初の注射を打ったら、患者は亡くなってしまった。致死薬物の筋弛緩剤が入っていた二本目の注射は手もとにあり、使用するつもりだったけれど、その前に患者は死んでしまった。

もしヘンクが一言患者に言葉をかけていなければ、筋弛緩剤を使うことになったかもしれない。一分足らずの差で、不自然死が自然死になったのだ。

安楽死に反対するヒルデリング医師は、どうしても抑えられない痛みや苦しみは、終末鎮静で対応できる、だから安楽死は必要ないと言う。意図は死をもたらすことでなく、苦痛の緩和。**けれど持続的で深い鎮静は、死まで続くのだ。いったん開始すれば、患者に意識が戻ることはない。**それでも自然死扱い。通常の医療行為とみなされて、報告義務なし。

おかしい、と思うのは別に私だけではなく、オランダ社会ではもう数十年にわたって、問題視されている。だけどややこしいのだ。

めんどうくさいこのテーマは素通りして、さっさとⅡ部にいくつもりだった。ところが昨夜（二〇一三年三月一一日）テレビニュースで、患者の要請もあるとはいえ、病院でモルヒネを大量に使用することで、結果として「安らかな自然死」になっているという事例が想定されていた以上にあるらしいということが放映された。遺族もそれが安楽死だと思っていたふしさえあった。

とんでもないこと！　こんなあやふやなことが安楽死にされてしまったら、いったい四〇年かけて確立させたオランダの安楽死はどうなってしまうのか！

めざめよ、私の内なる正義感！

それに終末鎮静が施されるのは、おもに高齢者。七八パーセントが六五歳以上だ。やはりこの問題を整理しなくてはいけないと、ようやく決心がついた。

ぼくの感想

オランダの文化風土にまったく音痴の私には、吹き出したくなる彼女のユーモア口調はともかく、四か所の傍線部分（の関連）にあっけにとられる。不自然死が自然死になったとは《催眠薬の入った最初の注射であれば自然死》、《致死薬物の筋弛緩剤だと不自然死》ということだが、「あやふや」なのは、《安楽死そのもの＝死に導く・導かれる処置》にはなく、《報告義務あり・なしの人為的に作成された規則》にあることに気づかないオランダの人々、そしてシャボットあかねなのか。

そこで、シャボットあかねがここで直面した疑問を分かりやすくまとめてみる。

(a)ヘンク・ティーアーデンス医師のエピソード——本来は致死薬物の筋弛緩剤を用いて安楽死させる予定だったが、それを用いることなく催眠薬で死んでしまったため安楽死は該当せず自然死ゆえ報告義務なし。

(b)安楽死に反対するヒルデリング医師の考え——意図は死にはなく、あくまで苦痛の緩和。それゆえ、どうしても抑えられない痛みや苦しみは終末鎮静で対応できるので安楽死は必要ない。

(c)ヒルデリング医師の考えに対するシャボットあかねの疑問——終末期患者に死を目的とせず痛みや苦しみを取り除く持続的な鎮静緩和は患者に意識が戻ることなく死に至るので、《死を意図する安楽死》と《死を意図しない終末鎮静》を分けるものは何か？

(d)テレビニュースが引き起こしたシャボットあかねの疑問——鎮静緩和ではないモルヒネを大量に使用して死に至らしめた「安らかな自然死」の報道、鎮静緩和も安楽死も似たものではないか？

いうなれば、終末医療における《鎮静緩和・持続的鎮静緩和か》《安楽死か》、《催眠薬か》《致死薬物か》、

《自然死か》《不自然死か》の類別＝認定は、終末医療の現実に対応したものではなく、きわめて恣意的な基準（空理空論）すなわち《報告義務あり・なしの人為的な規則に基づく安楽死の類別》であることを暗示していないか。そこで、空論を排して考察するために、**安楽死の実例に即した二つのヒント**を提出し、そこから問題を考察したい。

1

第一ヒント：アカネ叔母さんの例（**シャボットあかねより**）

叔母さんは、ベッドの脇に座った。そして、家庭医が手わたした致死薬入りのプディングドリンクを一気に飲んだ。／数分で、叔母さんはまどろっこしい口調になった。（中略）／「まだまだ、私はそこまでいっていませんよ」と反論したその言葉は、最後の数日間と異なり、気の強い昔ながらの母親らしいものだったけど、口調はグニャグニャで、すぐにストンと、身体がベッドに落ちた。

第二ヒント：デビーの例（**『研修医の手記』より**）

病室に近づくと、大きなあえぎ声が聞こえてきた。中に入ると、黒い髪のデビーがいた。やつれ切っていて、二〇歳とは思えないほど老けて見えた。／デビーは酸素吸入と点滴を受けていた。（中略）／私は彼女の静脈にモルヒネを打った。そして計算どおりにその効果が表れるかどうか、じっと見守った（研修医の目線）。数秒後、彼女の呼吸数は平常値に落ちた。（中略）／（目が閉じ、顔つきも穏やかに……。やっと安息が訪れたのだ。続いて呼吸機能が低下するはずだった（研修医の目線）。まさに時計のような正確さで、呼吸数は四分もたたないうちにさらに減り、そして不規則になり、ついに停止した。

アカネ叔母さんが飲んだのは致死薬入りプディングドリンク、デビーは硫酸モルヒネ二〇ミリグラムの注射。アカネ叔母さんは数分で喉頭筋が緩み、続いて全身の筋肉も緩んでストン。デビーは、激しい呼吸が数秒で平常へと鎮静し、四分ほどして不規則呼吸に、そして呼吸停止へと至る。

二人の違いに目を向けると、次の二つが浮き彫りにされる。第一に、眼が不自由であるとはいえ身体的な苦しみ（末期症状）に襲われてはいないアカネ叔母さんは終末医療にあらず、心身ともボロボロになりながら意識は覚醒した状態のデビーは延命治療中止の終末医療。第二に、アカネ叔母さんは自らの意志で薬物ドリンク死を求めたがゆえ家庭医の役割は自殺幇助、デビーは生命を断ち切ることを懇願しモルヒネ静脈注射を受け入れたがゆえ研修医の役割は嘱託殺人。――傍線部分にみられる二人の違いは、あくまで**死の実行にうつる直前までの二人に焦点**を当てた解釈。

それでは実行に移ってから死にいたるまでの二人に焦点をあてるとどうか。死にいたる時間（速度）は異なるが、いずれも①苦痛をもたらすことなく穏やか→②全身の筋肉が緩む→③呼吸停止の三つを経て死に至る。一言で表せば**《鎮静緩和を通して安楽死へ》**が共通する。

ここでヘンク医師のエピソードに目を移せば、これまた《鎮静緩和を通して安楽死へ》が該当するが、致死薬物ではない催眠薬ゆえ報告義務なしの人為的規則によって自然死扱いにされただけのこと。

ヒルデリング医師はどうか。実例報告がないので推測に頼るが、たぶん《人為的に死へと導く安楽死への拒否反応から、**死の言葉を用いないですむ鎮静緩和**》を唱えたと思うのだ。それは患者の死に対するヒルデリング医師の気質によるものが大きく、鳥海いわく「気の弱い奴だったら考え直す」タイプの医者、それもさることながら作品40・関ゆみ子（二四五ページ）の爽快な言葉「今まで守り続けてきたものを、次の瞬間に壊すために力を注ぐ。この矛盾に耐え切れないかもしれない。しかし、命に対する責任を全うする以上、避けられぬ運命ではないのか。医者である以上、《命》の重さを身をもって感じ取るべきである」を何より贈り届けたい。

2

安楽死に関係する三つの事例にヒルデリング医師の言葉を加えて比較対照したが、この検討から二つの重要な事柄が導かれはしまいか。一つは《①**死の実行に移る直前まで**》と《②**実行に移ってから死に至るまで**》の違いに安楽死問題のポイントがあること、二つは《致死薬と催眠薬》や《鎮静緩和か安楽死か》の類別はとるに足らぬ問題に過ぎないこと、以上の二つである。

ポイントである前者を後に回し、後者から問題にする。

致死薬物とされる筋弛緩剤を例にあげれば、頚管の挿入や手術などの際に、筋肉を緩めて医療行為をスムースに運ぶことを目的に開発され、モルヒネにしても鎮静・鎮痛の目的で開発された医薬品であって、筋弛緩剤やモルヒネが致死薬物であるわけではない。かの研修医を例にすれば、死へと導くために、治療を目的とする正常な医療行為から逸脱し致死的な量のモルヒネを用いたことで、使用量や使い方によって治療のための医薬品が致死薬物になるだけの話。そもそも患者を殺すことを目的にして開発された医療用薬物や医療用器具は存在しない。人工呼吸器で大量の酸素を短時間で一挙に与えれば死を招く、などなど乱暴な例をあげればキリがない。――医療や薬物について無知な私のような素人でも、無い知恵を振り絞ればこの程度の理解に到達できる。ところがそれらを熟知している医者が、安楽死問題になると、筋弛緩剤やモルヒネがあたかも致死薬物であるかの装いをもって議論する始末、話が妙にこじれてしまうことなど論を待たない。

それでは「《①**死の実行に移る直前まで**》と《②**実行に移ってから死に至るまで**》の違いに安楽死問題のポイントがある」に移るが、すでに『手記』の分析を通して論述している（三〇ページ参照）ので反復を避け、次のことを指摘するにとどめる。《①**死の実行に移る直前まで**》は、医師が患者（および親族）に「本当にいいんですか。実行に移してからでは取り返しがつかないのでよく考えてください」と念をおすことも、患者が「安楽死をお願いしたけど、いざ差し迫り怖くなったので、もう少し考えさせてください」と自らの意志でスイッチバックする余地がある。しかるに、《②**実行に移ってから死に至るまで**》は薬物の作用に委ねられもはや意志など吹き飛ばされる（出血多量で即死、心臓破裂で即死とそれほど変わらないだろう）。

その意味では、薬物や生命維持装置の性能を熟知している医師の手で行われる安楽死は《苦しまずキレイに、そして身内にこれ以上の迷惑をかけたくないとの患者の要望》を聞き入れ死へと誘うこと以上でも以下でもない。当然にも、患者と身内と医師が奏でる共鳴の在り方は個々的で千差万別、それによって安楽死の実行手段に様々な趣が生じるのは当たり前。――そのことに目を向けず《ありうべき安楽死のパターンの精密な規則に血道をあげるオランダ式安楽死》の盲点が露呈したものと思うのだ。

ジャーナリストのシャボットあかねがそれを見抜けなかったことは仕方ないということで、医師としての経験を積み重ねた星野一正に移るが、その前に、若者の作品から二つ紹介したい。


作品60・正源司徹（90年度・駿台お茶の水理系）

デビーの呼吸が停止した時、黒い髪の女性と同様、研修医はほっとした表情を浮かべたことだろう。

末期癌患者の苦しむ姿は、誰しも見たくない光景のはずだ。自分が研修医の立場であれば、楽に死なせたいと思うだけではない。苦しみながら生き続けようとする患者の姿を見たとき、いたたまれず、いっそひと思いに死なせてやりたいと思うだろう。

では、自分が患者（デビー）の立場であったならばどうであろうか。断末魔の叫びをあげながら生き続けるか、医者に安楽死を懇願するか、究極的な選択が迫られる。おそらく、自分は後者の道を選ぶだろう。しかし、心の奥底でわずかな希望を持ちつつ生き永らえれば、救いの手が差しのべられることの期待を完全には捨てないであろう。それでは医者の立場であったならどうか。生かし続けておくか殺すか、患者の立場からいえば生かされているか死ぬか、この二つ以外に方法はない。正直なところ、多少のためらいがあっても殺してしまうだろう。この瞬間、殺される患者の立場に反転し、薬を注射されてから死にいくまでの短い時間に、すごい後悔が自分に押し寄せる姿が浮かんでしまうのだ。

誰であっても最終的にかわいいのは何をおいても自分である。どんな倫理や道徳をもってしてもそれをねじ曲げることは絶対にできないはずだ。私は、絶対にこの医者の立場にも患者の立場にもなりたくない。幸い医者の立場に立つことはないが、患者の立場にならない保証はない。そのことを空想しただけで身震いする。（傍線・小野田）

評註

傍線部分にみられる《恐怖の一瞬》への反転、これは凄みがある。じつのところ八王子教室理系の吉沢（注・一四八ページ）は、君とは逆に研修医に思い入れ「そして、それに耐えられず全てを受け入れようと決めたなら、あるいは私も……」と書いている。死にゆく患者と死を与える医師、その違いがもたらしたものかもしれぬ。

牛丸の感想

〝身震いする〟はさておき、安楽死について医療について自分が考えられることをとにかく感想として表しなさいよなんて思ってしまう。無関心な感じがするからなのだが、死や医療についてとうとうと語る感想を書く前の段階で〝身震い〟を感じた者が、もしかしたら少ないのではないかという思いが、ここへきて不安になった。もちろん文字に表さないだけかもしれないが、わたしは当時〝身震い〟を感じなかった。死を身近に感じるほどの年齢ではなかったからかどうかわからない。年齢が関係ないかどうか、それは今でもよくわからないけれど。

作品15・藤田　朋行（90年・駿台お茶の水理系）

この手記を三分の一読み進んで、話の筋はほぼ予想できた。〝患者の苦しみに対して、自分では手の施しようがない。患者はただ悪化していくだけだ。この研修医はそこで悩み〟と。案の定、研修医の思いは、健康を取り戻すことはできないが、休ませることはできると書かれている。

読んでいくにつれ、話の展開に感情が入っていく一方で、頭の隅の方では「やはり、このような内容も、大体のテーマは決まりだな」といった考えが勢力を伸ばしつつあった。その時、突然、「硫酸モルヒネ20g……」の一文が目に飛び込んできた。隅にあった考えはこの文を何事もなく通り過ごしたが、頭のもっと奥深くから「モルヒネ？　あれ、何だったっけ。睡眠薬ではないし？」という疑問が沸き起こった（この頭の奥にあったものは、おそらく以前見た映画のシーンだろう）。「何だ？　話がちょっと違うじゃないか」

先の文を見やると「患者は眠りについた」とあるではないか。〝やられた!そういうことだったのか。〟漠然と読んでいたら、こうは思わなかったに違いない。このとき、「裏をかかれた」といった思いが、無性に込み上げてきた。だが、「モルヒネにそんな効果があったのかね？　睡眠薬に似たものじゃないの？」という声が、それを打ち消した。

こうなると、もう本文の内部に入り込めず、なぜこうも簡単に殺してしまうの、もっと別の方法があるんじゃないのか、と反発に向かうしかない。

しかしそこには、私のからくりがあったのだ。研修医はずっと苦悩し続けるだろうと自分が予想したことには、そこに自分の姿を見ていたからだ。悩みの絶えない中に生きている自分を研修医に投影し、悩み続ける研修医を思い描いて。

評註
1　全く異色の作品である。百を超える作品の中で、安楽死そのものを扱わず、手記そのものを主題にしたのは、君以外に二人（一人は医系）だけだ。その作品に比べても、君のは異色だと言わなければならない。
2　君のは、《手記》と《手記を読む君の意識の流れ》を中心にしている。最終段落の前までは、意識の流れ、対象（この場合は手記そのもの、および手記を通して垣間見られる病室での出来事）およびそれを読んでいく君（人間）の中に引き起こされる感情や予測や判断の重ね合わせである。そして、最終段落で、その全部を受け《自我的考察》に移行する。
3　感情と記憶のみならず論理的思考を所有した人間は、多かれ少なかれ、このような**観念生活**を行なっているわけだが、君はそれを問題にした。たしかに大胆な試みといえるか。
牛丸の感想
意識の流れ、詩を読んでいるような気分になった。

(八) 星野一正『本人の意思による死の選択——オランダの場合』（『時の法令』一九九四年七月三〇日）

オランダの安楽死制度を明らかにすることを目的に「2　安楽死をめぐるオランダの法的状況について」「3　オランダにおける安楽死の公的定着について」はアレンジ、「5　安楽死の報告届出制度の決定」は全文を紹介する（以下、傍線は小野田）。

1

まず「2　安楽死をめぐるオランダの法的状況について」に目を向ける。

オランダの現行法では、刑法一八八六第二九三条「本人の意思並びに真摯な要請に基づいて殺害した者は、一二年以下の懲役または罰金に処す」により安楽死は殺人である。これに対して「本人の意思によらない殺人」は、刑法一八八六第二八九条により終身刑に処される。

医師による患者の自殺幇助は、刑法一八八六第二九四条「故意に自殺するように教唆し、幇助し、または自殺の方法を斡旋した者は、その結果死亡した場合には、三年以下の懲役または罰金に処す」により有罪とする定めがある。

一九九三年のオランダ埋葬法改正法案（二二五七二号）では、①本人の意思並びに真摯な要請に基づいて医師が患者の生命を短縮して安楽死させた場合、②患者の自殺を幇助した場合、さらに、③患者の明確な要請がないのに医師が患者の生命を短縮させた場合の三者を少なくとも手続上は同列に取り扱っている。ただし、厳格な報告届出制度による手続の結果によって、①と②は医師はまれにしか起訴されないが、

③は医師は必ず起訴される。（傍線部分は「5　安楽死の報告届出制度の決定」に受けつがれる）

次に「3　オランダにおける安楽死の公的定着について」に移る。現在のオランダにおける安楽死の公的定義は「本人の意思並びに真摯な継続的な要請により、医師がその本人の生命を故意に終焉させること」であり、その場合のオランダ法務省一九九一年発表の五要件は、次の通りである（公的定義、法務省、一九九一年、この三つに留意）。


i苦痛…患者の肉体的・精神的な苦痛は、患者にとって耐え難いものである。患者の尊厳の侵害は増加の傾向にあり、患者が尊厳のある死を迎えることを脅かしている。

ii治療…耐えられない苦痛は、回復の見込みがないものである。可能な限りの治療を行ったか。

iii要請…十分な情報をもとに、自己の要請の意味する内容並びに他の選択肢について承知の上で、周囲の圧力なしで、患者の自由意思でなされたもの。

iv相談…最低一名の他の医師と相談した上で実施について決定すること。

v記録…当該医師は、全経過を書面で記録すること。


なお、王立オランダ医師会では、消極的安楽死という概念を受け入れていない。オランダでは、単に安楽死と呼んでいるが、詳しく表現すれば、自発的安楽死である。自発的積極的安楽死という表現をする場合もある。

2

それではオランダ安楽死の核心をなす「5　安楽死の報告届出制度の決定」の項に入る。その内容たるや驚くべき厳格さをもった制度（これに目を通したとき私は絶句した）、星野の全文を紹介するが、ⅰ〜ⅴは私が付したもの。

ⅰ一九九〇年に、王立オランダ医師会と裁判所が報告届出制度を決定した。ⅱオランダ検察庁では、法務大臣と合議の上で、自発的安楽死の症例について、ガイドラインに従って中央調整をすることにした。ⅲ五つある高等裁判所のそれぞれに対応する検察庁から一人ずつのオランダ検察長官計五人からなる「検察長官委員会」を組織し、ⅳ検察官に連絡のあったすべての安楽死について中央で審議することになった。ⅴ記録は次のごとく。

・安楽死を実施した医師は、直ちに監察医務官（検死官）に報告する。

・監察医務官（検死官）が現場に到着後、医師は二〇項目以上の質問に答える形で詳細な報告書を監察医務官（検死官）に提出する。

・監察医務官（検死官）が、医師からの報告書に検死報告書を添えて、地方検察庁に提出する。

・地方検察庁では、報告内容を審査した結果、不審な点がなければ検察官が許可を与えて、市町村長が埋葬許可を出す。

・提出されたすべての書類は地方検察庁から「検察長官委員会」に提出され、審査の上で起訴するか否かの裁決が下される。

（付）政府は「この中央の検察長官委員会が起訴することを承認するまでは、医学的に実施された自発的安楽死の件を起訴してはならない」というガイドラインを出した。

この後に、星野の重要な解説「以上の届出制度の導入により、ァ変死として制服姿の警官が安楽死患者の家に行って遺族から調書を取ったりする必要がなくなり、そのため、イ遺族に嫌な思いをさせずに済むようになった。この届出制度が導入されてから、一九九一年度は、報告数五九〇件のうち一件だけ、一九九二年度には一三一八件のうち四件が起訴された」が加わる（傍線およびゴシックは小野田）。

星野の解説部分は後で問題にするので除外し、最大の問題《安楽死の報告届出制度の決定》をどう判断したらいいだろうか。以下、私の考えを述べたい。

まず何より、王立オランダ医師会と裁判所が報告届出制度を決定したのが九〇年であることに注目する。それに基づき九一年に国家の行政機関であるオランダ法務省が安楽死の五要件の指針を通達する（おそらく医師に向けて）。さらに、九三年に法律の制定機関である国会がオランダ埋葬法改正法案（二二五七二号）を制定する。四年間に三つの段階を経て成り立ったオランダ埋葬法改正法案が、オランダ国民だけでなく世界にオランダ式安楽死の話題を投げかける。その礎となったのが王立オランダ医師会と裁判所の合作による報告届出制度であったことになる。

次に、王立オランダ医師会と裁判所は一九九〇年になにゆえ、**《驚くべき厳格さをもった**安楽死の報告届出制度》を決定したのか、その背景をえぐるために、それ以前の安楽死裁判（二一二～二一六ページ参照）の分析に移る（ゴシック、傍線は小野田）。

その1――オランダの安楽死合法化運動の発端となったポストマ医師安楽死裁判事件（一九七一年）を裁いたレーウワールデン地裁は一九七三年、本地裁判決は患者の死期を早めても**患者の苦痛をとるための鎮痛剤投与は容認される**という立場を示し、その要件として①患者は不治の病にある、②耐えがたい苦痛がある、③患者は死にたいと希望している　④実施するのは医師で他の医師と相談した、以上の四つを示した。

その2――フローニンヘン事件（一九八二年）を裁いたオランダ最高裁判所二度目の上告審において「被告人が心理的不可抗力によってそれをするのを避けられない状況ではなかったとして被告人らの上告を棄却」

その3――アルクマール事件（一九八四年）を裁いた第一審のアルクマール地裁は八三年、**オランダ刑法四〇条が定める不可抗力条項**によって無罪判決。

検察官はアムステルダム高等裁判所に控訴。同高裁は一九八四年一一月、地方裁判所の判断を覆し「被告人の医師が、自分の助手の医師と患者の息子のそれぞれの意見を徴しただけでは、十分で客観的な独自の意見とは認められない」として**被告人の刑事責任を改めて肯定し刑罰なしの有罪**。

被告のスホーンハイム医師は、オランダの最高裁判所に上告。最高裁として初めての安楽死裁判となるこの事件に、アムステルダム高等裁判所が「違法行為は存在しない」とした地方裁判所の判決を覆したことについては支持したが「緊急避難を認めなかった」のは誤りとして、事件をハーグ高等裁判所に差し戻す。同高裁は、最高裁の指摘どおりに判示して、スホーンハイム医師の刑事事件を問わないことにしたのである。

星野の付記
この事件は、その後の下級裁判所における安楽死事件に強い影響を与えることになる。患者本人の意志にもとづいて真摯に要求された医師による安楽死を法律が認めるための足がかりとなった。

その4――アルクマール事件の最高裁判決が出る前に王立オランダ医師会は、**安楽死が容認される五つの要件**（1要請者の自由意志に基づく自発的要請であること。2熟慮された要請であること。3持続性を持つ要請であること。4受容できない苦痛を伴うこと。5医師が同僚と相談した結果であること）を示した。以上より、ポストマ医師、フローニン医師二つの裁判事件を経て、三つ目の**アルクマール医師裁判事件および王立オランダ医師会による安楽死の指針**、医師の立場から提示された安楽死容認**五つの要件と裁判の立場からの判断とを突き合わせることによって**五年後の《安楽死の報告届出制度》が生まれたと考えられようか。

3

ここで、オランダ安楽死の核心をなす「5　安楽死の報告届出制度の決定」を「その内容たるや驚くべき厳格さをもった制度」と厳しい批判を行った私の主題に入る。

まずは報告届出制度のⅰ～ⅳおよび五つの事項に注目する。

ⅰが報告届出制度の決定年と決定主体（王立オランダ医師会と裁判所）、ⅱが制度運用の責任主体（法務大臣と検察庁の合議）および自発的安楽死のガイドラインの制定、ⅲが制度運用の実質的責任体制（検察長官の組織）、ⅳは地方検察官からの報告の中央による統括体制。ここでⅰとⅱの関連に注目すると、王立オランダ医師会と裁判所の役割は安楽死の報告届出制度の決定まで。一九九一年に法務省がガイドラインを発表して以後、報告届出制度は法務省の管轄下に置かれる。

（五つの項）

安楽死報告届出制度の具体的規則について、安楽死を実行した医師に始まり順を追ってさかのぼると《安楽死を実施した医師の報告→検死官現場到着→医師の報告書＋検死報告書→地方検察庁に提出→地方検察庁の許可→市町村長が埋葬許可（これによって地方検察庁が許可した遺体のすべての埋葬が許可される）、地方検察庁すべての書類を検察長官委員会に送付→検察長官委員会にて起訴・不起訴の決定》となる。

このガイドラインに従って、何人の医師が安楽死に踏み切ることができるものか。

医師の心の声が私に聴こえてくる。――「このガイドラインに従って安楽死を実行する勇気は私にありません。強壮な意志力と何もかもを見通せる慧眼を備えた医師を選んで、その医師に安楽死を実行なされるのが最良の道だと思います。法務大臣殿」

ここで、二四六ページに紹介したシャボットあかねの嘆息「催眠薬の入った最初の注射を打ったら、患者は亡くなってしまった。～不自然死が自然死になった」「病院でモルヒネを大量に使用することで、～遺族もそれが安楽死だと思っていたふしさえあった」「終末鎮静が施されるのは、おもに高齢者、七八パーセントが六五歳以上」の謎も解けたようだ。医師にとってカルテこそが医療上の報告義務（記載義務）、それは警察も検事も関係しない。しかるに安楽死を実施した医師には医療機関ではなく検察への報告義務が課せられる。しかも苛酷なガイドライン。だとしたら、報告義務のない平常の医療措置である鎮静緩和にすれば、安楽死の報告届出制度などに煩わされず素通りできる。私が医師として安楽死を実行したら、涼しい顔して安楽死あらず鎮静緩和＝自然死のお決まりを選ぶだろう。二〇一三年三月一一日のテレビニュースとあるから、報告届出制度発足から二十年余り、一世代を経過しており、医師の呼吸を窒息させる融通性を欠いた律儀な制度が緩むのも当然だろう。

ところで星野の解説（二五九ページ）には「この届出制度が導入されてから、一九九一年度は、報告数五九〇件のうち一件だけ、一九九二年度には一三一八件のうち四件が起訴された」とある。いったいどういうことだ！　思わず唸った。私の予測を裏切る数多の報告、その中でほんの少数の起訴。この謎をいかに解くべきか、新たな難題に突き当たったのだが……。

4

一九七一年から一九八一年までの二一年間におけるオランダ安楽死裁判事件（起訴された事件）七件を紹介した（二二二〜二二六ページ参照）。これによれば八一年から九〇年までの十年間で五件（二年に一件）の起訴になるが、それ以上に重要なことを指摘する。オランダにおける安楽死合法化運動を生み出し社会的話題を呼んだ医師三例の裁判事件のうち最初のポストマ医師は看護ホームの内部告発によるものだが、フローニン医師とアルクマール医師は自らが手を下した安楽死を警察ないし検事に堂々と届けた事件、他の三事件についても《変死としての疑問を抱かせる安楽死事件》を想定しえようか。

届出制度が導入された一九九一年度に絞れば、起訴の一件はシャボット医師事件以外に考えられない。そこには、「ホームドクター、シャボット医師の立会いの下死亡した。シャボット医師はこのことを地方自治体の検察官に報告した」とあるではないか。また、「このような場合被告人とは独立した医師が患者を自らも診察したうえで苦痛の著しさやその救い難さ、または患者を救う他の方法について判断しなければならないが、本件にはそれがないとし、原判決を破棄、刑の宣告のない有罪判決を下した」とある。

傍線部分は法務省のガイドラインを忠実に守った判決（もっともシャボット医師に下された「刑の宣告のない有罪判決」「一年間の執行猶予付き禁固一週間」には裁判官のオランダ的ユーモアを感じさせるが）。そうだとすれば、報告数五九〇件のうち起訴されなかった五八九件は法務省のガイドラインに合格した安楽死になり、いよいよもって先ほどの私の困惑にダメを押す。

困惑に陥ったときは、大胆に逆の考察をすべきだ。起訴されなかった五八九件は法務大臣管轄下の検察長官委員会のみが知り（個々の地方自治体検察官は担当地域の安楽死を知るのみ）、ジャーナリズムや世間はもちろん裁判官や医師会は知るよしもない。ということは、個々の医師が行う安楽死の事例が表ざたになることを避け、事荒立てず秘密裡に処理できる検事段階での審査で起訴を最小限に絞ることが安楽死を社会的に定着させていくためにベターな方法ではないか。「**政府**は『この中央の検察長官委員会が起訴することを承認するまでは、医学的に実施された自発的安楽死の件を起訴してはならないというガイドラインを出した』」（二五八ページ）がそれを裏づける。検察長官委員会は**地方自治体の検察官に確信をもって自首した特例であるシャボット医師ただ一人を**起訴し、他の安楽死事件五八九件を表ざたにしないと決めたと推論していい。――それあってのオランダ法務大臣（法務省）管轄下の検察長官委員会の**シタタカな判断**だったのか。

だとすれば、融通の利くアバウトな届出制度こそがベターなはずなのに、なぜ窮屈な報告届出制度などをつくったのか。最後に行き着く最大の疑問の解明に入りたい。

5

アルクマール地裁の判決趣旨（不可抗力条項および二つの義務の狭間）が、裁判を争った当事者すなわちスホーンハイム医師および弁護人、被告を起訴した検察側、上級審の裁判官に大きな波紋を投げかけたことは、これまでとりあげてきた裁判の推移からほぼ断定できる。それ以外への波紋はどうか。【生命を救う義務と、患者を苦痛から救う義務の狭間】が医師会に強い衝撃を与えたことは容易に推測できる。弁護士会となると私は何も判断できない。以上、安楽死裁判に関係する主要な組織体である裁判所、検察庁、医師会、弁護士会の四つを概観した。これ以外はどうだろうか？　法務省こそが裁判官（裁判所）および検察（検察庁）に匹敵するかそれ以上に強い衝撃を受けたのではないのか。安楽死問題と言えば国家の行政機構で厚生労働省が浮かぶ日本の常識にどっぷり漬かっている私が見落とした問題だった！

法務省こそが、安楽死容認を法制度として整える国家の代表行政機関である。アルクマール地裁が《不可抗力条項および二つの義務の狭間》の強烈な論理（正誤に関係なく有無を言わせず人を説得させてしまうこと）をもって安楽死容認を導くことを最初に発案した段階で、**安楽死容認**の社会的な道筋は決着がついたも同然。残された問題は、安楽死に深くかかわる刑法に定められた自殺ほう助、嘱託殺人条項の扱いをいかにすべきかにある。この問題こそ法務省が責任をもって引き受けるべき課題にほかならない。刑法を改正（部分改正）すべきか、改正せずに現実主義をもってお墨付きを与えるか、その選択を迫られ後者の現実主義を選んだ法務省だったことをようやくにして突き止めることができた。現実主義とは何か。――《不可抗力条項および二つの義務の狭間》と刑法の（自殺ほう助、嘱託殺人条項）との矛盾を両立させるために、一方ではぎりぎりに厳しい条件（厳格な届出制度に体現する）、だが検事レベルで行われる実際の運用は検事の自由裁量をもってアバウトに対応する。いわば建前と本音を使い分けることである。それあってだろう。届出制度が導入された一九九一年度から二年後の一九九三年、オランダ埋葬法改正法案二二五七二号をもって安楽死の社会的定着へと歩み出す。私はセギン正看護婦に関して「患者が、もしも、極めて機知に富んでいるのであれば」の言い回しに驚かされる。安楽死を倫理の杓子定規に当てはめて解釈する硬直した日本の安楽死論議からは《機知に富んだ患者のケース》といった表現（発想）に出合うことはまずありえない」（二三二ページ）と述べたが、それに劣らずなんとも心憎いオランダ法務省の機知ある発想であることか。

四　オランダ安楽死に別れを告げて――安楽死問題の新たな視点へ

(一)　発想の逆転

ポストマ医師事件（一九七一年）およびロッテルダムの自殺幇助事件（一九八一年）を背景に、一九八一年のオランダ検察庁と法務大臣との合議（国家意志）によって設置された検察長官委員会から十年を経てオランダ国民に公表された届出制度。その間に新たな裁判事件が加わるが、いずれにしろ裁判事件がなければ法務省（国家）もジャーナリズムも国民も安楽死事件など知らぬ存ぜぬ、届出制度など誰一人考えることもない。つまり裁判が行われなければ人知れず行われた沈黙の安楽死だけがある。

オランダの安楽死合法化運動の発端となったポストマ医師（二二二ページ参照）に注目するが、日本において最初に脚光を浴びた山内青年の安楽死事件を思いださせる。父親の要望に応えて安楽死させた山内青年事件でありながらそれを考えず、ただひたすら《名古屋高裁の安楽死を認め得る六つの条件》に飛びついた（人を見ず法という権威にすがる）日本の安楽死論者たち。その焼き直し、懲りることを知らないとはこのことか。ということでこれまでの論旨を大幅に変え、新たな視点からの考察に移る。

1

この事件に関して、私は何より二つの事柄に注目する。第一に看護ホームによって「母親でも殺人は許されない」と告発された事件であること、第二に「女医と同様に患者に請われて安楽死を行ったと告白する医師の登場」である。第二から問題にすれば、日本における安楽死裁判事件（後で取り上げるが確実なのは七件）によって安楽死を自己告白した医師が現れたのかを調べた限りでは存在しない。オランダの医師と日本の医師との大きな違いと解していいものか。

第一に移る。ポストマ医師が安楽死を決行するに至った簡潔な事実描写「絶望から何度もベッドから落ちて自殺を試み、病室に運ばれた食事を床に投げ落して看護を拒み、死を求める母の姿にいたたまれなくなり決行」に注目する。この看護ホームが、その事をどこまで目撃していたかはこの資料から判断できないが（他の看護ホームの証言によるものとも考えられるから）、このような状態に陥った母親の要望に応じたポストマ医師をあえて告発する行動心理をどう理解すべきか。《見て見ぬふりをする》ことだって可能ではないか（私ならそうしたと思うから）、正直一本やりの堅物に出会ったがゆえの裁判事件だったと思わざるをえないのだ。

内部告発によるポストマ医師事件を問題にしたが、次にロッテルダムの自殺幇助事件（一九八一年）からアメロ地裁事件（一九八九年）までの五件に目を移す（二一三〜二一六ページ参照）。これによれば、フローニン医師とスホーンハイム医師は安楽死を警察ないし検事に届けた事件、アメロ地裁事件（一九八九年）は安楽死容認を求め裁判に訴えた事件。ロッテルダムの自殺幇助事件とアドミラール医師（ハーグ下級裁判所事件）については、この資料からは自分から安楽死を届けたか否か分からないが安楽死容認の医者であることが伝わる。

以上の分析を通して、ポストマ女医のやむにやまれずの行動（母親に依頼されての母親殺し）がもしかしたら《患者に請われて安楽死を行ったと告白する医師の登場》を促したのではないか、そのような想像にかられる。私の勝手な想像で確かめようのないことだが。私の推測がそれなりに適切であったとすれば、星野の解説「この届出制度が導入されてから、一九九一年度は、報告数五九〇件のうち一件だけ」（二五九ページ）について、私が言いよどんだ起訴されなかった五八九件をそれなりに説明できると思うのだ。患者に請われて安楽死を行ったと告白する医師＝隠れ安楽死医師が堂々と社会の表面に姿を現したこと、それがオランダ医師の特性。さらにまた、患者と密着した家庭医制度がそのことに大きく関係しているのではないか。そうだとすれば、オランダの医師と日本の医師との落差には容易ならぬ社会的背景が横たわっている。

日本社会しか体感できない私が《オランダで進行した安楽死》を理解するのはこれが限度（資料不足の問題ではないと思うのだ）。日本とオランダのあいのこシャボットあかねの悲鳴だけが日本文化の血筋からオランダの安楽死問題にかろうじて接近した成果なのか。

2

いや違う。カナダにおけるロバート・ラティマー事件（二一九ページ参照）を見落としていたのである。確かに、カナダといえばセギン正看護婦に注視したがゆえであったとしても何たる落ち度か！

私が改めて注目したのはロバート・ラティマー事件の後半部分「この判決にカナダ全土で重すぎるという抗議運動が起こった。オンタリオ州とクエベック州の住民二〇〇〇人、カナダ西部の住民四〇〇〇人から減刑嘆願書が届けられた。それとは逆にラティマーの判決を覆した場合、障害者を持つ親がラティマーと同じような事をするという反対意見も聞かれたが、ラティマーの刑罰に対して抗議運動が起きた背景には過去の事例があった。ア一九九二年、看護師スコット・マタヤは、病気で苦しんでいた七八歳の患者を薬物を投与して死亡させた。翌年の九三年、医師アルベルト・デ・ラ・ロッチャは、頬部と口腔、肺の各種癌で苦しんでいる七〇歳の患者をみかね、薬物を投与して死亡させた。二人共に毒薬を患者に投与して死亡させたとして有罪判決を受けているが、殺人よりも軽い刑に処せられ懲役刑が課される事はなかった。／イまた、ラティマーはトレイシーを一二年間にわたって愛情をかけて育て、愛情故に苦しみからトレイシーを解放させたのに対し、マタヤとロッチャは患者に対して愛情があるわけではなかった。ウしかも、患者の方は死が迫っていたにもかかわらず死亡させたのに対し、トレイシーは死期が迫っていたわけではなかった。」の傍線部分、とりわけイとウである。

ウから考える。一九七一年の名古屋高裁を手始めに安楽死を認めうる要件の一つ《死期が迫っている》を皮肉ってきた私だが、カナダの住民（庶民）運動はまさしくその要件を吹き飛ばす人間の真っ当な感覚を発露しているではないか。——死期が目前に迫っている患者に手を下した者（医師）の刑より、これからいつまで続くか分からぬ苦しみを絶つために死を与えた者（父親）に重い刑を与えるなど理不尽ではないか、と。

次にイを考える。医師による安楽死はたかだか職業的な対処にすぎない、しかるに親族が手を下す安楽死はもっとのっぴきならぬものがある、かかる目線から起きた運動であることに際立った特徴がある。安楽死を医師の独占権に委ねてしまったオランダからは生まれそうもない《カナダ庶民の健全でリアルな発想》を何より感じるのだ。ましてや医者をたじたじさせる《愛情》という尺度（殺し文句）を用いるシタタカさには恐れ入る（私にはとうてい不可能、静かに退散します）。

ここで作品80・植松（二三八ページ参照）の言葉「～だが、遺体が身内に引き渡された後、病院の一室は何事もなかったように次の患者を待ち構えており、医者と身内はかけ離れた別の世界に別れていく。身内は、かけがえの無い一人の人間の死を考える時間の中にいる。～医者は病院の中での出来事までしか責任を負うことがないのだ」が浮かぶ。『研修医の手記』を題材にした植松には、身内が手を下した安楽死の想定はなかっただろう。しかし、医師を志すがゆえ安楽死を行った後に訪れる親族と医師との立場の違いに思いをはせ、片やさまざまな追憶や後悔などが押し寄せる遺族、片や過ぎ去った出来事へとクールに追いやることが可能な医師との決定的な断絶に気づく（植松の秀逸なところ）。あえて乱暴に語れば、《安楽死によって患者を苦しみから解放した》と傲慢に解釈して通り抜けることも可能な医師、それでは済まされない重圧が心に降りかかる遺族（親族）。それは《他人には分からぬ沈黙の重圧》――植松が『手記』との出会いを通して感じ取ったものはそれではなかったか。

3

ここで《日本の安楽死論議を覆うオランダ病のまん延》に話を移す。「5　安楽死の報告届出制度の決定」をとりあげ検討を加えてきたが、続く「6　オランダ埋葬法改正法案二二五七二号」の末尾および「**7　安楽死の違法性阻却の法的原理**」を続けて紹介する。

しかし、埋葬法の改正という法的決断によって、実質上、オランダにおいては、安楽死を希望する患者は、主に自分の「かかりつけの医師」に要請して、希望を果たせるようになっている。

しかし、それは医師にとって並大抵なことではないのである。医師は、安楽死を要請する患者に対して、時間をかけエネルギーを注いで極めて慎重に報告届出制度で要求する質問事項に満足な回答のできるような行き届いた準備をしなければならないのに、健康保健で定められた医療費しか収入はなく、万一の場合には起訴されるかもしれないという危険も背負っているのである。損得を考えたら、安楽死を引き受ける医師がいることすら驚きといえよう。長年面倒を見てきた自分の患者が、いかなる医療手段をもってしても緩和すらできない耐え難い肉体的・精神的苦痛にさいなまれ、人生で最もつらい時点で主治医の自分にすがり、一刻も早く耐え難い苦届から救って欲しいという患者を見捨てるわけにいかないという医師としての使命感で、その患者の安楽死に真剣に取り組んでいるのである。

7　星野「安楽死の違法性阻却の法的原理」を検討する

前述のような断末魔の苦しみにも似た耐え難い苦痛から救って欲しいという患者を、その患者が最も自分を必要としているときに、自分がしてあげられることは、耐え難い苦痛にさいなまれている時間をできるだけ短くしてあげることである。だから、自分に残された患者を救う方法は、患者が求め続けている安楽死を実施してあげる以外にはないという医師としての責任感と使命感を伴う義務と、一方、刑法上犯罪である安楽死を患者に実施してはならないというオランダ国民としての義務の板ばさみになる医師の苦しい立場がある。

二つの義務の狭間に視点を合わせた星野だが、善意に解釈すれば、永らく医師を営んできた星野のヒューマニズムゆえのオランダ医師への深い思いやりともとれよう。意地悪く解釈すれば、かかる労苦を実体験してこなかった医師星野の罪滅ぼし（免罪符）ともとれよう。加えれば、涙もろい言葉に同調しやすい日本人が培ってきた感情習性に媚びた泣かせ言葉ともいえよう。

それでは星野が最も語りたかった冒頭部分「1　患者の意思の尊重について」に移る。

わが国では、往々にして、患者本人の意思よりも、医師あるいは家族の意思が優先する。病気が重くなればなるほど、この傾向は強くなる。病気についての告知、特に癌の告知は本人より前に、まず家族にされて、本人への告知についての相談が行われることが日常的である。

また、本人が生前に献体の希望を登録したり、アイ・バンクや腎バンクに登録して臓器移植のために角膜や腎臓を提供したいという意思を表明してあっても、遺族の意思によって、本人の折角の意思も反古にされることがいかに多いか。

また、遺族のそのような行為を批判する世論が起こらないのを不思議とも思わない。脳死体からの臓器の提供についてとなると、脳死になったら臓器を提供したいという患者本人の生前の意思は、本人と一面識もない赤の他人たちが、世論の名のもとに反対して、本人の意思を抑え付けてしまうのが、わが国の現状である。

また、その反面、植物状態が続き回復の見込みがない場合に、生命維持装置を取り外したり、水分や栄養物の補給を中止する決定をする場合に、本人の意思が明瞭に分からない場合には、家族が本人の意思を忖度して代理意思決定することを社会的に容認する傾向が強く、生前にあらかじめ自己の意思を表明しておく「リビング・ウイル」や「アドバンス・ディレクティブ」を法制化する機運すらない。これらは、明らかにわが国の習俗に基づく国民性の反映であり、本人の意思と自由を最大限に尊重するデモクラシーの思想とは裏腹である（傍線は小野田）。

これを主張するためにオランダ安楽死に寄り添ったのか、オランダ安楽死に寄り添うことによってかかる主張を手にしたのか、いずれであれオランダ安楽死こそ絶好の素材と考えた星野だったに違いあるまい。それというのも、この文章に触れた読者の十人のうち九人は、いくつかの疑問を心に抱きつつも説得されると思うからだ。とりわけ傍線部分に。まさしく、そこなのだ。

4

星野の語る「癌の告知」、「リビング・ウイル」、「アドバンス・ディレクティブ」、「本人の意思と自由を最大限に尊重するデモクラシーの思想」を問題にするが、私自身に即した体験を語ることから始めたい。

《癌の告知》について

義弟の死に関して（五二ページ参照）、「白血病であることを知らされぬまま」と述べたが、医師から白血病であることを知らされたのは私と上の妹＝宣子の二人、二人の決断（独断）で、当人の義弟、妻である下の妹＝厚子、加えて母親にもその事実を隠し通した。いや、義弟の入院から一年余りして、私たち二人の秘密処理が発覚する。厚子が凄い形相で、ぼくと宣子に詰め寄った。「兄貴とお姉ちゃんは何か隠している。おかしいと思って、今日病院に行って主治医から白血病であることを聞きだした。これまで私を騙していたのね」「ああ、そうだ。お前が知ってしまった以上、本当のことを喋るが、ノリちゃんが四歳、ケンちゃんは一歳。新井さんが白血病であることを本人はもとよりお前に伝えることが正解とは寸分も思わなかったし、今でもその判断は正しいと思っている。子供がいなかったらお前ら二人に話したさ」

私たち二人の決断＝判断に星野はいかなる回答をするだろうか。「本人の意思と自由を最大限に尊重するデモクラシーの思想」を心得ぬ不届きな輩と批判するか。あるいは、その言葉にひび割れが生じるか。

《リビング・ウイル》に関係して

叔母は子供を産まなかったこともあり、夫と死別してから、姪の宣子に甘えながら面倒をみてもらっていた。八十歳半ばに住み慣れた家から有料老人ホームに入所、そこで大腸ガンが発見される。医者は人工肛門の手術を勧めたが、(注)宣子に相談した叔母は「もういいよ」と人工肛門をつけないまま老人ホームで苦しむことなく衰弱死した。——姪の言葉を受け入れ医師の勧めを断った叔母だが、その選択は叔母の意志か姪の意志か、あるいは二人の共同意志か。それとも、そのことを問い詰めることにどれだけの重要性があるのか。星野はどう回答するだろう。デモクラシー優等生にふさわしい答えを出すのか。

(注) 実は、姪の宣子は叔母に付き添って医者の提案をじかに聞いた生き証人。私たち兄妹の日常会話で適当に聞き流していたぼくだったが、見ず知らずの他者に向けて発表する文章ともなれば、それではすまされぬ。ここからが生き証人宣子の話。

★《宣子の話》の要約

人工肛門の手術を勧めた医者の言い分は「このままだと、肛門から便が出なくなり、その結果、口から便が出てしまうことも起きうる。そうなれば、看護婦が始末をしなければならない」というもの。大腸に詰まった便が小腸→胃→食道→口へ逆流するとはオーバーと思ったが、排便が困難となれば腸閉塞を起こし苦しむことは想定できる。便が肛門から出ず口から出る話を聞いたことはないが、大腸がんが引き金になって腸閉塞を起こす例を聞いていたからである。

八九歳に達し衰弱している叔母の身体に人工肛門の手術を施し多少なり生きながらえさせることもないと判断する一方、脅しにも似た口から便が出る話はともかく腸閉塞で苦しませる可能性を否定できない、そのことが頭によぎる。

《医師の提案＝人工肛門の手術》を受け入れるか拒否するか、現に叔母は生きているのだから、生半可な決断では済まされない。最終的には、叔母の体力と生命への意欲が決する問題だが、それを測る明瞭な尺度はありえず、確実なことは分からないまま決断しなければならない。こうして考えたこと。

このホームは住み慣れた叔母の家から距離にして六キロ・車で十五分、ホームからしばしば連れ出し「ここが叔母さんの家だよ」と案内したが二～三カ月するとその住家に興味を示すことなく「宣子、もう帰ろうよ」と語る。さらに、大腸がんが発見されるすこし前、面会にきた叔母の妹に喜怒哀楽の表情を見せることなく淡白に別れた叔母。《過去はどうでもいい》と気負いなくそのまま静かな死に場所を選ぶ叔母を思い、無理して人工肛門の手術をすることもないと決断した。もちろん、その決断が誤ったときの対処を考えてのことである。

★宣子の決断に思うこと

叔母の「もういいよ」の言葉は《宣子ありがとう。静かに死んでゆくからね》のメッセージ、万が一その決断が誤ったときの後始末の責任を叔母さんは感じ取ってのことだったと思う。叔母さんの宣子への信頼は並みではなかったから。――人生最期の選択において自己決定権を行使した房子叔母さんの姿が浮かぶ。

だ。

5　《リビング・ウイル》に戻って

星野のリビング・ウイルおよびアドバンス・ディレクティプに戻ると、その扱いはまことに奇妙なものだ。

脳死体からの臓器の提供、植物状態をもち出す。人間が遭遇する死において極めて稀な事例（水難事故や交通事故や山での遭難事故、加えて医療ミスが主たる原因だと思われる）から話を始める奇異。交通事故と医療ミスだけは誰にも降りかかる可能性はあるが、それを除けばかなり特殊な人間（自衛官や船乗りや山男やレーサーなど）が多く遭遇する例、どれだけの人間が脳死や植物人間になったときのことを想定してリビング・ウイルを残すものなのか。安楽死問題にかこつけ、日本ではたいへん遅れているアイ・バンクや腎バンクや角膜などの臓器移植(注)に話をすりかえていると思わざるをえない。そもそも、脳死や植物人間の問題と臓器移植とは別レベルではないか。脳死状態の患者から臓器を移植する技術が一九七〇年ころから急速に発達したがため死の新たな定義である脳死が騒がれることによって、脳死といえば臓器移植を連想させる時代を迎えただけの話である。素人が錯覚するのは仕方ないとしても、れっきと医学の世界を歩んできた星野が軽はずみに話して許されることか。

(注) 一九六七年に南アフリカのバーナードが、世界初の心停止心臓の摘出・移植を行い、移植を受けた患者は一八日間生存。日本では一年後の一九六八年、札幌医科大学の和田寿郎により、国内一例目・世界で三〇例目となる心移植が行われ、患者は術後八三日間生存。患者の死後、脳死判定や移植適応に関する疑義が指摘され、和田は殺人罪で告発され最終的には証拠不十分で不起訴となるが、それ以降医学界を中心に臓器移

植、特に脳死移植に対する不信感・混乱を招き、世界では急速に移植医療が発展する中、約三〇年間にわたって国内での移植が閉ざされる。

一九九〇年代になって脳死からの臓器移植を実現するために関連学会も含めた議論が始まり、一九九二年一月の脳死臨調の答申を経て一九九七年一〇月に「臓器の移植に関する法律」（臓器移植法）が施行、心臓移植適応患者の日本臓器移植ネットワークへの登録が開始、一九九九年二月に国内二例目の心移植が行われる。

私の感想を一つだけ述べる。脳死患者は脳死を望んで脳死になったわけではあるまい。脳死判定は臓器移植技術の発展に伴って厳密化されたものだ。それをどう考えたらいいのか、当然にも、医療関係者の間でも私たち医療の門外漢においても個人差を生じる問題だろう。もとよりオピニオンリーダーの意見に従わなければならぬいわれはない。

そもそも星野の『民主化の法理医療の場合―本人の意思による死の選択―オランダの場合』の主題は《本人の意思による死の選択―オランダの場合》にあり、ここには脳死も植物人間も臓器移植もびた一文問題にされていない。星野自身が「しかし、埋葬法の改正という法的決断によって、実質上、オランダにおいては、安楽死を希望する患者は、主に自分の『かかりつけの医師』に要請して、希望を果たせるようになっている」と述べているではないか。これ以上の事を言う必要もないだろう。

6

最後に、医師の手による安楽死について概観しておきたい。

医師の手による安楽死そのものは国家の制度を超えた《人間の生命の終え方に関わる医師と患者（および親族）との関係》の問題であり、日本人かオランダ人かによって区別されはしない。しかるに**安楽死制**

度となれば国家の枠組みに組み込まれた方策の問題である。したがって、日本国家に組み込まれた私はオランダの**安楽死制度などに拘束されない**。

それでは私を拘束する日本国家における安楽死制度はどうか。それを言うなら、安楽死制度ならず老人介護制度および身障者介護制度（それを含め介護制度と一括する）こそが今日の日本における大問題、それに比べれば医療制度の管轄下に置かれた安楽死などとるに足らない。さらにこれが重要だが、安楽死は生命の終え方（生きることの最終地点）に焦点を当てたものだが、生命の終末がいつ訪れるか未知のままに続く人間の生に関わるのが介護、それゆえ介護される者と介護する者との言い知れぬ持続的な葛藤が死にいたるまで続く。——医師の手で行われる安楽死（制度）と家族あるいは施設で行われる介護（制度?）との間に横たわる《かかる断絶》をいかに考えたらいいのか。

私がこの問題にはっきり気づいたのは、一六年に起きた介護にまつわる数々の殺人事件とりわけ津久井やまゆり園事件に直面し、これまで触れてこなかったことだが、オランダ式安楽死からは障碍者や老人への虐待殺人が臭ってこないことに思い至ったからである

重くのしかかるこの重要なテーマに移らなければならないが、そのためにも、日本における安楽死事件の実態を明らかにしておきたい。

(二) 日本における安楽死事件七例

研修医の手記『終わったよ、デビー』が東海大医学部の入試問題に出題されたのが一九八八年、それから三年後の一九九一年に東海大付属病院で日本における最初の医師による安楽死事件（警察の捜査が及ん

だ事件のこと）が発生する。二〇一五年末までに七件の事件が発生、二〇〇二年・川崎協同病院事件を最後に、それ以外の五例のうち四例は警察が殺人罪で病院に立ち入り捜査を行いはしたが、医師の身柄を拘束しないまま書類送検し、検察は証拠不十分を理由に不起訴の決定を下す。いたずらに裁判に持ち込むことを避けた検察といえようか。

1　不起訴処分の五例

①　一九九六年　京都府・国保京北病院事件（書類送検・不起訴）

一九九五年四月二七日、末期癌で入院していた昏睡状態の四八歳の患者に当時の院長が筋弛緩剤レラキシンを投与、約一〇分後に死なせたとして翌年に殺人容疑で書類送検。京都府警に「京北病院で末期がん患者が死亡したが、安楽死させられたらしい」という匿名の電話があったことから発覚。

患者は病院長と二〇年来の知り合いの四八歳の男性で、胃がんがすでに肝臓に転移していた。病院長は苦しむ患者にモルヒネと鎮静剤を投与したが効果がなく、そのため安楽死を考え「筋弛緩剤を持ってきてくれ」と看護師に命じた。看護師は院長の言葉に驚き躊躇したが、院長が怒鳴るように命じたため、筋弛緩剤レラキシン二〇〇㎎を生理食塩水一〇〇㏄に溶かし「これ以上できません」と点滴を拒否したため院長が点滴を行い、患者はその数分後に死亡した。

⑴院長は町役場で記者会見し、一〇年前から末期がん患者数人を安楽死させていたことをほのめかし、末期がんに苦しむ患者への医療の在り方を世に問う姿勢をみせるが、事態は急変する。まず看護師および遺族らが「患者に苦しんでいる様子はなかった」と証言。院長は患者の主治医ではなく、主治医に相談なく単独で安楽死を選択していたことが判明。主治医はもし病室にいたら絶対に止めさせていたと発言。さら

に患者本人へのがんの告知はなされておらず、家族への事前の説明もなかったことが明らかになった。

このような騒動のなか、院長は「現場に早く復帰して地域医療に取り組みたい」と表明したが、京都府警特捜班は院長の自宅と病院を殺人容疑で家宅捜索を行った。

それまで記者会見で安楽死を強調していた院長が発言を変え、筋弛緩剤の投与は「顔面のけいれんや患者の苦悶の表情を和らげるため」との中立書を警察に提出する。
(2)ところが、この事件は誰も予想しない結末を迎える。六月二二日、京北町は院長に辞任を要請する。町民たちは院長の復帰を望む署名運動を行ったが、看護職員三〇人全員が「もし院長が復帰したら辞職する」と町長に表明。七月八日に院長の解任を決定。
京都府警は殺人容疑で院長を書類送検したが、同年一二月一二日、京都地検は死因との関連性や殺意の立証が困難として前院長を不起訴処分にした。――地検の判断は、証拠不十分を理由に安楽死を法律で裁くことを回避した好例と解釈してよかろうか。
(3)安楽死なにするものぞ、院長の去就を巡って町を挙げての騒動に発展した背景
事件の起きた一九九五～六年は京北町が京都市に合併する以前、国保京北病院は京北町の中心的な医療機関だったことが浮かんでくる。

京北地域は、地域全体が丹波高原にあり京都市の四分の一、大阪市に匹敵する二百平方㎞超の広大な面積を有し、その九三％が森林で占める過疎地域。京北地域の多数の集落に分散して居住しているすべての住民の健康保持を目的として、京都市への移管後も地域で唯一の病院として、医療・介護において中心的な役割を担ってきたのである。

ぼくの感想

オランダ安楽死からは考えられない安楽死騒動、いや新宿区に生まれ育ったこともあるだろうが日本の大都会にあっては起きえない騒動、お国柄というより土地柄あっての人間模様を感じる（子供のころ、無医村地域という言葉をよく耳にしたことを思い出す）。

② 二〇〇三年・**大阪市福島区の関西電力病院事件**（書類送検・不起訴）

同病院によると、「かつて安楽死事件があった」とする匿名の投書が〇二年末に寄せられ、内部調査をしたが事実関係を解明できなかったところ、病院が〇三年三月に府警に告発した。

一九九五年二月に入院しすでに末期の直腸がんで、余命わずかと診断された患者が「娘にみとられたい」と医師に訴えていたが、まもなく危篤状態に陥り意識を失った。家族や親族が病室に集まったが、けいれんを繰り返して苦しむ姿に娘が耐えきれず、病室を飛び出そうとするなどしたため、医師が塩化カリウム一〇ccを原液のまま点滴して数分後に死なせた事件。

府警は、医師による積極的安楽死が認められる四要件に照らして検討した結果、▽患者は当時意識不明の状態で、苦痛を感じていたのかどうか不明確▽モルヒネ投与など苦痛を緩和する手段が尽くされていない――の二点で要件を満たしておらず、医師の行為は殺人に当たると判断し書類送検。

大阪地検は「殺人の実行行為を断定できるだけの証拠がない」として嫌疑不十分で不起訴処分。

③ **二〇〇四年・道立羽幌病院事件**（書類送検・不起訴）

男性患者は〇四年二月一四日、食事をのどに詰まらせて心肺停止状態で羽幌病院に搬送された。女性医師は男性患者の蘇生措置を取った後、脳死判定をせずに「脳死状態」と家族に伝えた。男性患者は翌日に人工呼吸器を外され、約一五分後に蘇生後脳症で死亡した。

道警の調べに対し、女性医師は「治療を続けても回復は難しかった。家族の負担も考え、同意を得て呼吸器を外した」と供述。道警は〇五年五月に女性医師を殺人容疑で書類送検。

鑑定依頼を受けた道内外の複数の医師が男性患者のカルテや司法解剖の結果を詳細に検討。医師らは、呼吸器を外す前から男性患者の血圧低下が著しかったことなどから「呼吸器を外さなくても間もなく死亡した」と結論づけた。同地検は、鑑定結果に基づき、呼吸器外しで男性患者の死亡時刻がわずかに早まったとしても、呼吸器外しと死亡との因果関係を証明するのは難しいと結論し、不起訴処分。

④ 二〇〇六年・和歌山県立医大付属病院紀北分院事件（不起訴）

患者は八〇代の女性。〇五年二月二七日、脳内出血のため、救急車で分院に運ばれた。緊急手術したが、翌二八日未明に呼吸が停止し、人工呼吸器が装着された。

患者は対光反射の消失など厚生労働省の基準に従い脳死と診断された。その後、家族らが話し合い、「自然に亡くなる方法を取ってほしい」と要望。医師は何度か呼吸器を外せないことを説明したが、同日午後九時半ごろ、脳死判定として自発呼吸の有無を調べようと医師の判断で呼吸器を外した。患者は約三〇分後に心停止が確認された。

地検は、延命治療をどんな条件の下で中止できるかに明確な基準がないなかで刑事処分を避ける決定をした。

⑤　二〇〇八年・富山県射水市民病院事件（書類送検・不起訴）

二〇〇六年三月二五日、射水市民病院の病院長が記者会見を開き、二〇〇〇年から二〇〇五年にかけて、七人の患者が外科部長によって人工呼吸器を取り外され死亡していたと発表した。患者は五〇歳代から九〇歳代の男女で、七人いずれも意識がなく、回復の見込みがない状態（五人は末期がん）だった。また、この七人のうち、一人のカルテについては、家族を通じて本人の同意が得られていることが記載され、残りの六人については家族の同意のみが得られたことが記されていた。

県警は、二〇〇八年七月、呼吸器外しに関与した医師二人を、殺人容疑で富山地検に書類送検。富山地検は「呼吸器の取り外しと患者の死亡に因果関係があるとするには疑いが残る」として容疑不十分で不起訴処分。

二　有罪判決の二件

①　一九九一年　神奈川県・東海大大学病院事件[注]——日本最初の病院内での安楽死殺人事件（殺人罪で起訴、懲役二年、執行猶予三年が確定）

（注）東海大事件を受け持った横浜地裁は、山内事件に関して名古屋高裁が認定した安楽死六つの要件のうち「医師の手によることを本則」に関わる(4)(5)を外し、①耐えがたい肉体的苦痛、②死期が目前に切迫、③苦痛を除く他の方法がない、④患者の明確な意思表示、以上四つの要件としたが、以後、横浜地裁の判決が踏襲される。病院内安楽死へと時代が推移したことを反映したものといえようか。

多発性骨髄腫の末期がんで東海大学医学部付属病院に入院していた患者に塩化カリウムを投与して患者

を死に至らしめたとして担当の内科医であった大学助手が殺人罪に問われた刑事事件。

病名は家族にのみ告知されていた。一九九一年(平成三年)四月一三日、昏睡状態が続く患者について、妻と長男は治療の中止を強く希望し、助手は患者の嫌がっているフォーリーカテーテルや点滴を外し痰引等の治療を中止した。長男はなおも「いびきを聞くのがつらい。楽にしてやって下さい」と強く主張。医師はそれに応じて、鎮痛剤、抗精神病薬を通常の二倍の投与量で注射した。しかしなおも苦しそうな状態は止まらず、長男から「今日中に家につれて帰りたい」と求められた。そこで助手は、塩酸ベラパミル製剤を通常の二倍量を注射したが、脈拍等に変化がなかったので、続いて塩化カリウム製剤二〇㎖を注射し、患者は同日、急性高カリウム血症に基づく心停止により死亡した。翌五月にこのことが発覚し、助手は塩化カリウムを注射したことを問われ、殺人罪により起訴された。なお、患者自身の死を望む意思表示がなかったことから、罪名は刑法第二〇二条の嘱託殺人罪ではなく、第一九九条の殺人罪とされた。

裁判において、被告人側は公訴権の乱用として、公訴棄却もしくは無罪の決定・判決を求めた。

横浜地方裁判所は、平成七年三月二八日、被告人を有罪(懲役二年執行猶予二年)の判決(確定)。


以上、六つの事件を概観したが、安楽死裁判事件に関して十分に食傷気味でもあるので、川崎協同病院事件に関してのみ特別に取り上げ、他の事件についてはこれ以上の論及は行わないが、川崎協同病院事件を特別に取り上げるのは、次の理由による。

第一の理由
①患者Aの死亡が九八年一一月一六日
②〇一年一二月三〇日に主治医須田医師が依頼退職

③患者Aの死亡事件を病院が発表したのは約二年半後の〇二年四月一五日

④発表直後の〇二年四月二二日に川崎協同病院内に内部調査委員会が発足、同年七月三一日に内部調査委員会による報告書発表

かかる経緯から、患者Aの死亡に疑義を抱いた病院側が、須田医師の医療措置について詳細に検討したうえで、須田セツ子の逮捕・裁判事件への発展を計算して引き起こされた極めて特異な事件であること。

第二の理由

主治医である須田セツ子が、最高裁によって確定判決を受けた後、自らの著作『私のしたことは殺人ですか?』において克明な記録を残している。殺人罪に問われた（確定した）か否かに関係なく、《延命措置中止》を行なった日本人医師自らが、その全貌を世に問うことを目的に書き著した唯一の出版物と思われ、医療関係者のみならず私たち一般人にとっても、延命措置の中止（後で論じるが看取り医療と限定した方がより適切ではないかと思われる）にまつわる様々な問題を考える上でたいへん貴重な資料だと思ったからである。

第三の理由

事件から三年後の〇二年末にマスコミが大々的に報道してから一六年末まで安楽死問題の論陣を張る論者から誰一人として突っ込んだ分析をした者が現れていない。これほど資料が揃った安楽死裁判事件は世界広しといえども川崎協同病院事件をさしおいて他にないだろうというのに。

◇なお、資料を詳細に検討した私だが、ここでは須田医師の看取り医療に絞って、私の考えを述べるにとどめる。

㈢　須田セツ子医師の著作を通して《看取り医療》の難しさを考える

さっそく、須田医師の看取り医療行為の核心（Aさんの気管チューブ抜去から死に至るまでの一時間余りの須田医師の看取り医療行為）を須田セツ子の言葉をもって紹介する（傍線は小野田）

1

一六日午後六時過ぎAさんの抜管に始まり死に至る経緯について、須田セツ子は二つの項『予期せぬ急変』、『筋弛緩剤』に分け、次のように語る。

★予期せぬ急変

（前略）

「みなさん、見まもってあげてください」

私はAさんのチューブを抜きました。家族のなかで泣き声があがりました。Aさんのようすは、前回チューブ交換で抜管したときと同じように、しばらくは呼吸が弱まっただけでした。

ところが2、3分後に、予想もしなかったことが起りました。

突然、Aさんが上体を持ち上げ、背をのけぞらせて、苦しみだしたのです。体をけいれんさせ、ぜいぜい、ゴーゴーという苦しそうな息づかいが部屋中に響きわたりました。

チューブで支えていた舌根が沈下し、気道をふさいでしまったことが原因ですが、それまで微動だにしなかったAさんが、上体を持ち上げ、のけぞらせ、顔を苦痛にゆがめて奇異呼吸をはじめました。

私はAさんの苦痛を鎮めるために、鎮静剤セルシンを授与し、さらに鎮静剤ドルミカムを静脈注射しました。これによってつっぱるような体動は落ち着きましたが、ゴーゴーという気道の狭窄音と、苦しげな顔貌は依然としてつづきました。

はじめのうちは「オヤジ、オヤジ……」と泣いていたご家族も、すこしずつ落ち着きをとりもどしてきました。

私は、家族全員の目の前でAさんの苦しむ姿を見せてしまったことに申し訳ない気持ちでいっぱいでした。（以下、須田の心情が綴られる文章が続くがその部分は省略）

鎮静剤セルシンは、不安やけいれんを抑えるのに長く使い慣れた薬でした。初めに私がセルシンの注射をするとき、「楽になる薬を使いますね」と家族に声をかけました。みなさん、無言でうなずかれたので、了解の意と取りました。

セルシン20ミリグラムを使って体動やけいれん様の動きは落ち着かせることができたものの、ゴーゴーという苦しげな呼吸は改善できませんでした。そこで、検査や不穏時に使われる鎮静剤ドルミカムを1アンプル、2アンプル、3アンプルと静脈注射しましたが、やはり効果は不十分でした。

つらそうな呼吸音はつづいていましたが、少しは改善していたことと、まだすぐに止まるような状況でもなかったので、居たたまれない気持ちもあり、いったん病室を出ました。鎮静剤ドルミカム5アンプルを点滴静注していたので、それが効いてくれればいいかと念じつつ、これからどうすべきかを考えるために、空気を変えて、そのへんを一回りしてもどってこようと思ったのです。

読影室の前まで行くと、S医師に会いました。S医師は循環器の専門医で博学で、ふだんから私が尊敬していた人物です。

★筋弛緩剤

Ｓ医師は私から状況をきくと、「ミオブロックがいいよ」と一言だけ答えました。ミオブロックは筋弛緩剤で、手術時に全身の筋肉を弛緩させて手術しやすくするときなどに使われる薬です。

こういう状況で筋弛緩剤を使うという発想は、私自身にはまったくありませんでした。しかし、長年、呼吸不全の患者さんに人工呼吸器を装着してきた経験から、私は筋弛緩剤の効果発現時間が身体部位により異なることを見てきていました。ですから、筋弛緩剤も薄めて少量点滴投与で使えば、呼吸筋を弛緩させる前に、一番効きやすい顔面筋や喉頭筋に作用し、苦しげな表情と喉の力を抜いてあげられると考えたのです。

私はその足で、ミオブロックを保管している3階のＩＣＵに行き、薬を受け取ってＡさんの病室に向かいました。病室の前のナースステーションに立ち寄って、点滴用の生理食塩水のバッグにミオブロックの1アンプルを溶かしこみ、そのバッグを自分で病室に運び込みました。病室で、自分の手でバッグを吊り下げ、点滴を始めたことを、いまでも古い映画の一シーンのようにはっきりと覚えています。

午後七時前に点滴を開始。その点滴の一滴一滴に祈るような思いを込めました。数分後ゴーゴーという狭窄音が弱まったので、すぐ点滴の栓を閉じました。

午後七時三分ころ、Ａさんの呼吸が止まりました。ナースステーションから心電図モニターが運び込まれ、家族は一時騒然として叫び声もあがりました。

叫び声がすすり泣きに変わったころ、私は心電図モニターを示しながら、呼吸が止まっても低酸素に強い心臓はしばらく動いていることをご家族に説明しました。

午後七時一一分、Ａさんの心臓が停止しました。

「ご臨終です」と伝えると、家族はベッドに突っ伏して、わあわあ泣きました。

Aさんの死顔はほんとうに穏やかで、ミオブロックを少量でも使ってよかったと胸をなでおろしたのです。

死因は無酸素性脳症、その原因は気管支ぜんそく重積発作と記載しました。気管支肺炎を入れるかどうか一瞬迷いましたが、ぜんそく脳障害の結果であり、簡素化したほうがわかりやすいと判断しました。

一時間余りの須田医師の看取り医療措置が、安楽死に該当するかあるいは殺人罪に該当するかが問われた裁判である。——すなわち、須田セツ子の言うごとく《死因は無酸素性脳症、その原因は気管支ぜんそく重積発作》なのか、それとも《死因はミオブロック投与によるもの》か、それが争点になったものだ。この場面を通り一遍に読んでいたときは、須田医師への感情加担が働いていたこともあるが、死因がミオブロック投与によるものであろうとだからどうなんだ、死因の医学的解明がいずれであれ看取り医療に変わりない、それが私の考えであった。

ところが、ここに描かれた場面描写（傍線部分）を熟読し、私の中に暗雲が立ち込めた。とりわけ「Aさんの呼吸が止まりました。ナースステーションから心電図モニターが運び込まれ」に絶句した。——冒頭の「みなさん、見まもってあげてください」、最後の「Aさんの死顔はほんとうに穏やかで」とあるように、孫も含め十一人の親族がAさんの最期を穏やかに看取るための看取り医療、その初発の抜管(注)においても心電図モニターを用意しない粗相を行なうとは何事か。心電図モニターに注視していたのは看取りの現場にあらずナースステーションの看護婦だとは！看取り医療措置という大事（須田医師にとっておそらく初めての経験だったに違いない）を主治医である須田医師はあまりに軽々しく行なったことではないか。

「チューブで支えていた舌根が沈下し、気道をふさ」いでしまい、「Aさんが上体を持ち上げ、背をのけぞらせて、~苦しそうな息づかい」をもたらしてしまった致命的なミスはそのことと無関係ではないはずだ。そのうえ、「ミオブロックを少量でも使ってよかったと胸をなでおろした」はずの須田セツ子はカルテに「死因は無酸素性脳症、その原因は気管支ぜんそく重積発作と記載」とくる。医療にいくら無知な私にも詭弁がいやがうえにもひびいてくる。この瞬間、裁判係争問題（所詮は法による裁き・執行猶予付き判決。医師にとって大問題になる医師免許が剥奪されたわけでない）などどうでもいい。事の出発点は須田医師のAさんに対する医療措置（その終局が看取り医療）にあると直観し、医療の素人であることを承知のうえで、Aさんに対する須田医師の医療措置はいかなるものかの検証に向かった。そこに見いだしたものは？

（注）抜管とは呼吸を確保する気管チューブを抜管すること。引用文の冒頭には「前回チューブ交換で抜管したときと同じように」と書かれているが、二日前の前回の抜管は、汚れた気管チューブを新しいものに取り換える《生き永らえさせるための抜管》であって《抜管によって死に導く看取り医療のための抜管》ではない。この二日の間に、家族においても須田医師においても、Aさんに対する対応（生かすか、静かに死なすか）の判断に激変が起きた、それあっての《看取り医療》であることに留意。

2

ここでは、内部報告書よりS医師の証言を紹介する。

S医師は当日夕刻に別病棟の読影室で作業していたところ、主治医の「これから抜管する」との言葉を聞き、サポートの必要な再挿管を想定し自発的に患者の病室に近いナースステーションで待機していた。その後、ドルミカムを打っても呼吸が下がらないので何を使えばよいかを主治医に質問され、再挿管して人工呼吸器を装着していると思って麻酔科が使うようなミオブロックとマスキュラックスがあると答えた。

須田医師の言葉「これからどうすべきかを考えるために〜そのへんを一回りし」てS医師に会ったのは読影室の前ではなくナースステーション、須田医師がS医師と読影室で出会ったのは看取り医療に入る直前のことになる。

Aさんが穏やかに息を引き取るための看取り医療を医師に相談することなく一人決断した須田医師は、看取り医療を粗相なく実現することへの不安を鎮めるために読影室で思案していたところ、S医師に出会い気管チューブ抜管の話をする。S医師がナースステーションに入ったのはどの時点か分からないが、須田医師が行おうとする気管チューブ抜管を病院で当たり前に行われる医療行為と受け止めたS医師は補助のために心電図を見ながら待機していたところに、看取り医療の場を出てナースステーションに入ってきた須田医師の質問に「麻酔科が使うようなミオブロックとマスキュラックスがある」と答える。人工呼吸器を装着しない抜管、ましてや死に導く看取り医療のための抜管など想定外のS医師は、Aさんの呼吸が止まったことを知らせる心電図モニターを見て驚く。

私が絶句した「Aさんの呼吸が止まりました。ナースステーションから心電図モニターが運び込まれ」の謎を解くにこれで十分だろう。

3

それでは、看取り医療の場面に戻るが、『予期せぬ急変』の冒頭には「ところが2、3分後に、予想もしなかったことが起りました。／突然、Aさんが上体を持ち上げ、背をのけぞらせて、苦しみだしたのです。体をけいれんさせ、ぜいぜい、ゴーゴーという苦しそうな息づかいが部屋中に響きわたりました」とある。

呼吸器内科部長であった須田セツ子は「チューブで支えていた舌根が沈下し、気道をふさいでしまったことが原因ですが」とあっさり書いているが、抜管にあたって、舌根の沈下を引き起こす可能性を予測しなかったのか。ぼくの感じる大きな疑問の一つだ。もちろん、《生かす》ではなく《殺す》を目的にした抜管なので多少手荒であっても構わないとの意識が働いたとしても不思議ではないと思いもするが。

続く「それまで微動だにしなかったAさんが、上体を持ち上げ、のけぞらせ、顔を苦痛にゆがめて奇異呼吸をはじめました」はどうか。まさかこのような事態が起きるとは予想しなかっただろうが、この事態をどう判断したのか何一つ伝わってこない、これが第二の疑問だ。

その疑問を解くために、時間をさかのぼり読影室における須田医師に目を向けたい。

ご家族がやってこられる夕方までまだ時間がありました。

その後も「つらい」気持でカルテに記載したり、病院内で一番静かな読影室（画像診断室）でレントゲン写真を読んだりしていました。

私を「つらい」気持にさせたのは、なんといってもAさんを助けられなかったことであり、ご家族にも「つらい」思いをさせてしまったことです。

私の予想では、抜管後Aさんの呼吸は弱くなっても、一晩くらいは家族に見まもられながらがんばってくださるのではないかと考えていました。そうすれば、再挿管せず、自然なかたちで最期を迎えていただくことに、私自身を納得させられるかもしれません……そんな思いが浮かんでは消えて、つらいな、と思いつつ写真を見ていました。（傍点・小野田）

抜管に向かう直前の気持を思い出しては文章にするがゆえセンチメンタルなトーンが強くもたげるにしても、画像診断室での話なかんずく傍点部分が何とも気になる。須田セツ子の夢想としては「抜管したあともしばらくはAさんにがんばってほしい」「一晩くらいは家族に見まもられながら」は分かる。しかし、医師としては夢想にすがるわけにはいかないはずだ。抜管によってAさんの呼吸は徐々に、あるいは徐々に弱くなって息絶えてゆくイメージ（いずれにしろ理想的な看取り医療＝自然状態での死）にすがるだけで、医師であれば、抜管によってAさんは理想的な看取り医療通りに死んでゆくとは限らない、**Aさんの身に起きうるケースを冷静に思い浮かべ、不測の事態に対処するための準備と心構えをするのが当然だから**。理想的な看取り医療通りにいかなかったときにはどうするか、そのための準備をいかにすべきか。画像診断室でそのシュミレーションをこそすべきであったはずである。——医療に素人の私だが、どうしてもそのような想像にかられる。いや、私の気質ゆえか、素人を口実に判断停止して引き下がるのは素人を方便にした逃げ口上ではないか、そのような気持ちにかられる。そこで医療の素人である私であることを前提に私の考えを述べる。

Aさんは気管支喘息ゆえ呼吸器内科の診療を受け須田セツ子が主治医となったが、抜管から始まる看取り医療となれば、Aさんの身体全体を考えなければならない。したがって、呼吸器内科だけの狭い視野で判断せずに、脳神経内科や心臓内科や循環器科や整形外科や外科などの専門医の判断を参考にすべき、何よりそのことを思い浮かべるが、より具体的に考える。①喘息発作による酸欠が何より致命的な脳障害引き起こした。②大脳機能は回復不可能と思われる損傷を受けているが、脳幹は少なからず生きている。③喘息発作で病院に運び込まれる直前まで、気管支喘息をかかえつつ型枠大工の仕事をしているので、病魔に冒された肺および気管支、そして脳の障害に比して他の身体機能（内臓諸器官、とりわけ腕や肩、背筋や腹筋や大腿部の筋力など）は人並みの余力を未だ残している。④抜管すれば舌根が沈下することを既に経験している。⑤年齢も五十八歳、身体機能が総合的に衰えていく老衰とは異なり、身体機能は極端にアンバランスな状態にある。具体的には以上の五つが浮かぶ。

加えておくことがある。抜管から始まる看取り医療にいよいよ取りかかるというのに、医師として最も必要なAさんの総合的な身体条件を冷静に考察せずに感傷にふける。須田著作から否応なく伝わるものだ。抜管すればAさんの舌根が沈下し呼吸困難に陥ることを考慮しないで抜管に取り掛かる初歩的医療ミスは、画像診断室での須田医師のあまりにセンチメンタルな夢想がもたらしたものと、わたしには思われる。第一と第二の疑問に十分な答を出したとは思わないが、私の素人判断はここで終え、先に進む。

4

これぞ最大の疑問、疑問というより最も興味を抱く推測に移る。家族が見守る看取り医療ではなく、Aさんの延命措置中止の医療行為（死なせること）が須田医師と看護婦だけで行われ、かかる予期せぬ出来事に遭遇したならば須田医師はどのような対処をしただろうか。――親族が見ていない密室での出来事なので須田医師は、多少は取り乱したとしてもあれほどまで取り乱さずに《Aさんのご臨終》を迎え、「死因は無酸素性脳症、その原因は気管支ぜんそく重積発作」の死亡診断書を添えて《安らかな死に顔のAさん》を家族に引き渡すことができたに違いないと思うのだ。そうすれば、須田医師の終末医療措置のことなど私たちは知ることもない。このような推測を私に強いたのは、二十歳に達したばかりの医学部志望植松の作品および牛丸の感想（作品80・二三八～二四一ページ）である。

病室での出来事までを責任を負うことの出来る医者は、～安楽死の合意を表情から読み取った瞬間、静かに病室から退席してもらい、医師の全責任で安楽死を実行し、息を引き取った安らかな死に顔を身内（遺族）に引き合わすことがあってもいいのではないか。

牛丸の感想「～しかし、そのおこがましさこそが安楽死実行に必要なものなのかもしれない。なのになぜかわたしには彼の文章にいやーな清潔感を感じられた。ふいに消毒液のにおいを嗅いでしまったような。（傍線・小野田）

植松の言葉を須田セツ子はどう聞くだろうか。加えて、なんとも素敵な牛丸の感想をどんな気持ちで受け止めるだろうか。

5

最も大きな疑問を最後に投げかけた。私がこれまで紹介してきた数々の安楽死事件からは、幼子を含め十一人の親族を前にした看取り医療など想像だにできないことを、植松の言葉によって気づかされたからである。それでは、須田医師は、かかる身に余る無謀な試みへとなぜ走ったのか、そこに話を移したい。

読影室で夢想する直前の出来事を須田セツ子は次のように語る。

一六日の午後、奥様に病状を説明するために、Aさんの部屋に行きました。

奥様はAさんのベッドのそばにいて、挿管チューブを指して、私にこういったのです。

「この管をはずしてほしいです」

「えっ？　これを抜いたら呼吸できなくて生きていけませんよ」

「わかっています」

「早ければ数分で最期になるということもあるんです。奥様ひとりで決められることではないんですよ。みなさん了解してらっしゃるんですか？」

私は、奥様のこれまでのつらそうなようすを見ていたので、とうとうそういうお気持になられたのかと思いました。（中略）とにかく、家族全員に集まってもらい、直接、意思を確かめなくては、と考えていると、奥様の口からこういわれたのです。

「**じつは今晩、みんなでここに集まることになっているんです。今日、やってください**」

私としては、「そういうことであれば必ず全員集まってください」というほかありませんでした。

私はその日の月曜日もフルート・レッスンの予定でしたが、奥様の真剣な眼差しを前にしては、とてもそんなプライベートな話をいえる状況ではありませんでした。

また、Aさんは一家の大黒柱で、まじめに仕事一筋に頑張ってこられた姿を、私自身、長年の外来診療で見てきました。私は一〇年以上Aさんの外来主治医であったにもかかわらず、このような重積発作を起こさせてしまい、重い脳障害から助けてあげることもできません。ですから、そんなAさんの最期を、みんなで見まもりたいというご家族の思いに共感できたし、その最期の願いくらいはかなえてあげたいと思ったのです。

(中略)

チューブを抜いてしまったら、数分で亡くなる可能性もある。そのためにも、家族にはその場に立ち会ってもらい、Aさんの最期を見まもっていただかなくてはなりません。私はひたすら、抜管したあともしばらくはAさんにがんばってほしいと願っていました。

(中略)

先ほど「抜管すればAさんの舌根が沈下し呼吸困難に陥ることを考慮しないで抜管に取り掛かる初歩的医療ミス」と述べたが、その逆、家族からの抜管の強い要請に従ってやむにやまれず抜管に踏み切った須田医師の姿が浮かんでくる。説明を加えれば、Aさんが長男の車で帰宅する途中にぜんそく発作を起こしICUに運び込まれた二日も月曜日、フルート・レッスンのため定刻に病院を出たためAさんと対面したのは二日後の四日、そのときすでに重積脳障害のため意識不明に陥っていたAさん。ぼくにはわかりようのない《複雑な致命的なハンディ=心の重圧》を背負いつつ、最終的に看取り医療へと向かわざるを得なかった須田医師。

ここで、東海大大学病院事件(二八三ページ)にも触れたい。

昏睡状態が続く患者について妻と長男は治療の中止を強く希望し、助手は患者の嫌がっているフォーリーカテーテルや点滴を外し痰引等の治療を中止した。長男はなおも「いびきを聞くのがつらい。楽にしてやって下さい」と強く主張。医師はそれに応じて鎮痛剤、抗精神病薬を通常の二倍の投与量で注射したがなおも苦しそうな状態は止まらず、長男から「今日中に家につれて帰りたい」と求められた。そこで助手は、塩酸ベラパミル製剤を通常の二倍量を注射したが脈拍等に変化がなかったので、続いて塩化カリウム製剤二〇㎖を注射し、患者は同日、急性高カリウム血症に基づく心停止により死亡した。（傍線は小野田）

須田医師のごとく二週間に及ぶ錯綜する気持ちの果てに行き着いた看取り医療とは異なるとはいえ、医師を追い詰めるに十分すぎる長男から突然吐かれた二つの言葉によって一気呵成に死へと追いやった助手の行動は須田医師に重なるといえまいか。

(四) 安楽死論議に別れを告げるにあたって

日本の医師が手を下した安楽死（延命措置の中止）がどれだけ行われたのか、統計を取ろうにも迷路に入り込むのが関の山（治外法権の特権が与えられている病院内での出来事ゆえ）。だが現実にはミスジャッジが起き、その報道を通して知る安楽死七件、そのうち裁判係争に発展しかつ有罪判決を受けた二件について概観した。

1

ところで二〇一〇年五月二三日付讀賣新聞朝刊に「ＡＬＳ治療　専門医九人『呼吸器外した』」との報道がなされた。「全身の筋肉が徐々に動かなくなる難病の筋萎縮性側索硬化症（ＡＬＳ）の治療で、調査に回答した医師の約二割（二八七人）が、患者や家族から生命の維持に必要な人工呼吸器を外してほしいと頼まれた経験があり、うち九人が過去に外したことがあると答えたことが、北里大などの調査でわかり」、「調査の概要は二二日、東京都内で開かれた日本神経学会で発表された。昨年三月、日本神経学会の専門医約四五〇〇人に行い、一四九五人から回答があった」、「人工呼吸器を外す権利については、今後、何らかの条件がクリアできれば認めるべきとの答えが約六割だったのに対し、『認めるべきではない』は二四%だった」というものである。

私の感じたことから述べる。第一に、現段階では不治の難病といわれるALSの治療について専門医における回答率が三分の一とはあまりに低すぎると思うが、考えてみれば、神経科医といえどもALS治療に携わる医師は限られると思われるので了解できようか。第二に、医師の約二割（二八七人）が頼まれたとは、それを心に思った患者や家族は二割をかなり上回ることを物語る。第三に、質問内容にもよるが、過去に外したことがあるとの回答九人（三〇人に一人）は、あまりに少ないのではないか。日本人の気質からして、実行しても他言しない医師がかなり存在することを念頭に入れても。第四に、『認めるべきではない』の回答をせいぜい一〇%と予想したので二四%には驚かされる。

以上四つを羅列したが、過去に外したことがあるとの回答が三〇人に一人、『認めるべきではない』の回答が四人に一人のデータに焦点を当て、そこから想像される三つに触れたい。

第一に、患者の生命を救うことを使命にしてきた医療には、もともと《延命措置の中断》を認める辞書はない。しかもまた、《延命措置の中断》は刑法が犯罪と規定する自殺幇助（ないしは嘱託殺人）と関連する。医師（医療従事者）は、当然にも、このような歴史的な価値観の拘束を受ける。

第二に、難病を克服するための医学の努力（医療の技術的側面）は客観性を持つので歴史的に蓄積されるが、難病におちいった患者の感情や生命力および家族関係（医療の人生的側面）は個々的で個人差が大きくそれに関わる医師の努力は容易には歴史的に蓄積されるものではない。医療が抱える二重性をどこまで見定め医療に携わっているかが問われる。

第三に、入院する難病（ALS患者）を担当した医師は患者（その家族）との間で意思疎通をはかる努力をどのように行っているのか、たいへん難しい問題が持ち上がる。意思疎通をはかる努力をするほどリスクを負うので、疑問を心に抱いても多くは既成の医療常識のレールに従っていくのではないのか（教育にかかわってきた体験から、それを感じることでもあるが）。

私の感じた三つを述べたが、最後に、もっとも気になることを問題にしたい。専門医への質問なので、新聞には掲載されなかったシビアで深い質問が行われたに違いない。そこで「医師の約二割（二八七人）が、患者や家族から生命の維持に必要な人工呼吸器を外してほしいと頼まれた経験があり、うち九人が過去に外したことがあると答えた」を例にする。二八七人のうち二七九人は人工呼吸器を外してほしいと頼まれながら外さなかったと答えたので、その理由への質問が当然にも行なわれたと考えられる。その前提で、想像される質問事項を私なりに作成してみる。複数の回答が当然であることを前提にして。①いかなる動機であれ、死を導く措置を行なうことに倫理的な疑問を感じる、②死とは生の行き着く復元不可能な最終なので、それを医師が人為的に決めるのは患者に対する医師の傲慢である、③家族の感情に流されて死を早める措置を行なうべきではない、④家族の感情はいつ、どのように変わるか分からないので、その感情を鵜呑みにして行動に移すのは軽率である、⑤家族の感情を受け入れて行動に移すだけの自信はない、⑥家族にしてもしょせんは自分可愛さ、私も自分が可愛いので過剰なリスクを背負いたくはない、⑦家族が本当にそれを望むのであれば自分で外せばいい、⑧終末期医療に関するガイドラインが定まっていないので、うかつな行動にでるべきでない。浮かんできた八つを羅列した。

終末期医療における《延命措置の中断》を医療関係者の間においてさえつきつめた議論を困難にするのはなぜか、東海大事件および須田医師の看取り医療に関して医師の側から突っ込んだ分析がなされないのはなぜか、それを念頭に調査報告から私の感じる疑問を述べた。

2

ここで、星野一正とは趣の異なる《まことに奇妙な日本人医師の話》を紹介したい。奥野修司『看取り先生の遺言』（文藝春秋・二〇一三年）である。なお、《看取り先生》とは、一九五〇年生まれ、二〇一二年九月にがんで逝去した岡部健医師のこと。

宮城県を中心に末期がんの患者に在宅医療を展開し、自らも末期がんで余命一年足らずの宣告を受け（第一章のタイトルは「余命十カ月」、副題に「胃癌が肝臓癌に転移」が副えられる）、奥野の口述筆記に助けられ『看取り先生の遺言』が出版される。

それでは、私が気に入った二つの岡部語録（第二章と第三章より）を紹介する（後はとるに足らず）。

その1

第二章　抗がん剤は薬ではない

治るがんと治らないがん

面白い話だが略

抗がん剤をすすめられたら

もし、抗がん剤を使うかどうか迷っている患者さんがいたら、私ならこう言う。

「自分の命を担保にバクチを打つんだから、自分が納得するまで調べなさい。昔と違って、今はネット上でも正確な情報が得られるようになったのだから、カス情報ではなく、正確な客観情報を集め、バクチだと知ったうえで判断しなさい」

この文に触れガチンときた。「テメー、自分に対してはもちろん、医者にも気弱になった患者をいいように操る暴君か。オレが患者ならその鼻持ちならぬ貴様の胸倉を捕まえ叩きのめしてやるさ。とまあ気力だけは漲っても、体力が降参。その上にあぐらをかいた言葉だととりあえず我慢し、その先に進んだところ……

最近は高齢者でも抗がん剤治療を受ける患者さんは多いが、何歳までなら大丈夫なのかと訊かれることがよくある。基本的には七十五歳までである。その理由はこうだ。

その人の体力にもよるが、一般的に臨床試験は七十五歳ぐらいで線引きしていて、それ以上の高齢者を対象にしていない。つまり、七十五歳以上は観察領域外であり、その抗がん剤が効くかどうかのデータがないのである。抗がん剤自体がリスクをともなう上に、高齢化すれば当然、動脈硬化などさまざまな疾病が進行しているはずだから、別の合併症をつくる危険性が非常に高くなる、まっとうなところはすすめないはずである。

国立国際医療センターで二〇〇四年二月に胃癌切開手術を受けた私は、幾度となく病院のモニターに放映される治験の説明を興味深く見てきたが、治験の対象はおおむね六十五歳までだったと記憶する。なるほど、七十五歳で線引きされていたのか。確かに七十五歳以上を治験の対象にすれば危険が伴うからな。納得させられる。

そのⅡ

第三章　治らないがん患者のための医師に

死なせた患者の顔

一時期、抗菌病研究所付属病院に「アツミ病」が妖怪のごとく吹き荒れたことがあった。アツミさんという患者がなぜか立て続けに亡くなった。それで一時期はアツミという患者の主治医にはしないでくれと先輩に泣きついたこともあった。

その先例を作ったのが私自身だったのだ。

手術は患者の体力が絶対条件なのだが、当時はそれを無視して手術に持ち込むケースがよくあった。早期がんが見つかった患者さんを、本人が嫌がっているのに、「やれば治るチャンスがある」なんて無理やり説得して手術するのだが、これがけっこう術死しているのである。

（中略）

アツミさんもその一人で、術中に出血多量で亡くなった。狭心症なんかの合併症を持っていたから、万全の体制を整えて準備したのに、執刀医が誤って血管を外して出血死したのだ。私は麻酔を担当していたのだが、術後にどんどん血圧が下がってくるので、麻酔を覚まして血圧を上げた。いったん意識がもどったところへ、執刀医がドレーンを開けたら大量出血してしまい、止血できなかったのである。麻酔から覚めていたから、悔しそうに私の目を睨みつけながら死んでいった。これは本当につらかった。今でもあの日は忘れられない。

（中略）

あのとき私が手術をすすめなければこの人はまだ生きてたんじゃないか、今でもそう思う。

外科医というのは、そういう痛い目にあって成長していくのだと思う。責任がこっちにあるのが痛いほどわかるから、「とにかく、あれをやっちゃいかん」と学んでいくのである。ところが化学療法で亡くなっても、がん死なのか抗がん剤で亡くなったのか判然としない。投与の判断を間違っても、判断が間違ったかどうかもわからないし、私のように睨み付けられることもない。痛い目にあうことがないから、化学療法の部門はいまひとつ進歩がないんだと思う。（aとbの傍線は小野田）

ぼくの感想

（その1）
まずbから。外科手術に比べ化学療法が不明瞭であることは素人にも分かるので納得。それでは、放射線療法はどうなの？　これは素人には判断がつかない。そこまで踏み込んでほしかった。

（その2）
aに移る。「昔の外科医なら、たいてい患者を殺しているはず」はしばしば耳にしてきた言葉、どこか他人事のように。他人事ではなく自分の実体験として語った言葉を聞くのは初めて。それを《死ぬ前にどうしても残しておきたかった》ということか。

（その3）
素人目から見ても、この医療ミスは執刀医によるもの、麻酔担当の岡部医師の責任じゃない。その岡部医師がうらめしそうに睨まれる。連係プレーの難しさか。二人の立場が入れ替わっていたら話はどうなったかをあれこれ推測し、結局のところ私自身が行ってきた数々の苦々しい体験が思い出されるのだが……

（その4）

もう一つ。「当時は～早期がんが見つかった患者さんを、本人が嫌がっているのに、『やれば治るチャンスがある』なんて無理やり説得して手術するのだが、これがけっこう術死している」の言葉。あまりにあっさり言っているので深く考えず「ほー、そうかいな」と聞き流したが、「ちょっと待てよ。本当かい」と聞きただしたくなった。

そーか。抗菌病研究所付属病院(注)で流行った「アツミ病」を想定すれば、この話は当時の日本のがん治療の一般的な対応と考えるのは早とちり、ある程度までこの病院の特殊性ではないかと思われる。第三章のタイトル「治らないがん患者のための医師に」がそれを裏打ちするようだ。このタイトルには、がん治療の先端を求めて突っ走った岡野医師（セギン正看護婦いうところのヒロイズム）の自戒が示されているから。そもそも岡部医師が自分の病院外で起きた術死の事実をそう簡単に知ることなどできないだろう。

（注）抗菌病研究所付属病院とは日本で屈指の医学部を誇る東北大学の附属病院。抗菌とは結核治療医学、結核退治がおおむね終了し、がん退治が医学界における最大の課題へと移行した時代に岡野医師はその世界に飛び込んだと思われる。

抗菌病研究所付属病院における医師のスタンドプレーが引き起こした数々の医療ミス、自分もその実行者の一人であることの《告白》を介して《世の中には知られていない無理な医療行為によって「殺してしまった」事例があちこちに埋もれている》ことへの注意を世に告げ知らせる岡野医師と了解したいのだが、どうしようもなく解せない疑問が残る。「アツミ病患者」の術死の数々、一例ぐらいは医療ミス訴訟事件に発展して不思議じゃないはず。この病院は隠ぺいの名人だったのか。奥野はなぜそのことを問いただそうとしなかったのか。なんとも、うさんくさいのだ。

五　シモーヌ・ヴェイユ『権利と義務』を読む

なぜ《安楽死》ではなく《介護》なのか、このテーマに移る前に、シモーヌ・ヴェイユ『権利と義務』を問題にするが、その理由を三点にわたって語っておきたい。

第一。私がオランダ安楽死にこだわった最大の理由が「オランダ刑法四〇条が定める不可抗力」および「二つの義務の狭間」にあることを再三にわたって触れたが、その出発点（二一九ページ参照）においても「二十世紀フランスから生まれた稀有の女性思想家（殉教の実践思想家）シモーヌ・ヴェイユをもってしても『義務は権利に優先する』と唱えはすれ、【権利を禁句にし、義務だけを背負った思考（思想）】を語りはしなかった」と述べ、加えてシモーヌ・ヴェイユ『権利と義務』を問題にした最首悟『星子が居る』（世織書房・一九九八年）を通して最首の娘が重度の障碍者であることをはじめて知る。植松容疑者がやまゆり園で引き起こした惨劇直後の一六年秋の事である。

第二。二四三ページに紹介した宮沢麗子の作品の評註で「前回の医系論文テーマ『権利と義務』において精彩を放った女性軍がそろって感想文を書けずの討死」と指摘した。じつをいえば、受験勉強による学力一本やりの大学入試の弊害を克服する目的で論文を課す大学の動向をいち早く察知し駿台に論文科を新設させ、食いぱぐれの元学生運動家に食い扶持を与えた最大の主役が最首、そのおかげで医系と理系を担当した私だが、九〇年度医系論文テキストに『研修医の手記』および『権利と義務』を選んだのも最首。加えれば、九〇年末に開かれた駿台医系論文講師の会合を最後に過去の人になった最首が二十六年後に『星子が居る』を通して私の眼前に現れるが、その触媒になったのがシモーヌ・ヴェイユ『権利と義務』

である。
第三。星野一生はもとより、トランプ政権誕生以来、デモクラシーや人権論議を賑わす言論界であるが、人権思想の根底をなす《権利と義務の観念》が問題にされないのはいささか片手落ちではないか。

(一) シモーヌ・ヴェイユ『権利と義務』(駿台のテキストより私の意訳)

義務の観念は権利の観念に優先する。権利の観念は義務の観念に従属し、それに依存する。ある人間が権利を行使するに当たって、その権利が行使されるのは、じつはその人間が権利を所有しているからではなく、行使する相手の人間がその権利を受け入れる義務を認めているからである。権利は、義務を前提にしてのみ成立しうるのである。義務は、それが認められたときすぐさま効力をもつ。義務は、それがだれからも認められない場合でも、義務としての性質を失うものではない。しかるに、だれからも認められない権利は、権利の効力を発揮することができない。

人間は一方において権利を有し、他方において義務を有すると言うことは意味をなさない。この二つの関係は、客体と主体の関係にある。ひとりの人間は、自分を個人として考えた場合、自己自身にたいして義務のみを有する。義務のみを所有するこの個人の観点から他人を考えると、これらの他人はただ権利のみを有する存在として立ち現われる。ところが自己自身に対して義務のみを持ったこの人間も、彼と関係を持ち、彼に義務を負っていることを認めた他人の観点から考えたときは、今度は権利を所有する人間として立ち現われる。宇宙にたったひとりしかいないと仮定するなら、その人間はいかなる権利も有せず、ただ義務のみを有することになろう。

権利の観念は、客体的範疇に属すことになる。客体として、外在性と現実性の観念と不可分である。では、義務の観念のみが成立する世界から、どのようにして外在的な権利の観念が生まれるのか。じつは、権利の観念は、個人において成立する義務が事実の領域にくだってくるときに出現するのである。権利の観念は、程度の差こそあれ、事実の世界や個々の具体的情況にかんする考慮を含むのである。したがって権利は、かならずある種の現実的条件と結び付いたかたちで現われる。それに対して、義務のみは無条件的でありうる。義務こそはいっさいの条件を超えた領域に位置している。

一七八九年の人たちは、人間の中に超越的な領域が実在することを認めなかった。彼らは、人間の現実的な事象のみを認めたのである。ところが、他方で、本来は超越的な世界でのみ成立する絶対的な原理を、人間の現実的な事象の中に指定することをのぞんだ。この矛盾が、彼らの言語と思想の混乱を導き、その混乱は、現在の政治的社会的混乱のなかにも多分に尾を曳いている。永遠なるもの、普遍なるもの、無条件的なるものには、人間の魂の深奥にある部分に結び付く様々な観念が宿っていることを忘れ去った。

義務は個々の人間しか拘束しない。集団が集団に対して負う義務なるものは存在しない。しかしながら、一つの集団を構成し、それに奉仕し、それを指導し、あるいはそれを代表するいっさいの人間に関しては、集団に関係した生活の部分においても、それとは独立した生活の部分においても義務が存在する。自己の内部に集団の生活および生存が不可分に入り込んだ個人を成立させているからである。

(二) 解説（私の解説は、生徒が書き終えた後に手渡したものである）

1 立論の方法

1

果たして、人間に権利および義務が存在するのであろうか。異なる表現を行なえば、権利や義務の観念がいつごろから人間に宿るようになったのだろうか。文化人類学や歴史学の興味をそそる問題に違いなかろうが、全くの門外漢である私はそれとは異なる観点から考えてみることにする。

この世に生を受けた人間が生きていく上で禁止条項（タブー）が先験的に存在するのだろうか。彼女とは異なって、私のように神を排除したところで思考すると、どうしてもこの立論を避けることができない。これをまともに相手にして論ずると、とどまるところを知らぬことになるので、この立論を中断する。ともかく人間は集団と関係しつつ生きる。そこになんらかの《掟＝禁止条項》が発生し、それを必要とせざるをえない。それが不本意で、人間を歪めるものであってもそれを必要とする。《欲望を生々しく発現することに、人間の肉体と精神は耐えられない》――そのために必要とした妥協こそが、掟、禁止条項、そして社会秩序を作り上げたという推論は果たして暴論であろうか。ところでこの立論も問題が大きすぎるので中断する。

2

長老支配であれ、絶対君主制であれ、掟の拘束が強い社会にあっては、権利と義務の観念を生じない。

特殊な個人の頭脳に宿ることはありえても、社会に通用する概念としては成り立たない。権利と義務の明瞭な観念は、集団に対して相対的に独立した個人意識に重心を傾けなければ成立しない。八百屋のおっさんの権利と義務は、シモーヌ・ヴェイユの権利と義務と交わらないのである。

国家というものが、自然共同体の水準であったり、あるいはまた、幕府のものであったり、ルイ十四世のものであった絶対制、正確には勝利した人間（集団）の所有物としての国家である限り、シモーヌ・ヴェイユの権利、義務の概念は社会概念としては成立しない。前者においては個人は自然共同体に融合することが前提にされ、後者にあっては個々の人間は最高権力者の臣民であるから。臣民は最高権力者の帮間であることによって生存の道を開くことができる。切腹する武士は義務を遂行したのではなく、掟を実行したのである。

だが、近代社会は国家が権力者の私有物ではなく、公的な性格を持つという社会観念を作り上げ、ここにおいて、公的な国家と私との関係、義務と権利の社会観念を要求するに至った。

3

そこでシモーヌ・ヴェイユの思想に戻ろう。「義務の観念は権利の観念に優先する」

ここでの論の展開を無視しよう。また、権利は他者との関係で生じる概念であるというシモーヌ・ヴェイユの論もどうでもいい。義務、権利の概念を用いたとき、人間は自分自身にたいして、自分の生存が権利に属すのか、義務に属すのか、その両方に属すのか、そのいずれにも属さないのか、大別して四つの問いが生まれる。

ここでシモーヌ・ヴェイユは「宇宙にたった独りしかいないと仮定するなら、その人間はいかなる権利も有せず、ただ義務のみを有することになろう」という象徴的な仮定的理屈を導入する。果たして、そうであろうか。私の考えは全く異なる。

この虚空の人間は自分と宇宙にいかなる義務をも負うことがない。権利などという野暮な概念を用いるまでもなく生きる権利のみを所有し、この孤高な個人には義務の概念は生じない。【生きることは生命の意欲】だから。抽象的な論理仮説を立てるならば、そうなると考える。しかしこの場合の権利とは「生きることそのもの」なので、倫理的な意味合いをもった権利、義務の概念とは異なる。

生命の意欲としては、どうしてもそうなる。だが、この孤高な世界に棲む人間は、自分の生命に対する自己意識が働く。まさしくこの自己意識が、神を創造したように義務の観念を創造する。

生命論の観点から言えば自己意識は生命の所産であり生命に隷属するが、生命論に身柄を委ねられないところに自己意識の特徴がある。自己意識は自らの生命に問いかけを行ない、生命に意味を与え、生命を背負おうとする。生命を背負うとは、そこに義務の観念が生じることを意味する。自己意識は自己の生命にたいして義務を負うのである。

さる文学者が「死ぬときはただ白骨に帰すというつつましい考え、私はそれを人間の義務とみるのである」といったが、ここで義務を権利に置き換えたら馬鹿話になってしまう。義務であるからこそ意味ある思想になる。それは、生命に対する自己意識を語っているからである。

ここにおいて、ようやくシモーヌ・ヴェイユの論旨に近づいた。

そこで、義務と権利を現実の中で論じた部分、魂と世俗に義務と権利を分類した部分の二つに分けて、私流にゆがめて考えてみる。前者から問題にする。

2　権利と義務に関する現実的な考察

1

現代の社会において、社会的権利は、それがどこまで実行されているかは別にして、極めて明快に与えられている。財産権、仕事の権利、婚姻権、選挙権、被選挙権など枚挙に暇がないが、それを行使するしないの個人の権利も含めて、法律制度を通して、無数の権利が具体的かつ明瞭な姿をもって規定されており、曖昧さがない。もちろん、一例を挙げれば表現の自由権と個人の秘密を守る権利とが矛盾を生じるように、権利同士が対立を引き起こすことによって生じる権利の曖昧さは不可避的につきまとうが。いや、それこそが、裁判における係争の中心をなしているのだ。

それでは義務はどうか。納税の義務、義務教育、法律を守る義務など、これまた明瞭な規定が与えられている。だがそれは、自己意識としての義務とは無関係な社会的強制としての義務である。

ここでの権利と義務の大きな違いは、権利は法律による保護、義務は法律による強制にある。社会が与えた権利の行使は、社会が必要とする義務の履行という条件と結合し、国家と法律はそのコントロールの役目を担う構造をもっている。社会システムから神を追放した近代社会は、権利と義務をついに法律と結びつけたのである。シモーヌ・ヴェイユが問題にしたのはまさしくその点であった。自己意識としての義務が薄れ、義務が社会的強制力にされるならば、人間は限りなき堕落の道を歩むだろう。彼女のような高貴な魂にはそれが耐えられなかったに違いない。

つまり、諸個人は権利から出発し、その権利を行使するためには義務を履行しなければならないという構造を近代社会はつくりあげた。シモーヌ・ヴェイユの思想とは逆に、また彼女がかの革命を批判するように、権利こそが個人に属し、義務は集団からの強制という構造を、西欧文明は近代に至って作り上げたのである。

2

近代における義務は、法律による強制力以外のなにものでもない。法治国家と名付けられるゆえんである。そうであるからこそ、新たな問題が発生する。法治国家といいながら、法律が自動的に人間を統治しているのではなく、人間が動かしているのである。裁判官という人種がいるではないか。こうして、結局のところ、人間の問題に戻らざるをえなくなる。

法律による強制をもって義務とする社会、そこに生きる人間が法治国家を動かすのだ。もし、法に拘束された義務以外の義務を持たない人間によって、法治国家が運営されたらどうなるのか。シモーヌ・ヴェイユが第五段落で展開した問題はこのことであった。集団の指導者と大衆とは異なる、と。集団の指導者は法律による拘束では済まされない社会への義務、自由意志としての社会への義務を必要とされる。まぎれもなく、問題はここに帰着する。そこで、法律の垢がついてしまった義務という言葉に代わって責任と語ることにする。シモーヌ・ヴェイユの展開した論理や言葉の言い回しはともかくも、彼女が本当に言いたかったことは、権利の膨張によって引き起こされる責任の希薄作用にほかならなかった。義務は法律で束縛できる。だが、責任は精神（魂）に関わるものであるから、法律を超越した世界の問題である。自由意志としての責任とは、自ら引き受ける（他者に責任を転嫁しない）責任であるから、それを自己責任と簡潔に呼ぶことにする。ところで、人間の取ることのできる責任には範囲がある。その人間（個人）の行動の及ぼす影響までが責任の範囲だ。それを超えた世界の責任など実際には負うことができないから。責任は現実的なものである。さらにまた、仕事を通して発揮される影響に較べ、仕事以外の行動での社会への影響など無きに等しいではないか。かくして、自己責任とは仕事への責任を離れてはありえない。

南アフリカの飢えた子供に対して私は、思想の問題として責任を負うことは不可能ではないが、残念ながら実際の責任を負うことはできない。最低限、外務大臣にでもならない限りは。私の行なっている仕事ゆえ（もの書き業、教師）、「五千万人が飢えで死のうが、俺には関係ない」と、現実問題としては完全に突き放すのだ。申し訳程度の中途半端な責任は惨めで、綺麗事で済ます醜い無責任に通じる。しかし、外務大臣以上の権限をもつ政治家になったら私は一変する。思想としての責任など背後に追いやって、自らの現実的責任を、細心の注意を払いつつ、実現可能な範囲を見定め、実行に移す。話の分からない奴を恫喝し、黙らせ、なしうる可能性を実行に移さなきゃ政治をやる意味もないじゃないか。

以上のことから、行動（仕事）の性質および行動（仕事）の範囲によって責任の質も異なることが明瞭になる。仕事の影響範囲はまことに多種多彩、一筋縄ではいかぬ。抽象的な責任一般などというものは成立しないのだ。

政治家、なかんずく内閣総理大臣は、自らの判断と行動が全ての日本人はおろか外国にまで大きな影響を及ぼす。裁判官は原告および被告の人生に重大な影響を及ぼす。教師は、教え子の心の発達や将来の人生に大きな影響を与える。もの書きは、言葉の魔力を通して読み手の感情や思想や思考力を成育・発展させたり、逆に拘束する影響を与える。技術者は、生活の便利を与えることも、落ち度によって人身事故を引き起こすことにもなる。感情の発達や娯楽を与える魔術の世界に生きる芸術家は、魔術の使い方によっては人を狂わすことなど簡単にできる。経営者は、自らの判断ミスで、多数の勤め人とその家族の生活に多大な不安を与えることを起こす。ゴミの収集作業員は、仕事の手抜きによって、不快な臭いを二日間ぐらい振りまくこともある。まあ、いろいろあらーさ。

3

これらの仕事の中で、国家的・世界的な規模での影響範囲を持つのは、政治家（裁判官、行政官僚のトップ、財界のリーダーをも含める）、発明家、もの書き、芸術家の四つだろう。政治家や発明家は実際生活に関わる分野に関して、もの書きは文化の総体的な分野において、芸術家は情操や娯楽の分野において。もちろん、その内部に一人一人に大きな個人差があることを前提にして。責任とは、必然的に個性的なものたらざるをえない。

自己責任とは、自分の負った仕事への責任と離れたところにはないと述べた。しかもまた、これが重要なのだが、責任を論ずることの中に、責任はないのである。私は、今、言葉（文字）に表現する世界、つまり思想として責任を扱っているから、責任を論じているだけの話だ。それは私がもの書きのはしくれとして、論ずること・思考を大切にする仕事に従事しているからで、言葉（文字）に表現することを仕事にしていない人にとってみれば、責任を論ずることの中に責任がないことなど当たり前ではないか。「黙って実行せよ」に責任の性質がある（責任は騒音を消し去った極めて静謐な世界である）。それではもの書き業は成り立たないから論ずるだけの話だ。

ところが、現実に即して物事を考えることは当たり前のようで、たいへん難しい。責任感と責任とは異なるという程度の問題さえ、人は簡単に錯覚してしまうのだから。

責任は実際に果たすべきものである。しかるに責任感は人間の意志、感情、心の動き、つまり精神の問題である。もともとレベルが違うのだ。そこでもし、責任感が責任を保証してくれるのであれば、責任と責任感との間にどれ程レベルの違いがあろうが、問題は簡単・単純であり、私が責任の問題をこれほどくどく論ずることもない。責任感の強い人間はそれなりの比率で生まれるから。ところが、責任感が責任を保証してくれるわけではなく、責任には必ず才能（判断力）が問われてしまうから厄介な問題をもたらす。いや責任を果たすためには、責任感より才能（判断力）の方が遙かに大きな比重を占めてしまうのだ。それにとどまらない。責任感は心理的負担となって跳ね返り、責任を取る才能に磨きをかけることを阻害し、逆の結果を生むことがしばしば起こる。責任感の強い人間ほど、力み、肩に力が入り、精神の萎縮を引き起こす。責任感の空回りとそれによる疲労、そしてついに脱力の世界へと沈んでいく。その累々たる屍が歴史には埋もれているのだ。

ただ、次のことだけは言える。他人に大きな影響を与える仕事につく人間が、自分の仕事の世界に大衆（素人）面して登場し、被害者意識（不満分子）をつのらせることが社会風潮になったとき、まさしくその時、責任の空洞状態は取り返しがつかない事態に至るだろう（現在の日本は果たしてどうであろうか）。大衆面とは、才能の錬磨を放棄し、それゆえ被害者意識をつのらしていくことだから。

影響の大きい仕事につく人間が、自分の仕事の内容への深い洞察と適性の判断と才能の錬磨を心掛けて欲しいと念ずるばかりだ。自己責任とはこのことをおいてありえないから。

3　魂と自己責任を考える

1

次に後者の問題に移ろう。

義務と権利を法律に結び付けた近代社会を根底から支える思想はどのようなものだろうか。そこには、次のような人間観が宿っている。

第一に、人間の生きる力を支えているのはエゴイズムである。

第二に、かつて多くの思想家が考えたほど、人間は理想を希求する動物ではなく、はるかに経済的な動物である。つまり、神よりもはるかに動物に近い。

第三に、このような人間の性向を熟慮すれば、社会秩序から理想を排除し、エゴイストである動物にふさわしいように、エゴイズムを巧みにコントロールする社会運営を重視すべきである（法秩序の体系が精緻に出来上がったのは故あることだ）。

第四に、エゴイストである人間に権利を与えることは、不満を巧妙に拡散し、社会秩序を維持するために有効である。

第五に、これはほんの少数の思想家の中に、痛恨の念を込めて生まれたものだが、人間を理想に近づける努力は個人の世界であり、**社会に関しては理想の断念、理想への絶望を出発**にする以外ない。社会（国家）に理想を要求することは宗教的絶対国家を生みだすか、理想に耐えられぬ圧倒的多数の人間の叛乱によって崩壊する末路を迎えるか、いずれかにいきつくから。この思想は、遠くはモンテーニュ、やや毛色は違うがマキアベリに始まり、ホッブス、モンテスキュー、ボルテールを通して近代文明の思想的礎を築いた。加えれば、十九世紀後半、ロシアが生んだ文学者ドストエフスキイ『カラマーゾフの兄弟』の「大審問官」に絶妙な表現として結晶する。

第六に、人間への絶望（真に絶望することは生きている人間にはありえない）から、現実の人間にどのように戻るか。これこそが、十九世紀以後、近代文明が直面した思想課題（たかだか思想課題）である。

2

さて、第一から第四までは事実の世界（つまり、われわれが呼吸する肉体的、生理的、経済的欲望を基底においた世界）だから、われわれ一人一人の体に染み込んだものだ。シモーヌ・ヴェイユのような高貴な魂を持った人間にはこのような時代を受け入れることができない。また、第五の、人間への絶望を根底にした思想に誘われるには、彼女の背後にうごめく神の声（高貴な魂）は強力でありすぎた。

モンテーニュ、マキアベリ、ボルテール、ドストエフスキイは、美徳と共に相応の悪徳を備えていた。だが、**シモーヌ・ヴェイユはあまりに美し過ぎた**のである。彼女の気高い人格を否定すべき何ものもないが、残念ながら、己の思想を肉体を持った人間に下りて考察する思想の強靭さを欠いていた。

3

ここでようやく、最後の核心に近付いた。

我々の社会は、人間の動物性を根底にしながら、そこに理知的な工夫を加えることによって成立したものだ。法律も、経済も、技術も、科学も、哲学も、芸術も、そこには理知的工夫が働いている。人間の言語は、たしかに猫の泣き声の痕跡を持っいるが、遙かに理知的に工夫されたものだ。だが、理知は脳髄の運動で、脳髄の運動を実感できるのは本人だけだ。脳髄の運動は人間の中で最も伝達しにくい領域（それを最初に明示したのが分子生物学者ジャック・モノーである）。セックスにおいて、男であるぼくは、ぼくの快感と女の快感がどう違うのか、ありとあらゆるアンテナを張り巡らして模索するが、予測以上の何物も手にできずの連続を繰り返す日々を送らざるを得ない。しかし、脳髄の運動はそれどころではない。

独り独りの脳髄の運動を他者が認識する唯一の手段が言葉である。だが脳髄の運動と言葉とでは千里の径庭がある。独り考えているときの脳髄の動き（これは他者に伝達されない）と、他人に向かって表現する言葉（喋り言葉、書き言葉）とでは脳髄の動きはまるで違う。また、喋り言葉は眼前の人間に即興で紡ぎ出されるのに、書き言葉は眼前の人間に直接語られるものではない。そこでの脳髄の働きはまるで違うのだ。

そこに言葉の魔術が成立する。ましてや、理知だけではなく、感情の協力によって言葉は伝達される。人間の理知的工夫から生まれた言葉も、伝達される経路を通して無数の不協和音が混じり、魑魅魍魎の世界に入っていく。他人の噂話になると猛烈な好奇の眼を向ける人間ではないか。この化け物のような奇妙な動物にかかって、理知はもみくちゃに翻弄される。その苦しさは、理知に賭けた人間でないと分かりかねると思うが、化け物に謙虚に脱帽し、そこから理知を再生する以外に手がないのだ。理知を放棄するわけにはいかないのだから。そして、強弱を別にすれば、だれにも理知はある。

4

政治家、発明家、もの書き、芸術家こそが、社会的責任の大きな仕事だと述べた。さて、人間は生きている限りの時間しか責任の取りようがない。多くの人が、生きている間に死んだ後の準備を手回しよくしておくのは、死んだらそれで終わりだからだ。

ところが、もの書き（画家と作曲家と発明家を加える）は、死後の世界にまで巨大な影響を与える。政治家や臨床医の仕事が現世的性質をもったものであれば、もの書きの仕事は歴史性をもったものだ。死後、数百年たって歴史に甦ることなど幾例もある。しかもその大半は、もの書きの饒舌によって甦らされる。文字文明が成立した瞬間、歴史の伝承の構造に重大な変化をもたらしたのである。もちろん、印刷技術の発達に始まり、音声の記録、映像の記録の成功は、音の芸術、色と形の芸術、肉体の芸術、スポーツを、空間的にも時間的にも拡張する第二の革命を起こしたが。

だが、もの書きの仕事は、理知に最も深くかかわる仕事である。もし、人類という視野で責任を考えれば、責任を担うのは《もの書き》の仕事だ。十字架にかかって死んだイエスを甦らせたのは、ニーチェによって『悪の天才』と呼ばれたパウロだが、文字文明なしにはヨーロッパにおいて二千年の王国を築くことは不可能であっただろう。

5

私がものを書くのは、とどまるところを知らぬ大きな責任を含んでいるからである。**責任の大きな仕事は魅力的で楽しい。責任の大きな仕事だからこそ、それまで自分が気づかないできた才能を引き出してくれる。そして、才能に磨きをかけることを可能**にする。それが、ぼくの行き着いた最大の快楽となった。**死ぬまでの一生、最大限の快楽を堪能したいものだ。**責任というのはこのような形でしか取りようがない。

責任を義務に言い換えても同じこと。無限や最高や絶対や至高や最高の魂をいかに激しく求めても、それだけでは幽霊に過ぎない。己が為しえたことだけが全てだ。それゆえ、人それぞれの方法で、悪あがきしながら、自分の人生に工夫を凝らして生きるのではないか。それ以上の何を望みえようか。その意味では、人間はまことにつつましい動物だといえるかもしれない。――「死ぬときはただ白骨に帰すというつつましい考え、私はそれを人間の義務とみるのである」

私は人生の楽天主義者である。

(三)　駿台医系の六作品

作品１・清水めぐみ

（自分とシモーヌ・ヴェイユとの間で股裂きにあった典型）

「義務は権利に優先する」と彼女は言う。なぜだ。なぜ、彼女はそんなにはっきり言明できるのだ。

彼女はかくもはっきり言明しているのに、私の中では、依然として義務と権利の主客は、未分化のまま存在してしまう。義務とは何か？あらためて自らに問う。彼女は、義務こそは、永遠なるもの、普遍なるもの、無条件なるものとし、絶対的原理の側に立つものとしてとらえる。それは、あたかも天与のものであるかのように。それでは、私の中での義務とは、何なのだ。それは決して天与のものではない。少なくとも、そう捉えてきた。それればかりか、義務こそが現実的条件のかかわりの中で、後天的に生ずるもののように感じてきた。

したがって、もし義務か権利のいづれが天与のものであり、超越的普遍性を具備するものかと尋ねられたら、私は、権利をまず挙げるであろう。

しかしながら、彼女はこの考えを即座に却下する。権利を天与のものと捉えた時に、人間の魂の成長は忘れ去られるのだと。この言葉は私の胸をうつ。

義務と権利のいづれかが、絶対的超越性に立つ主体者であるのか。彼女の迫力ある言葉の前に声を失う私である。

作品2・河村紀子

宇宙にたった一人の人間がいたとする。その人間は一体どの様な義務あるいは権利を持つのか。彼は生きる権利を持つ。無神論者の多い我々日本人の考えは、ここまでで止まるだろう。しかしここに神や仏を持ってくると、彼は命を与えてくれたものに対して生きる義務を持つ。宗教の多くが自殺を禁じているのはこのためだろう。しかし、よく考えると神や仏を持ってきた段階で、宇宙にいるのは、彼一人ではなくなる。つまり宇宙にたった一人でいたら、という彼女の仮定は、人間が根源的に権利を持つ事を示すのではないだろうか。

私はむしろこう考える。人間は個人として権利を持っている。しかし自分以外の何かが存在したとたん、それに対する義務を負わされる。つまり人間は集団に対する義務を持つのだ。人と人との関係における権利と義務は彼女の言う通り、義務によって権利が生じるだろう。しかしそこに生じる権利とは、人間の持つ根源的な権利ではなく、表面に現われた一部でしかないのだ。人間が根源的に持つ権利の上に幾重にも義務が重なり、我々の目の前に現われる権利は、非常に細かなものとなってしまっている。それらの細かな権利は何枚もの義務のフィルターを通ってきているのだから、それだけを見ていれば「最初に義務ありき」と考えてしまっても無理ないだろう。しかし、彼女の言う超越的な領域に存在する義務とは何であろう。人間らしくあること、だろうか。では人間らしいこと、とは誰が決めたのか。宇宙に一人でいるなら誰が彼を批評するのか。またその基準はどこにあるのか。誰が決めたのか。

　この世に生きてゆく限り、自分以外の何物かが存在する限り、人間は他に対して義務を負うのだ。しかしそれはあくまでも他に対するものであって、自分個人に対して、人間は根源的に権利を持つのだ。

作品3・麻生知寿

らくがき

　もしかりに宇宙にたったひとりでいることができるなら、そこには権利はおろか義務さえ存在しない。義務は自己の内部から自然と湧き出てくるものではなく、あくまで具体的な対象があってはじめて存在しうるものではなかろうか。この世を超えた領域（あの世や神、霊界のことだろうか？）がこの世の現実性つまり実生活の中で必要なものを人間が自己を統制し、主張していこうとする上で必要な観念は必要に応じて生まれるもので、必要性のないところでは生まれ得ない。

①　しかし、だからといって現実性を離れたとき、義務が存在しえるとどうしていえるだろうか。義務を一切の条件を超えた領域、しいてはこの世を超えた（あの世）ところまで持っていっても義務は存在すると豪語する。義務は神が人間に与えた最も崇高な観念であり、だからどこにおいても存在できるとでもいうのだろうか。

②　義務は現実性とは切り離しえないものである。人間のもつ観念の多くは現実社会の中で必要になって生まれるものであり、我々が感じる諸々の義務の観念も、その一つなのではないだろうか。社会の中で生

きていくためになすべき仕事があり、それではじめて義務が生まれる。仕事がなければ、何もないのだ。義務は外界の刺激に対する対応なのであって、ある種の欲求なのではなかろうか。『義務』という十戒のような看板が宇宙の真ん中にぽっかり浮かんでいるわけではない。いっさいの条件がなければ何もないのだ。（傍点部分には、僕も衝撃を受けた。怖いよ、君らの洞察は！）

③ ゆえに私は彼女のあの世の義務の観念を理解しえない。彼女はあの世でも義務があるということで、義務の絶対性を言いたかったのだろうが、いったいそんな必要があろうか。あの世に義務がなくったって、義務は権利に優先することは明らかだ。それが人間の理性であると思う。それをあの世（神）と結びつけてしまうところが、何ともうさんくさく感じるのは私だけであろうか。

④ 義務は現実の中で生まれ、その後で、その反応として権利が必要となる。その結果、その対応として他人の権利を認める義務が生じる。ゆえに権利は義務がなければ存在しえない。これは極めて明らかである。

権利の観念は義務の観念に従属する。

＊ 終わりようがなくなってなんか最後が変！（まったく、全く。④の論旨は、②を受けたと君はいいたいだろうが、本当にそうか。この部分が一番甘い。君の場合は二つの論理をぶつけてもよかったな。同じ挫折でも得るものは大きかった）

＊ 強気でいこうと思ったんだけど途中で挫折（原因は分かっているな）君は「宇宙にただ一人」という仮定には強気になれたのだが、「義務は権利に優先」には強気になれなかった。

＊言葉に振り回されたおち（挫折の原因の一つだな。「権利と義務」を自分の生存に係わる問題として考えることがなければ、言葉に振り回される！当たり前だ）

＊展開が下手ねー（君の方法で、展開をうまくできる人間がいたら見たいものだ）

作品４・町田涼子

この著者は、人間関係の捉え方で権利と義務とが決まるという。私も納得する。かつて、権利は自分で決められるものだと思っていたのだが、そのように言われるとそうだと感じる。ということは、権利だの義務だのと騒いでいる人々は、人間関係、あるいは社会の中の自分の位置を把握していないことになる。

私は、全体の中での自分の位置を把握することが、今の私に課せられた課題だと思っている。自分に溺れないように、客観的に自分をみつめるためである。また確かに、自分に課せられた義務を見つけるためにも試みているのだが、それだけではない。社会の枠からはみでない程度を心掛けつつ、どの位ものごとをできるか、それを知るためである。義務を一切無視してである。

そして、人間にできる程度のものを考えると、多少「強引な」という形容詞がつくとしても、権利だと思われる。

この著者のような考えをしていたら窮屈だ。人間は、教育の受け方や生きてきた環境が異なれば、考え方や価値観も違ってくる。当然にも、権利や義務の把握も変わると思う。それでは、この世界は、幾通りもの権利と義務が存在しうるのだろうか。それが表ざたにならないのは、同様な考え方や価値観をもつ国家ごとに秩序や思想が成り立っているからなのだろうか。こう考えると軍備をなくすということは、かなり難しいことではないだろうか。
すべての国が、地球レベルで、地球のことを考えれば、軍備の義務だのということはなくなるだろうが、その義務を整理することは難しいという問題が内在しているからだ。

解説

1自分の問題に引き寄せた優れた例である。

2「この世界は、幾通りもの権利と義務が存在しうるのだろうか」こそは、大テーマだよな。大変な問題に着眼してしまったな。楽しみだ。

作品5・速水絵美

非常に難解な文章である。二回読んだのに頭に入ってこない。なぜだろうか。自分に思考力がないからか。相手を理解する能力がないからか。いろいろ考えてみる。自分自身を嫌悪するだけで終わってしまいそうである。どうにも理解できそうにもないので、「権利」と「義務」にはあまりふれずに、〝分からないものを理解する〟という問題に焦点を当てて書くことにする。

〝相手（文章）を理解する〟とはどういうことか。その文章の内容と自分の意見が合う合わないかは別にして、文章のレベルに自分の知的レベルを合わせることだと言えるだろう。相手が自分の知的レベルの水準に近い時、言いかえると寝ころがったり、椅子にだらしなく座っていても分かる文章の時は頭にすんなり入ってくるが、自分の頭の中には後々残らないことがよくある。反対に、自分の全神経を集中させて文章を理解しようとしながら分からない時は投げ出したくなるが、もし理解に達した時には自分の頭に強く残り、今後の自分の教養の糧になる。

とは言うものの、この味気ない堅い文章を一度や二度読んだだけで分かったら、その人は異常ではないか。特に日本人には理解できない「神の存在」が係わってくると、判断不能の領域が生じる。自分の生活のことを、強い概念をもって考える習慣をもたない日本人には分かるわけがない。が〝分かるわけがない〟と言って自分の知的レベルとつり合わないものを排除するということでは、見識が狭まり、ただ格好つけで〝我が道を行く〟と威張るに過ぎず、自己の道（進歩）は望めないのである。と、分かってはいるものの、やはり「読んでも分からない」悪循環の振り出しに戻ってしまう。困ってしまうのだ。

そこで、論理を飛躍させて、「考えても分からないものは、考えるのをやめて、とりあえず外見だけでも真似しよう」となる。ここでふと、明治時代の文明開化の話を思い出したのである。「文明開化は上っすべりの文化だった」と批判した明治の文化人の話を。

人間はそれまでの人生経験に無かったものを次から次と与えられ、それまでの知性では理解できずに、消化不良を起こしてしまいそうになると、物事の本質を理解する意欲を失い、放り出すか、放り出す余裕すらない時に模倣に走る。二百五十年続いた封建時代が終わり、明治という新しい時代に入って、人々は、今私がシモーヌ・ヴェーユの文章に立ち向かって頭を悩ませるよりはるかに困難な状況にあっただろう。

こう考えてくると、自分の知的レベルに合わないものを理解する機会が与えられることは「権利」なのか、自分自身を悩ませながら自分を磨いていかなければならないことは「義務」なのか、という問が改めて自分に投げかけられているように思われる。ここでやっと、「権利と義務」について書けそうである。（おわり）

作品6・笠巻健也

一人静かに目を閉じて考えてみる。義務とは何か、権利とは何かについて。シモーヌの主張するように義務とは絶対的なものなのか。それとも権利がまずあって、ある人の権利と他の人の権利の衝突の結果、人間の知恵で義務の概念を作り出したのか。シモーヌの主張は権利の追及のみに重点を置く現代の多くの人々への批判を内に秘めた、いわば、禅のかつのようなものに思われてくる。

しかし、義務や権利といわれるものは、そもそも存在するのか。そこで根本に戻り、考えている自分の発見にまで遡ろう。そのために次のような場面を設定してみる。何かを考えていた自分が、次の瞬間、何か行動したとする。そこで今なぜ、自分は行動したのかについて考えるのだ。

何かをしたいと感じたからだろうか。それともしなければならないと感じたからだろうか。前者ならば権利の自覚、後者なら義務の自覚へと誘われるだろう。自分の様々な行動を振り返ったとき、どうであったか。いずれであるか明瞭に指定できる行動もあれば、混然一体となった行動もある。義務と権利を明瞭に分けることは不可能なのではないか。

解説

問題の本質に直裁に立ち向かう姿勢と洞察力から言えば、だれより勝っている。垂鉛を下ろす力が君の特徴だから。君の文章が痩せているのは当然だ。

㈣ 最首悟『星子が居る』（四三九ページより）の検討

最首の『星子が居る』に移るが、最首の論旨を明示するために、シモーヌ・ヴェイユ「権利と義務」に関係するA、最首の娘星子に関係するBの二つに段落を分ける。

A　「宇宙にたった一人しか居ないと仮定するならば、その人間はいかなる権利も有せず、ただ義務のみを有することとなろう。」というシモーヌ・ヴェイユの言葉が、あらためて新鮮に想起される。この〈義務〉をめぐって私はすいぶんとわからなかったのである。そして、この〈義務〉こそがあらゆる宗教の原点であることにたどりつくのにも時間がかかった。

B　少数者運動では多かれ少なかれ、権利によって何かができる、ということはない。権利主体という言葉が意味をなさないのです。そんなことといっても、権利主体や多数派は屁とも思ってくれない。[a]私たちにもともとあるのは、天から降って来たような権利とかじゃなくて、すくなくとも生まれてきたからには生を全うするという、ほとんどそれだけのことです。そしてそれはほとんど義務ではないでしょうか。私たちはむしろ義務主体的ではないか。そしてたとえば私の子ども星子のような者がいて、当然ながら生についての義務主体で、しかし[b]力を添えなくては生を全うするのに困難なことがあると親（他人）のこの私が思ったとたんに、そこに星子は権利客体として誕生するのだろうと思います。

Aに関して

シモーヌ・ヴェイユの言葉に関して長い思索の結果「〈義務〉こそがあらゆる宗教の原点」と語る。ぼくの解説を横におき、二時間足らずの即興で挑んだ医学部受験生六人の作品を取り上げる。

まずは、思考を大胆にうねらせシモーヌ・ヴェイユに立ち向かった作品3・麻生知寿。①でジャブを加え②以下で**義務に焦点を絞り**「社会の中で生きていくためになすべき仕事があり、それではじめて義務が生まれる。仕事がなければ、何もないのだ。義務は外界の刺激に対する対応なのであって、ある種の欲求なのではなかろうか」と大胆な論を展開し、「あの世に義務がなくったって、義務は権利に優先することは明らかだ。それが人間の理性であると思う」と神や宗教をもち出して理論づけることを一蹴する。

次に、自問自答を畳み込むように繰り返す作品1・清水めぐみは「義務か権利のいづれが天与のものであり、超越的普遍性を具備するものかと尋ねられたら、私は、権利をまず挙げるであろう」とシモーヌと対立する意見を提示し、その瞬間「しかしながら、彼女はこの考えを即座に却下する。権利を天与のものと捉えた時に、人間の魂の成長は忘れ去られるのだと。この言葉は私の胸をうつ」とはじき返され呆然と立ちすくむ。

作品2・河村紀子と作品4・町田涼子は、現実感覚を大切にしたからだろうか、二人のように暴れることなくオーソドックスな展開をもって持論を述べる。作品5・速水絵美ときたら、人を食ったように権利と義務にいっさいふれず《考えるとはどういうことか》、つまり「考えることは《義務》なのか《権利》なのか」の問いかけをもって切り返し、舌をぺろっと出して締めくくる。男性軍から唯一紹介した作品6・笠巻健也（『手記』に関する感想は一〇六ページに発表）は、静かに自分と対坐しつつ論を進め「何かをしたい《権利》としなければならない《義務》」の視点を導入し「義務と権利を明瞭に分けることは不可能なのではないか」との結論を投げかける。このように、着眼も思考展開も結論も六人六様、「自分が考えたこと」を提示する。――なお、僕も最首も見ず知らずの人々に読まれることを目的に書いているが、六人は僕以外の人間に読まれることは想定外の作品。

これらの中で、最首の結論「〈義務〉こそがあらゆる宗教の原点」と接点を持つ論を述べている河村を取り上げる。

シモーヌ・ヴェイユの仮説「宇宙にたった一人」を前提に出発した第一段落において、彼女とは逆の意見「生きる権利を持つ」をまず提示し、続いて神仏を導入するならば「命を与えた神仏に対して生きる義務を持つ」と反転させ、「宗教の多くが自殺を禁じているのはこのためだろう」において最首の論の核心「B　生まれてきたからには生を全うするという、ほとんどそれだけのことです。そしてそれはほとんど義務ではないでしょうか」にみごとなまで接近する（河村の「宗教の多くが自殺を禁じているのはこのためだろう」に出合うことによって、最首の言葉の謎を解くことのできたぼくである）。それを受け「神や仏を持ってきた段階で、宇宙にいるのは一人ではなくなる」と決定的な反論をする。続く第二段落は、微妙な言い回しで「権利と義務」についての自分の考えを展開し、「超越的な領域に存在する義務」の自己矛盾を鋭いタッチで批評し（「宇宙に一人でいるなら誰が彼を批評するのか」がその典型）、第三段落で結論を導く。「この世に生きてゆく限り、自分以外の何物かが存在する限り、人間は他に対して義務を負うのだ。しかしそれはあくまでも他に対するものであって、自分個人に対して、人間は根源的に権利を持つのだ」と。

ここで最首から離れ、河村の作品を清水めぐみの作品と対比したい。ヴェイユに脅かされなかっただろう河村は、冷静なタッチで論理を積み重ねヴェイユを論破する。ヴェイユに似て求心的志向の清水は、彼女に脅かされ吹き飛ばされる。改めて人間一人ひとりが背負った個性（資質）の違いに気づかされる。

Bに関して

少数者運動、多数派、権利主体、義務主体などの概念的な形容語を消し去った二つの傍線部分「私たちにもともとあるのは、～すくなくとも生まれてきたからには生を全うするという、ほとんどそれだけのことです」「力を添えなくては生を全うするのに困難なことがあると親（他人）のこの私が思ったとたん」

にこそ最首の主張の核心がある。さらに、《理念を表すa》と《最首が直面した現実b》の順序を入れ替え「力を添えなくては生を全うするのに困難なことがあると親（他人）のこの私が思ったとたん、生まれてきたからには生を全うするという、ほとんどそれだけのことです」と理解したとき、最首の言葉の真相が浮き出てくると思うのだ。それは《権利と義務の概念》に関わりない《星子を抱えた最首の生き様＝実存》で、そのために「生まれてきたからには生を全うする」との理念を必要としたことを問わず語りに語ろうとしたと思うのだ。

シモーヌ・ヴェイユ『権利と義務』に関して、それぞれの個性を発揮した医学部志望五人の女性全員が『研修医の手記』を前に討死した鮮烈な事実を振り返りたい。『権利と義務』は三回目の五月一四日のお茶の水医系、ぼくの予想をはるかに上回る感想文（作品）が出た感触あって、もっと抜き差しならぬ人間の実存（実存とは実存主義の事ではなく存在のリアリティ）をはらんでいる課題こそを今まさに青春を生きる若者に与えるべきと判断、四回目の論文テーマに冬期講習の教材に収められた『研修医の手記』を選んだ。それでは『手記』に関してこれまで発表してきたものとは全く異質な六人（理系志望）の感想文を紹介する。

5　理系志望六人の作品を通して『手記』を改めて考える

作品8・金木邦彦（95年度・駿台八王子理系）

正直いって衝撃を受けた。18歳の自分には、あまりにも重く、混乱してしまう文章だ。ただ、殺人の生々しい記録だと思えたからだ。

評註略

牛丸の感想

〝あっさり殺す〟これは、今や手記にみられるような問題だけではない。日々のニュースの中で自宅の近くで、あるいは家族の暮らしの近くで悲惨な殺戮があったと伝えられるようになってからは、〝あっさり殺す〟は身近な出来事になってしまっている。

彼が衝撃を受けた〝殺人の生々しい記録〟という感覚はどんなにクールな議論が起きているときでも脇においてはならない、そんなふうに感じてしまった。

作品7・守谷徹（96年度・駿台八王子理系）

死って簡単だなぁ――この文章を読んで最初に感じたのは、このことだった。「やれやれ、かわいそうに」か。患者が絶望的だと、医者ってこんな客観的に、他人事のように言うものかなぁ、たしかに他人事には違いないけど、人が死ぬという事実に対してこのようにしか感じないのか。しかし、自分も、このように感じているのも事実なので、この医者を責められないと思った。

評註略

牛丸の感想略

作品9・出川華子（96年度・駿台八王子理系）

これを読んで私は、何も感じるものがなかった。

電話で起こされた研修医が、患者について看護婦からいくつかの説明を受け、カルテで病状を知る。

二十歳の卵巣癌の女性デビーのもとを訪れ、彼女の「もう終わりにして」の一言で硫酸モルヒネ20ミリグラムを打った。出来事が淡々と述べられているだけで、私にはことの大きさを感じ取れなかった。良く言えば、安楽死のケースをストレートに読者に教えられる。だが、命の大きさについては、何も伝わらない。

人間の死の大きさについてもっと考えを述べるべきだ。

評註

「命の大きさ……」および最後の一文だが、この手記は彼の人生観や死生観を述べるためのものではない。彼がそれを述べたら、だらしなく不潔なものになると思わないか。君の言うとおり、「良く言えば、安楽死のケースをストレートに読者に教えられる」性質のものだ。そこから何を紡ぎ出すかは読者一人一人の問題だ。

牛丸の感想

作品7の後では、衝撃的な作品。〝命の大きさについては、何も伝わらない〟とある、安楽死や癌末期が実感としてわからないことから手記に対して何も感じないということなのだろうが、彼女は日々の殺戮に麻痺しているのだろうか？しかし、この意見が多くなっても仕方ないという気持ちもわたしにはある。

作品10・飛田　礼子（96年度・駿台八王子理系）

私はこういう文章を読むのが嫌いだ。戦争体験とか、人が苦しんでいる話だとか、昔から進んで読もうとは決して思わなかった。人が苦しんでいる状態を知りたくないからだ。現実逃避だとは分かっているのだが、この手の話を読まされると、どきどきしてきて気持ちが悪くなる。

私が絶対にやりたくない職業の中に医者と看護婦が入っている。苦しんでいる人や死んでいく人を毎日みていかなければならないなんて絶対に嫌だ。また、人が病気や怪我で苦しんでいる、また死んでいくことに、あまり感じなくなるのは嫌だ。

だから、この文を読んで気になったのは、患者がひどい嘔吐に襲われているらしいと看護婦から聞いて、やれやれかわいそうにで終わってしまったことだ。文章だからこうなっただけかもしれないが、苦しんでいる本人には重大なことなのに、これはないと思った。

評註略

牛丸の感想

この作品の必要性が分かりかねる。

作品58・石原　誠巳（90年度・駿台理系）

一体、医師とは、患者の命を救うのが仕事なのか、命を延ばすのが仕事か。それとも楽にさせるのが仕事だろうか。

私は、他人から押しつけられるのが嫌いである。押しつけられなければ、自分から他人の意見を聞き入れるのだが。同様に、押しつけるのも嫌いだ。このような私にとって、医師は最もつきたくない仕事の一つである。

自分の考え、行動で他人の一生を変えてしまうというのは、何か恐ろしい気がする。たとえ、その人の病気や怪我を治し、命を救ったとしても。医師という仕事にはつきたくない。

評註略

牛丸の感想略

作品61・松田美也子（90年度・駿台お茶の水・理系）

この手記を読んでほっとした。同時に、これがハッピーエンドだと思うとなにかむかむかしてきた。

ア確かに、デビーも、中年の女性も、この研修医も、そしてこの私もほっとした。これで良かったのだ。突然、激しい疑問が頭をよぎった。いったい、何が良かったというのか。デビーは絶望的な努力を絶ち切るために、研修医は彼女の苦しみを絶ち切るために、最後の措置を取った。しかし、無駄だと分かっていても最後まで頑張り通すことこそ彼女の取るべき道じゃないのか、その考えが急速にもたげてしまったのだ。それでいて、安楽死を選択した二人に救われる気持ちが全身を満たしてもいるのだ。

私は言いたいのだ。デビーのように、医学の権威のもとで生命を引き延ばされている末期癌患者は他にも沢山いるだろう。彼らは、生きているのではなく、薬と痛み止めに操られながら余計な苦しみを味わっているのだ。生き地獄とはこのことを言うのだろう。それに終止符を打つことは、本人にとって一番楽な道だ。だからこそ、その道を選ぶことが良いのか、私には皆目、判断がつかなくなるのだ。

楽になるのがいいのか、苦しみ続けるのがいいのか、その立場にならなければ分からない。考えると息苦しくなる。しかし、決して背を向けてはならないという気分に髪を引っ張られている感じである。

その患者がどんなに若くても、死に向かう道のりがまだ先であっても。患者の最後の望みを聞き遂げるのが、本人のため、家族のため、そして医者としての自分の目的であるから。イこんな医者がいたら、なんて恐ろしいだろう。このようにいえるのも、私が医者ではないからだ。そんなに簡単であろうはずがない。だから私は医者になりたくない。もちろん、医者になれない。（傍線とア イは小野田）

評註略

相反する二つの気持ちを絶妙に表現するア、医師に向けた最終段落イにて医療への強烈な皮肉へと反転させる、ダイナミックだな。
牛丸の感想略

★ぼくの論述あるいは感想

まずは、医師という仕事への嫌悪あるいは拒絶を語る飛田と石原から問題にする。大学受験に至るまでに自分の人生の選択肢を考えてきた石原は、『手記』に触発され己の人間観及び医師観をけれんみなく冷静かつ力強く語る。一四五ページで紹介した作品40・関ゆみ子の対極といえる飛田の作品はどうか。現実逃避がなぜ悪いと言わんばかりに「こういう文章を読むのが嫌い」「この手の話を読まされると、どきどきしてきて気持ちが悪くなる」との本音をぶちまけ、第二段落で医者と看護婦という職業への拒絶を石原よりはるかに強烈に語る。それで心が和らいだのか、第三段落で自ら感じた『手記』への文句を堂々とぶつける。ここで牛丸の感想「この作品の必要性が分かりかねる」に目を向ければ、牛丸の感想にぼくは説得されなかったがゆえ彼女の感想文を躊躇なく発表した。端的な理由を述べれば、石原の表現とは違って、かかる素直な本音こそ感想文のお手本、僕の辞書に存在しないゆえストレートパンチを食らった。それあって、石原の感想と併記したのである。逆の例として、牛丸の感想に説得されたがゆえ模様替えして発表した作品20・匿名氏（二四一ページ）もある。

次に、ぼくの評註を唯一加えて発表した出川は横におき、金木と守谷の二人に移る。金木は直球一本、守谷はキャッチボール、その違いはあるが、いずれも飛田と同様に直截な感想を述べた感想文のお手本。飛田はもとより、石原の言葉には脅かされない医師志望者の心胆を冷やすに十分と思われる。なお、石原と松田とでは表現はまるで異なりながらたどりついたところが重なる。直截な石原、トリックの松田といっていいか。

それでは作品11・宮沢麗子（二四三ページ）のさわり「aこの手記の内容には、激しい驚きと衝撃を受けた。読み進むにつれ、心臓の動悸が高まっていくのが伝わってくる」「bひとりの人間がひとりの人間の死期を人工的に訪れさす。しかも機械のような正確さで。ゾクゾクとするほどリアルに伝わってくる。安楽死の存在は聞いてはいたが、初めて目の当りに見た思いをしたのである」「cこれから医師をめざそうとしている私には、それは恐ろしい光景であった」に目をみやる。aとbは金木の感想に比べドラマチックに表現した違いがあれ、金木の感想とみごと合致する。違いは、医師をめざそうとする宮沢の実存が曝されていることを表現したcが加わることだ。

ここでシモーヌ・ヴェイユ『権利と義務』に話を戻せば、星子を抱えた最首とは異なって、所詮、脳ミソを振り絞って果敢に挑戦可能な知のレトリックの問題、受験数学の難問を解くのと大差なく、のど元過ぎれば熱さを忘れるの類である。私は思うのだ。宮沢に限らず未だ医師の世界を体験せず医師を志望する若者が『手記』に出合えば誰しも息をのむ。

それではぼくの感想文はどうか。『研修医の手記』の解説（一六二〜一六九ページ）の冒頭「I　全体的な感想」の短い文章「深い感動を味わった手記である。／この手記の中から最高の表現を一文だけ選べといわれたら、『硫酸モルヒネ20ミリグラムを注射器に用意するとしよう』に続く一文『これで十分だ』、あるいは『計算どおりにその効果が表れるかどうか、じっと見守った』のいずれかをあげる」がそれである。金木、守谷、飛田、出川、宮沢が感じた《ただ、殺人の生々しい記録》と同じでありながら、《深い感動を味わった》が加わる。――人（読者）はいずれに感情加担するか、言わずもがな。

ここで、医師志望者で最も重厚な作品を残した作品23・石塚壮（一〇三ページ）の書き出し「このような手記を見せられると、あれこれと考えることが多すぎてひどく悩んでしまうのだ。将来、自分がこのような立場になるのかもしれないのに、その場でいろいろ悩んでいては、まいってしまい、以降、患者に接していけなくなってしまうだろう。／この際だから、気持ちの整理をつけられるだけつけてしまっておきたい」、最後の締め「ｃｆ／医師を志すものにとって、医者の現実の一面を見せられて、どう惑うのか、出題者にとって、関心深い問題であると思う。しかも、これによって決意を新たにさせられる非常に深い内容を持った文章だと思う」などは、まさしく男だから可能な文章。二十歳前後の女性には不可能な思考回路に違いない。また、『権利と義務』に関して男性軍から唯一発表した笠巻の『手記』の感想文（一〇六ページ）の書き出しと最後は次のようにある。「『終わったよ、デビー』。ああ、何と重みのある、また深みある言葉だろうか」「自分の独断で下した決定に対し、社会はしばしば重大な責任追及をする。私はできることなら、この問題から逃げてしまいたい。だって答えが見えてこないのだから」と。石塚とは全く異なる発想と切り口、そしてパセティックなトーン、これまた青春時代の男子ならではではないか。

最後に、これまでのものと異質な二つの作品をもって、締めくくりとしたい。

作品75・下沢　清（92年度・駿台大宮理系）

ドアの向こうで重いうめき声がする。この社会ではどこに出かけても逃れられない日常だ。絶望を抱えながら口笛吹いてやっとここまでたどり着いた。「やっとこさ」

しかし、その口笛は自分という偉そうなものではない。押し出されて、いや同じ境遇の者を求めたがる力に引っ張られ、そうさ、このままではずっとつながりの一端でいることになる。

１m平方の個室で唸っていた、川越祭りのあの日、駅で明子が待っていた。どうやら昨晩のカキが原因らしい。外には喜びが溢れている。その明るい光が、この個室をいやに窮屈にしやがる。いやそれ以上に、この肉体の苦しみが。それに堪えることだけで精一杯だ。いったい誰だ、俺をこんな絶望の淵に立たせるのは、これもあの力か。

頭の中を空にして堪えた。いつだってそうさ、そういう慣例だ。しかし鎖を断ち切らなければ、いろいろと模索して、吐き出そうとしたが、苦しみはいつまでも続く。こんな時素晴らしい治療法があることを思い出す。ベッドを見つけて眠るんだ、目覚めたときにはコーヒーでも飲める胃になっていることを夢見て。けれどなかなか寝付けるものではない、自分の力で安らぎを受けることはできない。心地良い音楽が必要だ。今の俺にこの音楽を欲しない理由はない。

けどこの個室に音楽があるだろうか。それなら漠然とでも堪えるしかない、いや堪え続けてやる。

評註略

牛丸の感想

センスのいい文章。熱血漢のかわし方を心得ているよねぇというかんじ。こういう人がたくみに人を引き寄せて、たのしいお祭りをつくる。いろんな者になれるような人。

作品５・中山りっぽ（９５年度・八王子駿台理系）

この研修医は何を思いながら患者にモルヒネを注射したのだろうか。文面からは、デビーや彼女の苦しみを見てきた中年女性はともかく、安楽死に対して何のためらいも感じられないような印象を受ける。医者は本当に何も感じていないのだろうか。

デビーのカルテを読み看護婦の話を聞きながら『やれやれ、かわいそうに』と思ったようだが、ここでの彼は未だ医者ではなく、苦しむ人を単純に哀れむ赤の他人のようである。その彼が、彼女の苦しみを目の当たりにし、『もう終わりにして』と言われたとき、医者としてどう感じたのだろう。医師としての限界だろうか。『私には彼女の健康を取り戻すことはできない。だが休ませることならできる。』と書かれているが、もう手の施しようがないという投げやりな気分とも、どうせ助からないならせめて楽に死なせてやろうという開き直りとも受け取れる。最後の『終わったよ、デビー』は、デビーの『もう終わりにして』に対する返答だけではなく、力及ばなかった自分自身に〝これでよかったんだ〟と言い聞かせているのではないだろうか。

以上が、この研修医の言動から私の感じ取ったことである。この医者が間違ったことをしたとは思わない。私は医学部志望ではないが、もしその場にいたとしたら、この研修医のように判断し、行動したであろう。この文章自体は淡々として感情的になることはないが、だからといってこの研修医が何も悩まなかったわけではないだろう。

評注

1　研修医の言動を一つ一つ分析していくのは、君が初めてだ。同情も反発もせずに、冷静な筆致で分析を進めていく。それが独特の凄味を引き出している。君のは残酷で清潔な観察者の目だ。この研修医にうってつけ、ぼくはそう思った。同情で人の目を曇らすより、人を鍛えるものがあるから。他人に対して否定をもって対処しない、人を傷つけるために語らない。それゆえ、君の感じた事実をありのままに述べる。うん、残酷で優しいわ。

2　ところで「医師としての限界だろうか」「もう手の施しようがないという投げやりな気分」のところ、君のは大袈裟だと思うよ。死を克服するのが医学じゃない。人間の死は医学の敗北ではない。それを前提に、現代の医学は成り立っている。
3　ところで、君に限らず『手記』について大きな誤解をしているので、項を改めて解説を加える。

牛丸の感想

中山りっぽの言葉【力及ばなかった自分自身に〝これでよかったんだ〟と言い聞かせているのではないだろうか】は、研修医に〝そう思って欲しい〟という彼女の気持ちの表れではないだろうか。

◎なぜ『手記』を書いたのかの問いを発すれば

1　『手記』を書かなければ、この研修医がデビーを安楽死させたことは、当人、黒髪の女、看護婦しか知らない。カルテに記載された薬物（正確に記載したとして）による間接証拠が後に残るだけだ。そして、『手記』の発表は、下手すると殺人罪で訴えられる危険がある。小説の中で安楽死を行うのとは違う。

2　それゆえ『手記』の発表は、自ら敢えて危険にさらすこと。安楽死の実行よりはるかに自覚的な行為だ。はたして誰が、敢えて『手記』を発表するか。秘密に付すのが常識というものだ。

このことに気づけば、なげやりな気持の人間がどうして『手記』を発表するのか、その疑問にぶつかるだろ。なげやりで『手記』など書くものか、と。

3　そして、気づいていいはずだ。そもそも、「電話一本で数時間起こされることになり、翌日は気分がすぐれないからだ」「廊下の壁にぶつかる始末。まだ目が覚めていなかった」、こんな事を書かなくても『手記』は成り立つ。書く書かないはどっちでもいい。事実でもありうるが、嘘を書いたのかもしれぬ。

唯一はっきりしていることは、自分の価値を貶めることを敢えて書いた、それほど自覚的な表現ということ。そこで、手記を見ていただきたい。自分に関するところは極めてぶっきらぼう、だが、看護婦の言葉はたいへん丁寧に伝えている。いや、自分に関するところをぶっきらぼうに表現しているからこそ、看護婦のたいへん丁寧な言葉がくっきり浮き立つ効果を発揮する。

4　彼の行った安楽死自体が波紋を呼んだのではなく、手記が波紋を呼んだ。波紋を呼ぶために、その目的がなければ黙っているさ。その方が、人生無難で楽だろ。彼は世の中に波風を立てた。『手記』の発表によって。それは、彼が自ら選んだ道、自業自得だ。だが、この『手記』を発表するにあたって、自業自得では済まない人間がいる。彼に付き合った看護婦である。『手記』の発表は下手するとあの看護婦を巻き添えにしかねないだろ。だから彼は、非難の全てが自分ひとりに向けられ、看護婦には類を及ぼさない細心の注意を払った。これまで、数百人がこの『手記』について書いてきたが、この研修医を非難した人間はたくさんいる、しかし、だれ一人として看護婦を非難していない。この『手記』には、それだけの工夫がなされている。——できることなら、『手記』の行間から、これらのことを読み取ってほしかった。

5　日本人医師の手になる『手記』は、告白ものがほとんどだ。当然にも、「電話一本で数時間起こされることになり、翌日は気分がすぐれないからだ」「廊下の壁にぶつかる始末。まだ目が覚めていなかった」「多分、点滴のせいだ。やれやれ、かわいそうに」などの表現など生みようもない。告白ものの手記は、心情を吐露することによって読者の同調および同情を引き寄せようとする特徴があるが、この『手記』が告白ものではないことは一読して分かるはずだ。つまり、そういうこと。

6　当直の研修医だ。見て見ぬふりをして、これまでの処置と同じことをすれば無難に決まっている。いわば、生き永らえさせるだけの措置とは惰性の継承だ。いかなる場合でも惰性を断ち切ることが勇気のいることで、安楽死など別に勇気のいることではない。もし、社会が認めたら。そして、下手すると安楽死が惰性にだってなりうるのだ。

7　**彼の決断は、看護婦の態度を読んでのことだよ**。いいか。最終決断は彼のものだ。だが、決断するための判断を誰に仰ぐか。看護婦こそが、医療の側からの判断、患者の精神状態の両方を知っている。主治医であっても医者は、患者の精神状態をさほど把握できない。

断言していい。看護婦が安楽死を望んでいた。だから、彼は、自分の責任で実行した。だが、彼は看護婦を守る立場にある。その部分は口が裂けても秘密にすべきではないか。手記には、守るべき人間のことは書かないだろ。医者に比べて弱い立場にありながら、最も親身になって患者に接している看護婦。そのことへの思いやりに満ちた手記でもあるんだ。

日本人には責任の自覚が育っていないから、責任の垂れ流しをする。だから、自分の苦しさをみだりに告白する。そういう精神風土に生まれ育った君らに、それを見抜けというオレの要求が錯誤なのか。

牛丸の感想

①〝看護婦が安楽死を望んでいた。だから、彼は、自分の責任で実行した〟とあるが、あの手記から読み取れるだろうか?

②看護婦は日頃からデビーの苦しみを目の当りにしてきたかもしれない。そこへ当直医の研修医が突然現れ硫酸モルヒネを指示した。〝驚きと共に安堵が看護婦の胸のうちに巡った〟それが看護婦に起こったことの全て、に留めるのがよいのではと私は思う。あくまでも、判断と決断は研修医の中で完結すべきだと思う。

③この部分に限ったことではないのだが、評注は各作品を書いた生徒とそれを読む生徒に向けられている。実際これが本という媒体になったとき、先生の存在は本の著者というより、手記に関わった生徒にべったりはりついた親心丸出しのような雰囲気になってしまう。文体は考慮すべきでは。

六　《安楽死》ならぬ《介護》へ

最後に残された最大のテーマ《介護》に移る。自分のことから話すぼく流儀に反す話から始める。金の用意もないうえ、たかだか義母の介護しか経験していないぼくは、女房と娘二人の強烈な反対を押し切り、二〇〇四年に無謀にも介護に関する雑誌『かろやか介護』を企画・発刊、創刊号をもって廃刊の挫折を味わった。雑誌のメインとなる『人工股関節の手術から十年――いま、介護の本質を見定める』（山下宣子）を紹介することから始めたい。

(一)『人工股関節の手術から十年――いま、介護の本質を見定める』（山下宣子）

「介護の時代」と呼ばれ老人介護を社会制度として確立する時代を迎えた。これからの介護を制度化したが、現行の社会保障、健康保険制度と同じように制度に依存して、本質から離れてしまう危惧を感じて、私の体験を通して、介護の本質を見定めたいと思います。

1

私は人工股関節の手術を受けて十年、今は必要な時に動け走れて、日常生活になに不自由のない生活を送っています。

痛みがでてから手術までの二、三年間は歩くのに苦痛が伴い、日常生活は最低限の動きで、夫や娘に仕事を手伝ってもらい、人ごみの中を歩くのは恐怖を伴い、信号を渡る時は次の信号を渡り、駐車場から歩くのが怖く、特にジャリ道の不安定の状態では痛みがつよく、どこへ行くのも自動車ではなく自転車という状態でした。

今の自分は動けることを楽しんでいるかのように、元気だった頃より以上に、ワクワクして動きまわる日々を送っています。

動けて、苦痛を伴わずに仕事ができている時は気づかなかったのですが、「しない」と「できない」とでは全く意味が違うのです。「できない」という状態でこれからどうなるかを考えると気持ちは落ち込み惨めで、精神的にも打撃を受けましたが、絶対に治すという気持ちでいたのが、心の支えになっていました。

この時の事を後から振り返ると、人が生きるうえで達成感が人の心の糧なのだと気づかされました。

2

痛みが出て直ぐに人工股関節の手術を望んだのですが、「動きに制限があり、また杖を使用することになる人工股関節は最終選択なので、少しでも遅らせているのが現状であり、経過を観てから考えましょう」と医師に言われたのです。

「違う」と叫びたかったが、「痛みが無ければ、行動を制限されない義足、車いすで自立できます」と術後の経過の良否と無関係に、痛みを取り除いてもらえばと願ったのです。

医師は健側の足を見て笑いながら「確かに義足で十分に歩けるよ」、そして検査データを見て「多分、長生きするよ」と言われ、「死ぬ時は自分で決めます」と言い切ったのです。健常者でも大変なのに、老いて自立する困難さを感じての医師の言葉でした。

介護をうけたくない、自分の最後を自分で決めたい思いから出た言葉ですが、今考えると、追い込まれ余裕がなかったからで、今なら笑って「心配しないで、自立の方法はいくらでも有るから大丈夫」と言えたでしょう。

痛みが出て二年ほどして股関節脱臼になり、半年後に手術を受けました。人工股関節は十年位で摩耗して再手術、摩耗を少なくするために杖の使用が通説なのです。

走れる状態は稀なケースで、十年経った今でも摩耗していないと言われました。

痛みを感じない人工股関節に頼るので、摩耗を想定せざるを得ない状態、それを防ぐために杖の使用を要求する状況、これが人工股関節の現実ですが、痛みを感じないために摩耗に気づかないことを引き起こすのです。したがって、いちばん重要なのは、なにが人工股関節に負担を掛けているかを感じとる感性だと思うのです。

リハビリへの新たな挑戦は関節への負担を最小にして筋力を強化するメニューを模索する事から始まりました。

医師には負担のかからない水中でのリハビリを勧められ、陸上のトレーニングは避けるように言われたが、陸上で生活している以上、水中で自由に動けても、陸上で自由に動けなければ困るので、陸トレをスポーツを体の状態をチェックしながら続けました。

一度の失敗もなく今までこられたのは、体の色々の変化、違和感、軽い痛みは当然でるのですが、この痛みがバランスを修正しているのかそれともバランスを悪くしているのかを自分で感じられたからだと思います。

他人は痛みを訴えられたら止めるように指導するしかないのです。医師も看護婦も同じで、安全重視による今までのデータで指導するので、個別性を観ての指導はしないのです。

本当に治すには自分の力で、病気のときは自己治癒力で、体の変化、変調がどこからか、何によるものかを感じる感性が重要だと思いました。

追い詰められた当時の状態で家族に迷惑を掛けるなら死を選択すると言ったのですが、それは成りゆきの言葉で、本心は絶対に治すという気持ちの逆の表現だと思います。

痛みが強かった最悪の時の移動の手段として、お尻でずれるのが楽で一番安全でしたし、義足、車いす、ハイハイのどれでも自立できると思っていました。

3

生を受ければ死は必ず訪れる以上、生の最後の一秒が死であり、私の意識の中では「生を見届ける」が死であって、家族、親戚の生を見届ける体験をしてきたのです。

生が穏やかに次第に弱まり終末を迎える情景は、見守る人の心を静かで穏やかな無の不思議な世界に引き寄せます。そして訪れる終末には見守る人が静かに死を受け入れる不思議な力があるように思いました。

死と向かいあえるという事はすばらしい経験だと思いました。

私は今では素直に人生の終末を見届けて欲しいと思っています。

精神的にも余裕のある今では、介護制度の持つ仕事だからこそ楽な関係を築ける事を知った今では、介護が必要となった時、家族への負担を少なくして、ヘルパーにお願いし、体の状態にあった自立の方向を互いに模索しながら考えると、とても楽しいことに思えてきました。そして、その延長で生を見届けてもらいたいという思いになりました。

介護をする側、される側、相互の人間関係がつくられるかが重要で、嫁姑、夫婦、親子の永年の人間関係でなく、気軽にお願いできて、気軽に受けられる新たな関係をつくらなければならないが、ヘルパーには最初からお願いして来てもらっているのだし、ヘルパーも仕事だから宜しくお願いしますという気持で来るし、介護のプロなのだから介護を受ける側の精神的負担もほとんどないと思うのです。

「介護」の言葉は一般には介抱し、介護する事を意味し、多くの人は多分そのように理解していると思うので、私の体験を通して、達成感は心の糧ですし、前にできなかった事ができる喜び、できるだけ自立したいと思い、どんな状況になっても助けを借りてでも自立したい思いを伝えたかったのです。

今まで年齢には触れていませんでした。現在六十歳ですので、老人介護の問題でないと思われるでしょうが、また加齢で気は弱くなり、エネルギーも失われると思いますが、基本の意識に違いはないと思います。

術後、病後及び終末では無理な時もありますが、自立の意志が有れば、正しい指導が与えられれば、困難に思えても可能な事なのです。

又、支援が必要になっても、受ける側の意識が重要ですが、できるだけ自立の方向で支援する中で改善できると思いますが、然し支援する人々の力量が問われることだと思います。

さらに、病院は病気の治療の場で、生命を維持する能力は優れているが生活の場ではないし、看護も介護のプロではないのです。

この基本を考慮しながら、介護保険制度が発足して三年の未熟な制度を、利用者も介護事業に携わる人々も意欲を充実させ、より良い方向に進めばと思い、雑誌の発刊への協力を決意しました。

(二) 介護される人、介護する人

1

最首悟『星子が居る』に出合うより二年ほど前から、車で一五分ほどのところに住む川口顕(一九四三年生まれ・六三年横浜市大入学、『青春の墓標』で有名な奥浩平の同期生、奥とともにマルクス主義学生同盟中核派・略称中核派に所属)と奇妙な交友を深めることになった。二人とも腰部脊髄管狭窄症だが、脊髄の損傷を受けず手術の必要なしの軽度のぼくが、脊髄と脊髄の圧迫の損傷を受けたため脊髄の間に鋲打ちする手術を受けた川口宅を幾度となく訪れると、奥さんは時に訪問介護の手当てを受け、時に空白のベッド、時に一人静かにベッドに横たわる。

僕が、川口宅に訪れる主たる目的は、川口が執筆中の『近過去——奥浩平への手紙』(二〇一六年一〇月八日発刊、社会評論社)への協力にあったが、エピローグは次のように結ばれている。

K子は三九年間、八王子養護と立川養護で一教諭として活動した。(中略)

退職後は障害者のグループホーム立ち上げに力を注いで、初めの一棟を軌道に乗せた。

二〇〇九年、そのグループホームの世話役として週に何度も泊まり込みをして支援活動をしていたとき、突然、平衡感覚を失った。脳外科の精密検査の結果、「脊髄性小脳変性症」と診断された。「難病」である。原因はわからず、治療方法もない。ひとまず、自宅での療養生活になったが、年を追うごとに進行していった。歩行困難、嚥下障害、誤嚥による肺炎の繰り返し、誤嚥を避けるための胃瘻設営、唾液の誤嚥による重篤な肺炎、呼吸確保による「分離手術（食道と気道を分離する）」。肺炎のリスクは半減したが、声を失った。

全てを受け入れた上で、なお、生きる意志は固い。

二人の娘とも障害と呼ぶような障害を受けずに育ったぼくには養育義務の感覚が希薄なためか、最首のようなまっしぐらな生のイメージ「生まれてきたからには生を全うする」といった理由づけも、『義務主体』『権利客体』といった概念用語を用いる必要もなく、もっとだらしない出たとこ勝負の生命観がぼくの流儀。

最首とは違って、この目で幾度となく確認している川口夫婦については、最後の言葉「全てを受け入れた上で、なお、生きる意志は固い」は確かに奥さんのものだと実感できるが、それ以上に彼のものであることを強く感じる。――脊髄に鋲打ちする手術を受けた不自由な身体でありながら弱音を吐くことなく重度障害の妻を静かに看取る決意を固めた生活態度を日夜感じ取る彼女に退路はない。

2

川口と同じく夫婦二人暮らしのぼくに移る。川口夫婦のような《強い絆》はなく、もっとでたらめなものだ。

一五年秋、ひょんなことで介護予備軍というべき要支援1の認定を受けた。女房に同伴し遊びがてらに八王子市管轄の「寺田健康あんしんセンター」を訪れたところ、かったるく足を引きずる姿を見てだろう「介護認定を受けた方がいいですよ」と提言された。

〇八年にジャナ専を七十歳で定年退職するまでは週一コマとはいえ学生と戯れるチャンスを与えられていたが文字通りの完全失業、三十五年間の教員生活で得た女房の退職金をも暴力的に食いつぶした挙句、共済年金収入の女房に寄生する扶養の身にありながら「武士は食わねど高楊枝」とうそぶきつつウォッカをあおり終日パソコンに向かい、金にならない原稿だけに熱中する引きこもり症候群に陥った。七五歳の一三年頃から足腰が急速に衰え、それもさることながら、勃起不全どころか性欲完全喪失、食欲の減衰がそれに続く。

こうして他人事としての安楽死や介護ではなく、《自分の身に降りかかる安楽死あるいは介護》のお迎えが実感されだした。《脳ミソの活力を失わず身体の衰亡を見据えよう》とは身体を介護される私の虫のいい一方的な言説、介護する立場の女房はどうなのか。

女房はといえば、六十歳で定年退職後、再雇用での教員務め、さらに時間講師と続き、七十歳をもって教職の仕事に終わりを告げ自宅勤務になったのが一五年春。それからは二人して終日顔を合わす自宅蟄居の身。女房との年齢差六年半、日本人の平均寿命は男より女性が六歳上回る統計データに基づけば《オレの死を女房が看取るのが自然の摂理》――三九キロとキャシャな女房に一・五倍近いオレの介護を任せることになるのか。

性欲完全喪失と述べたが、それ以来、性衝動（性衝動の悪夢）に悩まされることをすっかり忘れ、憑き物が落ち不思議なくらい心と脳髄だけは身軽になった。

性欲という悪魔がぼくから逃げてくれたおかげで《考えることだけに専念》、なんとも奇妙な感覚、外見だけは男と女でありながら世俗を超越した無性夫婦を堪能する歩を踏み出した次第。いや、大テーマ《自然の摂理である性欲のなせる悪魔の仕業》の分析に立ち向かう新たな課題がわが脳髄に授けられ、僕の介護は当分迷宮入りへ。

㈢　津久井やまゆり園殺傷事件を考える

それでは、植松容疑者が引き起こした津久井やまゆり園殺傷事件に入るが、植松容疑者の行動をどう理解するかに関係なく、《身障者介護に限らず介護制度を成りゆき任せに受け入れてきた日本人》に大きな波紋を投げかけたことだけは確かなことだ。

1　最首悟の目

重度障害の里子を自分の手で育てている最首は朝日新聞のインタビューに答えている。
特集：相模原の殺傷事件・「植松容疑者は正気だった」ダウン症の娘持つ最首さん
二〇一六年八月八日朝日新聞（神奈川版）　古田寛也（なお、傍線は小野田）

ダウン症で知的障害がある三女の星子さん（三九）と同居している。和光大学名誉教授の最首悟さん（七九）は、相模原市の障害者施設「津久井やまゆり園」で起きた殺傷事件を知った時、「起こるべくして起こってしまった」そう感じたという。

「障害者は不幸を作ることしかできません」「日本国が大きな第一歩を踏み出す」。植松聖容疑者（二六）は、衆院議長に宛てた手紙にそう書いて、重度障害者を次々と刃物で殺傷したとみられている。

最首さんは植松容疑者が精神異常者でも快楽殺人者でもなく、「正気」だったと考えている。「今の社会にとって、『正しいことをした』と思っているはずです」。植松容疑者は介護を続けてきた遺族に向けて謝罪する一方で、被害者に対する言葉はない。

そして最首さんは、「共感する人も必ずいるでしょう」と言った。確かに事件後、インターネット上には、「正論」「障害者は生きていても誰の得にもならなかった」といった投稿が相次いだ。

「いまの日本社会の底には、生産能力のない者を社会の敵と見なす冷め切った風潮がある。この事件はその底流がボコッと表面に現れたもの」。植松容疑者は、人々の深層にある思いに訴えて「英雄」になった、と考える。

だが、不幸を生み出す障害者を代わりに殺してあげたというような代行犯罪に対しては、はらわたが煮えくりかえるような怒りを感じている。「命とは何かを問うとき、その人の器量が問われる。障害者はいなくなってしまえばいい、というのは浅い考えだ」（傍線・小野田）

最首がじかに語った言葉というより、古田の解説であるとの断り書きの上で、最首の主張は最後の二つの段落にあるとみなしていい。

前半の段落：「いまの日本社会の底には、生産能力のない者を社会の敵と見なす冷め切った風潮がある」についてだが、「生産能力のない者を社会の敵と見なす」ことは今に始まったことなのかの疑問がよぎる。今日よりはるかに「生産能力のない者を社会の敵と見なす」ことを自明とした戦前社会だったはず。かかる時代を体験せず戦後民主主義の中で育った六十歳以下の人間ならいざ知らず、かかる時代の片鱗を心に刻んだはずの昭和一一年生まれの最首の語るべき言葉か。

後半の段落：まずは《代行犯罪への怒り》だが、当事者犯罪なら許されると言いたいのか。文脈からすれば「不幸を生み出す障害者」である当事者が自分を処罰すること（自殺を意味し犯罪に当たらない）は許されるが、親であれ当人以外の他人が殺めることへの憤りと理解できなくもない。それを言いたいのであれば娘里子を自分の責任で育ててきた最首の《憤り》はぼくなりに理解できる。だとすればそのことをこそ明示すべきではないのか。ところが、最も肝心なそれには触れず、普遍的真理に通じさせようとする言葉「代行犯罪」を用いる。そこに最首の思考のあいまいさを感じるのだが、それ以上に、普遍的真理の装いを凝らして語ることこそ価値あるとの近代文明思想の病理（自由・平等・博愛など普遍的に正しいと思われる価値観念を打ち立て、その尺度からの紋切りによって人間が背負った自己矛盾の考察から目をそらす近代思想の錯誤）が影を落としていると思うのだ。それはシモーヌ・ヴェイユ『権利と義務』において検討した問題でもある。次に「命とは何かを問うとき、その人の器量が問われる。障害者はいなくなってしまえばい、というのは浅い考えだ」についてだが、それを認めるとして、それでは浅い考えではなく深い考えとは何なのか、それがさっぱり伝わってこないのだ。

ここは事の発端である植松容疑者の大島理森衆院議長宛の手紙を問題にするのが筋道と思われる。惨劇事件は新聞報道でほぼ明らかになっているが、その動機に関しては、この手紙を通してしか知ることができないからである。

2　大島理森衆院議長宛の手紙から植松の《行動の動機》を読む

1

あれだけの行動を起こすにあたって国家（日本政府）の指導者に宛てた手紙なので、大げさな身振りは多々見受けられるが、核心部分に絞りたい。

(a)「しかし、保護者の疲れきった表情、施設で働いている職員の生気の欠けた瞳、～本日行動に移した次第であります。」

(b)「障害者は人間としてではなく、動物として生活を過しております。車イスに一生縛られている気の毒な利用者も多く存在し、保護者が絶縁状態にあることも珍しくありません。

(c)私の目標は重複障害者の方が家庭内での生活、及び社会的活動が極めて困難な場合、保護者の同意を得て安楽死できる世界です。」

(d)「重複障害者に対する命のあり方は未だに答えが見つかっていない所だと考えました。障害者は不幸を作ることしかできません。」

(e)「作戦実行後に自首します」

(f)「作戦を実行するに私からはいくつかのご要望がございます。／逮捕後の監禁は最長で二年までとし、その後は自由な人生を送らせて下さい。心神喪失による無罪。新しい名前（×××）、本籍、運転免許証等の生活に必要な書類、美容整形による一般社会への擬態。金銭的支援五億円。」

(g)「ご決断頂ければ、いつでも作戦を実行致します。／日本国と世界平和の為に何卒よろしくお願い致します。／想像を絶する激務の中大変恐縮ではございますが、安倍晋三様にご相談頂けることを切に

願っております。」（なお、傍線および(a)から(g)の記号は小野田）

2

まず、傍線部分だが、冷静な判断のもとに事を起こしたことを感じさせる。もちろん、(f)の《要望》に関して、この要望が大島理森衆院議長→安倍晋三首相へ通じると判断したとすれば、二六歳の年齢にしてはあまりに稚拙に思われる。とりわけ殺人を犯しても殺人罪から免訴される《心神喪失》を馬鹿正直に入れることによって、正気にもとづく行動であることを証拠づけてしまうとは！　そうとはいえ、自分の行動が犯罪（殺人罪・死刑）に該当することを自覚したがゆえの傍線部分(f)はじつによく練り上げたものだ。このような断り書きを付けたうえで、手紙の分析に入る。

文面からは、第一の傍線部分「(c)私の目標は重複障害者の方が家庭内での生活、及び社会的活動が極めて困難な場合、保護者の同意を得て安楽死できる世界」の提案が主調音と考えられる。四五〜四八ページにかけて紹介した「一　先天的に身体の欠損をかかえて生まれた子供の殺害裁判事件・一一例」「二　安楽死殺人裁判事件・一三例」、また「ロバート・ラティマー事件」（二一九ページ）を想起させる。これらの事件の大半は植松言うところの重複障害者に該当し保護者とみなせる親族が手を下し法の裁きにかけられたものだ。ところが、時代はすでに医師による安楽死を容認する方向へと向かっている。だとすれば、重複障害者に関して、保護者は手を下さず同意をとり付けるだけにとどめ、医師が安楽死を実行することを認める社会を実現する提案であれば内閣総理大臣阿部晋三（行政府の長）に聞き届くのではないか。そのために大島理森衆院議長（立法府の長）に直訴した、植松の趣旨はそこにあっただろうことは想像に難くない。
かかる結論を導いたのが、植松の目に映った介護施設やまゆり園の現状(a)と(b)、それを媒介に傍線(d)の鋭い洞察が行われる。すなわち、重複障害者を抱える保護者は疲れ果てている、だからこそ介護保険制度に依拠しその身柄を施設に預けている。しかし、そこに顔を覗かせる本心は《早く死んでくれればいい、しかし重複障害者自らが死を選択することも保護者が殺すこともできない》、かかるジレンマから解き放つには保護者の同意のもと重複障害者の安楽死を社会が認める以外にない。さらにいえば、重複障害者の安楽死を認める社会が到来すれば重複障害者のために使用される社会福祉費用は軽減され、国家財政(地方公共自治体も含む)のより有用な利用が可能になる。──第一の傍線部分から伝わるのはこれである。すなわち、直訴文の趣旨はあくまでも国家の指導者(権力)への《安楽死できる世界実現の嘆願》、ここからは自らの手で殺すこと(最首の言う代行犯罪)は出てこない。

この奇想天外ともいえる飛躍をいかに理解したらいいのか。テロ行為という危うい橋を渡ってしまった植松の行動は人間存在の危うさを映し出す鏡に思われ、だからこそ、それを解明する誘惑にかられる。

(注記)なお、手紙の受け渡しについて、次の事が判明していることを付け加えておく。

衆議院議長公邸を訪れ、手紙を渡そうとしたが受付で手紙を受け取ってもらうことができず、翌二月一五日になって再度訪れたとのこと。そこで座り込みを行ったことなどもあって警備にあたっていた警察官が衆議院事務局に確認したうえで、しかたなく手紙を受け取った。渡した手紙はA4サイズのリポート用紙複数枚で、手書きで書かれていた。そのなかに犯行予告ともとれる内容が含まれていたことなどから、管轄する警視庁麹町署はその日のうちに、神奈川県警津久井署に情報提供をした。(傍線。小野田)

3

直訴文の趣旨を否定する行動へと走ったのはなぜか。それを解く鍵は、何とも意味のとりにくい(g)「ご決断頂ければ、いつでも作戦を実行致します」にある。――文脈からすれば、(f)の《要望》を大島衆院議長が受け入れたと信じての決断だったとも取れるからである。では、直訴文を渡した（受けとった）ことをもってそう判断したのか。そんな馬鹿な！

逆説であるが、植松が大島理森衆院議長（衆議院事務局）に直訴文を渡しただけで《殺害テロを行わなかったらどうだったか》を考えればいい。大島衆院議長に直訴文を渡したことをマスコミが嗅ぎつけたのは殺害テロが行われた直後のはず、それまでは直訴文の存在は大島衆院議長のほかほんの少数（警察と政府高官）に留まっているだけ、テロを行わなければ、嗅覚の鋭いマスコミでさえ植松が大島衆院議長宛に手紙を差し出したことさえ知らない。――すなわち、社会的に全く無力な存在である元介護職員植松が《重複障害者の安楽死》を訴えても社会は耳を傾けることのない全く無力な叫び、さらに大島衆院議長に直訴文を渡しただけでは、握りつぶされて終わる可能性が大。だとすれば、自らの手で殺人を実行することによってしか障害者問題の重要性を社会に投げ与えることはできない。また、犯行に及んでこそ直訴文の内容も公表される。つまり、直訴文の趣旨それ自体は無力な言辞、殺害テロの実行及びそれが与える社会的衝撃を狙ってこその凶行だったと思われてくる（テロルに走る人間の錯綜する心理だともいえる）。

この推論に基づけば、(f)の文面を入れたことに直訴文の主たる目的があったのではなかったか、突然、かかるひらめきが走った。――凶行が行われた後に公表された直訴文に目を通したがゆえ「そんな馬鹿な！」と読み込んだ私だが、直訴文の狙いは大島衆院議長と阿部総理二人に宛てた**密書**の類（植松の切実な秘密のお願い)、しかるにたまたま警備にあたっていた警察官→警視庁麹町署→神奈川県警津久井署のルートを通して凶行後に直訴文が発覚しただけのことだったのではないか。そうとあれば、論点を大幅に変えなければならぬ。

3　直訴文から殺害テロ実行のタイムラグ——空白の四カ月を解く

テロ行為(虐殺・暗殺)とりわけ個人によるテロ行為は、動機あるいは理由(国家あるいは人類の救済などなど)および対象(特定された個人か無差別か)はともかくも、社会的に無力な存在である個人が《自分を追いつめに追い詰めていくことによって走る行動》だと思うのだ。また、テロを思い立ちながら断念するケースが山ほどあることを念頭に入れておかないと判断を誤る。私の過去における体験からそう思うのだ。植松のテロ行為(殺害)は集団ではなく個人の仕業、実際に行動を起こしたこと、この二つの客観的事実を前提に考察する。恣意的な空論を避けるために。

1

大島理森衆院議長に直訴文を送ってから四か月後の凶行、この四カ月をどう読み解くかが何より鍵となる。

植松にとって四か月はとてつもなく長い時間だったのではなかったか。テロの攻撃目標『やまゆり園』および実行者植松聖の名を明記した手紙は警備の警察官を通して衆議院事務局に渡される。これほどまで無防備に自分をさらした予告テロ。しかも、手紙に書かれた筋書き通りに、無防備な『やまゆり園』に侵入しやすやす実行し、介護職員には多少手荒な処置を行うだけで殺害の危害を加えず、かつ実行後に自首している。誘導作戦を用いて裏をかいたテロではないことは明々白々（ここまで真っ正直な予告テロ事件がほかにあっただろうか）。尋常な事件ではない。本当にテロを目的にしたとすれば四か月の空白などありえない。――こうして、『やまゆり園』に防御措置をとることもテロ予告犯植松に対する監視体制を敷くこともなく、予告テロの実行を許した大島理森衆院議長（政府高官と一括する）は何を考えていたのか、植松問題を考えてから一週間ほどして、その疑問が浮かびあがった。政府高官こそが植松の予告テロを防ぐ最至近距離の人物ではなかったか！

2

政府高官の言動を聞いていないので、ここでも逆説的な論法を用いる。植松の直訴文を政府高官はどう判断したのか。①《いたずら》とみなした、②植松が実行することを《黙認》した、③直訴文から《植松の必死の決意》を感じた、大別して三つに類別してよかろう。――②の判断のもと植松のテロ行為を許したのであれば、政府高官の対応は合理的と納得できる（国家運営に携わる責任者にとって、社会的な厄介者の障害者を整理するのは頭を悩ますところ。それを率先して受け持つ清掃人が現れてくれた。黙認が賢い、と）。直訴文を愉快犯とあしらった①であれば事件を起こすまでは馬耳東風だが、事件を知った瞬間に慌てふためき、その飛沫が政府の動向に敏感なマスコミに伝わる。それとも、ヤバイことは一切口止めする緘口令が敷かれたのか（内閣のスポークスマン菅官房長官はポーカーフェイスをもって黒を白と言いくるめる天才的狸役者だからな）。うーん？　どうにも分からない。③であれば、容易ならぬ決意を感じ、思いとどませることを含め、植松と面対して会話する。僕が政府高官の立場にあれば迷わず植松と面対しとことん話すさ。

政府高官の判断は、③ではありえず、①と②が微妙に混じり合ったものだったに違いない。つまり、植松の直訴文に交感できなかった無感覚な反応（貴方はそれでも国家運営に携わるプロの政治家なのか！）を痛切に感じるのだ。

3

ここで、「直訴文の真相は大島理森衆院議長と阿部総理二人に宛てた密書の類」と述べた問題に切り込む。

「ここ掘れワンワン」と手の内を明かしたテロ予告から四カ月の間、植松は政府高官から何らかのメッセージを受けることを期待しながら待ちに待っていただろうことは想像に難くない。（注記）に示された行動から察するに、大島理森衆院議長と面会することを目的に衆議院議長公邸を訪れたはずである。ましてや想像を絶する異様な頼み事(f)の文言が入った直訴文、直訴文を渡せば済むはずなく直談判で頼むしかない性質のものだ。結果は面会の目的を果たせずに終わったが、しかし直訴文は渡った。——あれだけ無謀な直訴文をつきつけた植松、こうなれば大島理森衆院議長（政府高官）からの返答を待つだけである。

四カ月経ち、おそらく回答のないまま、テロ決行に踏み切り自首する植松。

いよいよ、植松の行動の核心へと移らなければならない。行動を起こした後に植松被告と接見した宮畑譲の記事が植松の心の内を垣間見ることのできる唯一の資料であるが、そこに入る前に《自分を追い詰めていった人間の行動心理》をじつによく描いた坂口安吾『二十一』を紹介する。

4　神経衰弱に陥った坂口安吾二十一歳の行状記

坂口安吾は二一歳のとき不眠から神経衰弱に陥る。人と話していれば、頭の分裂が少しでも防げるということから、自分の病気治療の目的で精神病院に入院している友人辰夫への見舞い訪問に日参する。辰夫は、訪問の最後に必ず母に頼みごとをする。かくして昼は辰夫、夜は辰夫の母のところへと奇妙な生活を送る。それでは、自伝小説（安吾は年代記と記している）『二十一』より安吾の言葉を聞こう（ルビは省略）。

どうせ先方の返事はわかっているのだから、僕は諦めの良い集金人みたいなもので、店頭に立ちました、というしるしにニヤリと笑う。………すると先方は………気違いにチーズやバタがいりますか………フッフッフッ。あいつ発狂して私に馬乗りになってネ。ホラ、爪跡があるでしょう、絞め殺そうとしたのですよ。お前さんも嫌な顔つきだ。やりかねないよ。おう、怖わ、フッフッフッ。と言うのである。ヒステリイはなはだしい老婆で、不運つづき、気の毒な人だと思い、僕は腹が立たなかった。

檻の中の辰夫は家族の愛情を空想せずには生きられぬ。僕もこれを察していたので、辰夫の夢をくずしてはならぬ、と思い、用があって昨日は母に会えなかった、と毎日同じ嘘をつく。………けれども辰夫の身にすれば、家族の愛、これだけが唯一の夢。ぼくのそぶりから家族の冷たさをさとるにつけ、彼の心はいっそう激しく母の愛を祈りはじめる。………嘘をつくたびに、不器用にヘタな嘘をつきたもうな、という顔をし、………母は自分を愛している、ただ四囲の情勢からその表現ができないからだ、という意味のことをそれとなくほのめかそうとする。辰夫の心事の当然そうあるべきことを僕も同情をもって見ていたから、直接そのことに腹は立たないのだけれども、話題のつきはてた毎日の憂鬱、破裂しそうで、一日ついに怒り狂い、君は実に下らぬ妄想にとりすがり、冷たさに徹する術を知らぬ哀れな男だ。………君の母こそまことに冷酷きわまる半気違いで、君のことなど全然考えておらぬ。みごとなぐらい君のことを心配しておらぬから、僕はかえって清潔な気持ちになるぐらい、君と話をするよりも君のおッ母さんと話をする方が数等愉しい。僕が毎日この病院へ来るのは君に会いに来るのじゃなくて、実のところは受付の看護婦の顔を見に来るのだ、と言った。怒り心頭に発して、こう言ったのである。………打ちのめされたかのごとくに自卑、慚愧、ものの十分ぐらい沈黙のあげく、自分の至らぬ我儘から君を苦しめて済まぬ、と言った。〜
………（この間に、辰夫の兄から辰夫は退院したとの手紙を受け取った話が入る）………大事な医療訪問をみんな失ってしまったので、危機至る、何でもよろしい、何か目的を探してそれに向かって行動を起こさねばならぬ。
………

（略）

どうやら病気の治りかけた一日、千葉の方へ辰夫を訪れた。辰夫は出張で不在だったが、あの母が、ヒステリーの翳みじんもなく現れて、神のごとき感謝の言葉をのべるのをきき、僕はもう少しで病気をブリ返すところであった。母親というのはまことに魔物であり曲者だ。人相別人のごとく変わり、武士の母親のごとくであった。母親だけはとにかく信ずるに価する、とそのとき悟ったが、しかしこれにすら、例外はあるはずで、必ずしも辰夫に叫んだ僕の言葉が違ってはいない、と、これは今でも思っている。

なお（略）としたところには次の文章が入る。
結局、最後に、外国語を勉強することによって神経衰弱を退治した。目的をきめ目的のために寧日なくかかりきり、意識の分裂、妄想を最小限に封じることが第一、ねむくなるまでも辞書をオモチャに戦争継続、十時間辞書をひいても健康人の一時間ぐらいしか能率はあがらぬけれども、二六時中、目の覚めている限り徹頭徹尾辞書をひくに限る。梵語、パーリ語、フランス語、ラテン語、之だけ一緒に習った。おかげで病気は退治したが、習った言葉はみんな忘れた。

安吾が『二十一』を書いたのが三十歳代後半。――どうみても尋常ではない三人（神経衰弱に陥った安吾、精神病院入院の友人辰夫、ヒステリーの母）の関係を描写する部分のみを『二十一』から抜き書きして紹介したのは、やまゆり園の惨劇を引き起こした植松聖の問題を考えるにこれに勝る参考資料はないと直観したからである。

第一。安吾が二一歳の当時に、この文章を書きえたならば《（略）にみられる何ともバカげた無為な努力などせずに神経衰弱を退治できたことは自明》であることを語りながら、そうは問屋が卸さないのが《人間精神のパラドキシカル》であることをみごとなまでに語ってもいる。

第二。精神病院を退院した辰夫、ヒステリーを克服した辰夫の母、それを媒介したであろう辰夫の兄、その触媒となったのが「怒り心頭に発して」辰夫に向かって語った《お前など生きる価値ない。とっとと死にやがれ》を意味する安吾の爆弾言葉、それもさることながら自分の病気治療の目的のために日参する安吾の徹底したわがままに巻き込まれた辰夫とその母（はた迷惑もいいところ）、偶然がもたらす抜き差しならぬ人間関係の偶然の出会いが三人三様に精神の病からの脱出をもたらす一大奇跡を結果するパラドックス（人間存在の自己矛盾）が描かれている。――結果効果を狙ったものではない！

第三。安吾だけに焦点を合わせれば、その間十五年余、目的とする神経衰弱退治のために覚えた外国語をさっぱり忘れながら、神経衰弱に陥った自分と周囲との状況を見事なまでに復元して蘇らせる安吾の強靭な自意識。そこから、神経衰弱さらに言えば《精神の病とは何ぞや》を問いかける安吾の姿が浮かび上がる。

第四。神経（精神？）を病んだ三人を《自身は神経衰弱、辰夫を精神病院入院、母をヒステリー》の常識用語で表し、精神医学や心理学の難解な用語（専門以外の人にとって隠語の類）を用いない。人間の心（精神）の障害の問題は、学問言語ではなく人間の常識言語で表現すべきことを貫く安吾。

5 《植松に贈る》言葉――『二十一』を植松に重ねると……

無理を承知で（それによって何が見えてくるかわからぬ冒険の旅に誘われて）、『二十一』に植松の行動を重ねる。

1

辰夫に向かって口走った安吾の暴走（言葉の暴力）によって「打ちのめされたかのごとくに自卑」に陥った辰夫が自殺して不思議はない。――そうなれば、安吾のその後の人生がどうなったか誰も知ることないし、『二十一』は存在しない（人間の人生の証拠などまことにあやふや、結果の残骸だけが歴史に残る）。

結果は辰夫の慚愧の言葉「自分の至らぬ我儘から君を苦しめて済まぬ」を引き出すが、この紙一重の運命を決定したのが辰夫（自卑から慚愧へと向かう辰夫の心の動き）にあることは間違いないが、また辰夫と安吾との人間関係に関わると思うが（先ほど、はた迷惑もいいところと述べたが、それは安吾に視点を合わせたもの。辰夫に視線を向ければ、安吾のはた迷惑な目的に関係なく面会に日参する安吾への感謝、その安吾に母への頼みごとをする自分の我儘への自戒の念）、そう思えるのは『二十一』あってのことだが……。

2

主題である植松に目を向ける。殺害を決断し、その予告であるマニフェストを植松がどのような気持ち（意志・理想）を抱いて書いたのか、いつ頃から障碍者施設やまゆり園に勤務したのか私にはわからないが、その体験を通して、植松の中に重複障害者、その保護者、やまゆり園への懐疑さらに絶望感が芽生え、ついに、重複障害者を敵視するに至ったことは、植松の言葉、(a)(b)から読み取ることはできる。

それ以前に介護施設で起きたいくつかの衝動的殺人とは異なり、計画的な予告犯行。《予告したらかならず決行しなければならぬ定めがあるわけでなく》、ましてや単独での犯行。さらに、《重複障害者の方が家庭内での生活、及び社会的活動が極めて困難な場合、保護者の同意を得て安楽死できる世界》こそが提案の中心だからこそ阿部総理に伝えるよう大森衆院議長に直訴したのではなかったか。だとすれば、《待てよ！》とスイッチバックし実行を思い留まることだってありうる。――それゆえ、ぼくはたいへんな妄想にかられた。もし、この間に植松が『二十一』と出合い、**辰夫に向けた安吾の暴言と結末を自分の決断に重ねたら植松の精神に何が起きただろうか**。もしかしたら……

まずは問題だけを投げかけ、植松被告と接見した宮畑の記事に移る。

6　「差別思想変わらぬ印象」――『東京新聞』横浜支局・宮畑譲

宮畑が植松被告に接見した記事（一七年四月三日号・記号と傍線は小野田）より抜粋

①（前略）ア「私の考えと判断で殺傷し、遺族の皆様を悲しみと怒りで傷つけてしまったことを心から深くおわび申し上げます。」被告は、ひと言ひと言確認するように述べ、頭を下げた。事件の残虐さを考

えれば簡単に謝れるものだろうか、という疑問も浮かんだが、目の前の被告は本当に恐縮しているように見えた。イしかし、その後「亡くなった人に対してはどう思うか」と問うと、沈黙を続けた。〜／ウ接見を受けるという予感はあった。事件五か月前、〜「障碍者は不幸を作ることしかできません」「私が人類の為にできることを真剣に考えた答え」と書いていた。エ理解し難い内容だが、確固とした意思を感じる。事件数か月前から知人を犯行へ加わるよう誘っており、自分の考えは正しいと考え、隠そうとしていなかったからだ。

②オ起訴後の精神鑑定で被告は、自分を特別な存在と思い込むなどの傾向がある「自己愛性パーソナリティ障害」と診断された。カしかし、この人格障害がある人全てが差別思想を持ったり、人に危害を加えたりするわけではない。キ被告が持つ性格と周囲の環境が関係し合って事件に至ったと考えるのが自然だ。

（中略）

③被告は衆院議長に手紙を持参した直後まで、施設で働いていた。接見では「ク重複障碍者を育てることが、想像を超えた苦労の連続であることを知っている」とも語った。〜

④記者の接見後、被告はほかの数社の新聞社に応じたきり、取材を断るようになった。ケ記者も再度、被告を訪ねたが断られた。おそらく、コ次に被告の声を公に聞くことができるのは、法廷になる。／サ裁判所には、差別思想を持つようになった経緯を可能な限り明らかにする訴訟指揮を望みたい。そして、シいかに苦々しいものであっても、被告の言葉に耳を傾けたい。社会で教訓を共有するには、「変わった人間」による特異な事件として終わらせてはいけない。

①と③は植松被告と接見した宮畑の率直な感想だが、②と④は接見した結果について自分の思考を放棄した雑音の言葉（権威への盲従）。もう少し突っ込めば、①と③は植松被告と接見する以前に宮畑があらかじめ予測した内容の再確認（追認）、しかるに②と④は接見の目的を果たせず退散したことの言い訳として二つの権威（精神鑑定、裁判官による訴訟指揮）にすがった逃げの言葉。加えて、最後の二文シにみられる公平で品性正しく物分かりのいい言葉で締めくくる。それゆえだろう「コ記者も再度、被告を訪ねたが断られた」のはなぜかに気づかない。

そこで、前半の二つの傍線部分に注視する。植松自身が宮畑に向かって直に語った決定的な言葉ク「重複障碍者を育てることが、想像を超えた苦労の連続」こそが、宮畑記者が接見以前に抱いていたウ「理解し難い内容」を紐解く鍵であるというのに、その中身を静かに聴くことをなぜできなかったのか？――植松被告に接見する特例を与えられた新聞記者宮畑の責任放棄ではないか。

とりあえず問題提起にとどめ、植松被告がいかに追い詰められてテロ行動に走ったかを語った言葉「重複障碍者を育てることが、想像を超えた苦労の連続」を念頭に、テロ決行へと踏み切った植松の行動の核心にぼくなりに迫りたい。

1

まずは、植松の嘆願書と宮畑に語った言葉の二つを列挙する。

〔嘆願書〕

(a)「しかし、保護者の疲れきった表情、施設で働いている職員の生気の欠けた瞳、～本日行動に移した次第であります。」

（b）「障害者は人間としてではなく、動物として生活を過しております。車イスに一生縛られている気の毒な利用者も多く存在し、保護者が絶縁状態にあることも珍しくありません。」

〔宮畑に語った言葉〕

ケ「重複障碍者をａ育てることが、想像を超えた苦労の連続であるｂことを知っている」とも語った。ところで、直筆の〔嘆願書〕とは違って、〔宮畑に語った言葉〕は植松の言葉そのものではなく宮畑の解釈による表現のため、その言葉（傍線の二か所）の理解でハタと弱り果てる。そこで〔宮畑に語った言葉〕を注意深く読み返すと、たいへん緊迫感ある表現《想像を超えた苦労の連続》こそが宮畑の印象に何より強く残った言葉、それゆえ植松が実際に語った言葉に近いものと想定できる。それを前提に〔宮畑に語った言葉〕を書き換える。

ケ「重複障碍者を介護することが、想像を超えた苦労の連続である」とも語った。

せりあがった感情からのアジテーションが嘆願書のトーンであるとき、宮畑に語った言葉からは植松の内面の苦渋が伝わる。テロ決行以前の嘆願書、テロ決行後世間から一人隔絶した拘束の身での言葉、決行を挟んで心の内奥に大きな変化が起きただろうことを暗示する二つの言葉。――「重複障碍者を育てることが、想像を超えた苦労の連続」を通して私が想像できるのはここまで、この先はプツンとちょん切られる。仕方ない。この乏しい資料を元手に、私が宮畑に代わって植松の言葉ケに迫りたい。

2

障害者施設「やまゆり園」での惨劇を引き起こした犯人が、元やまゆり園職員の二六歳男性であることを知ったとき、少なからずの衝撃と疑問が走った。障害者施設で二十歳代前半の男性が働いている姿を想像できなかったからである。二六歳のぼくは、障害者施設を一つも知らなかったのはもとより、障害者相手の仕事に就くことを考えたことがなかった。――それにもまして、障害者をどのように見てきたのだろうか、過去の記憶が押し寄せる。それを語ることなしに、植松のテロ行為をあれこれ詮索することができようか。

（その1）

五歳年下の妹宣子は昭和一八年八月に股関節脱臼で生まれた。宣子とは、『人工股関節の手術から十年――いま、介護の本質を見定める』の著者山下宣子である。

今日では先天性股関節脱臼は赤ちゃん検診で簡単に早期発見し即座に対応できるが、時代が時代。お袋が気づいたのは宣子が歩き始めてから。さらに時代運の悪さが重なる。戦争の末期から食糧難が続く時代、三歳前になって初めて病院で診てもらうまでビッコ引きながらのヨチヨチ歩きを重ねたため、大腿骨上端の骨頭が骨盤の寛骨臼を崩す損傷をもたらした。以上が、小学三年の僕がお袋から聞いた今なおかすかに残る記憶。

ここからがぼくの生きた記憶。ぐるぐる巻きの包帯を石膏で固めたギブスで大腿部股関節が固定された宣子を正視するのが怖かった記憶。とりわけ、不自由な状態でついオシッコを漏らしてしまったとき、気づかぬふりをぎこちなくする血の気の引いた凍りつく感覚。――七九歳に至る今日まで、ただの一人にも話さず己の心に封じ込めてきた記憶。植松がついに僕の口を割らしたのである。

（その2）

小学二、三年のころ、百mほど離れたところに住む十代後半の女性が、家の前の道をハダシで着物の前をはだけ「アーアーアー」とよろけながら通り抜けていくのをしばしば見かけた。あるときは一人で、ときにぼくと同じ年頃の小学生数人が「アーアーアー」と冷やかしながら。婆さんは「キツネツキだ」とよく言っていた。たぶん、関わらないのが賢いと。

はやし立てているのか冷やかしているかはともかく、それを包み隠さず発散する同級生への嫌悪と侮蔑、裏返しの羨望を抱きつつ、見てはいけないものを見てしまった、それがぼくの感覚であったことを今なお記憶にとどめている。それは僕の中に、土俗的なものや本能の露出を拒絶する《潔癖症・タブー意識》という重荷を育てていく。

（その3）

主食である米は国家統制に置かれていた小学五〜六年の頃、米屋を営む店のガラス戸を夜八時か九時ころにトントンと叩く。「ああ、あの子か」——一年下の女の子が、靴磨きで母親の稼いだ日銭を手にし決まって一合の米を買いに来る。悟られないようにソーとおまけする瞬間の妖しい心の動き。

その子の父親は戦地帰り、障害者は適切ではないがアル中で昼間から酔っ払いの千鳥足。子供の目にもナイーブな性格ゆえ戦争で精神を病んで復員したことが伝わる。銭湯の入り口のバラックに住む三人家族、その痛々しい光景に目のやり場なくうつむいて通り抜ける記憶が強く焼き付いている。

小学校低学年から高学年にかけての体験三つを記憶に即して紹介した。宣子だけは生活を共にしキツネツキとアル中は赤の他人。もう一つ、アル中を除き、宣子とキツネツキとアル中の娘は成人に達していない女性。この三人が男であったらぼくの心に何をもたらしただろうか。もとより考えるだけで実際ではないが、実際ではないことを想像することが起きる。ましてや、男三人と女二人の五人兄弟、いやがうえにも、このような想像に駆られる。ギブスで大腿部股関節が固定された弟がオシッコを漏らしたら、間違いなく「少し待ってろ。暖かい濡れタオルで拭いてやるよ」となる。

キツネツキの男であれば、金玉丸出しで奇声を上げていくそばを通り抜けてもさほどの忌避反応とならなかっただろうし、だいいち小学生のガキは冷やかすほどの勇気を持ち合わせないに違いない。店のガラス戸をトントンと叩いて一合の米を買いにくる男の子であれば、顔赤らめる胸騒ぎなど知らぬ存ぜぬ、きっぷうよく「おー、待ってたぞ。おまけしてやるからな」と満足感を味わったことだろう。

（その4）

高校に入って、高田馬場から渋谷までの山手線を通学路としたぼくは、渋谷のみならず新宿の駅頭をしばしば通り抜ける。そこには十人を下らない片足あるいは片目を失ったなどなどの傷痍軍人がアコーディオンを弾き、また土下座して物乞いする光景を目の当たりにする。

すでに高校生になっていたぼくは、この戦争の傷跡について幼弱な頭で考えながら素通りする術を身に着けていた。小学校までの動揺に動揺する心とは違う目。結論だけを語る。——中学の卒業文集で「小野田の将来の職業は労働運動の指導者」と書かれている。「勝利無き一一三日のストライキ」と呼ばれる五三年の三井三池労組の闘争に熱き思いを抱きプロレタリア（労働者）こそが主人公になる社会の実現の為に身を挺する生き方である。その考えは、二九歳の六七年末まで続く。

冒頭に「二六歳のぼくは、障害者施設を一つも知らなかったのはもとより、障害者相手の仕事に就くことを考えたことがなかったからだ」と語ったが、（その1）から（その3）までは障害者への怖れ、（その4）は理想主義がもたらす傲然居士、相反する二つが入り混じった分裂症が植松聖の歳におけるぼくの精神風景だった。

（その5）

四十歳を超えた一九七十年代末、偶然にも転機が訪れる。

東京都国立市にある障害者施設富士学園の閉鎖にまつわる紛争解決のため富士学園に出向くが、それが障害者（障害児）施設を知る初体験となる。――友人の弁護士から「小野田は新左翼学生運動の旗頭の一人だったから頼みたい。息子が障碍児である富士ストアーの社長は、東京教育大（現在は筑波大）大学教授の障害教育理論に惹かれ、自分の子供だけでなくよその障害児が入所できる施設を設立したのだが養護職員と衝突したため、学生が富士ストアーの前でビラまきやマイクでの演説などの営業妨害をしているのでやめさせてくれないか」、「ああ、分かった。オレが話をつけるよ」と富士学園に出向いた。

八百坪を超える雑木林内に建てられた五十坪程の施設に、十五人ほどの男女の若者がぼくを待っていた。開口一番「君らは富士学園を閉鎖せず継続させることを目的にしているのか、それとも閉鎖問題をネタに閉鎖反対の運動を行うことが目的か。そのことの良し悪しを問うているのではない。ぼくのこれまでの人生経験から《人間は目的をいとも簡単に錯誤する動物である。しかもそのことに気づかない》ことを痛く感じてきた自戒ゆえの言葉だ」と切り出した。翌朝まで続いた討論＝座談に残ったのは確か女性四人と男性二人、四人の女性だけが富士学園で障害者の面倒を看ている養護教諭であることを知って、「あなたがた四人に聞くが、閉鎖問題にまで発展するトラブルの原因は何だったのですか。これまでの話からは待遇問題ではないと思うので聞くのだが」と問題を投げかけた。

この問いかけによって、四人が次々と話し出した。要約すれば、その教授は、理想の理念を押しつけるだけで、障害者一人ひとりの個人差にどう対応すべきかの考察を欠いている。詳しいことはぼくには分からないが、施設を時々訪れる教授に疑問を投げかけたところ、ぼくの推測ではプチンと切れた教授が社長に「責任をとれないので手を引く」と申し入れたようだ。こうして、それですまされない養護教諭と教授を信用して私財をはたき施設を提供した社長の双方が取り残され、応援にかけつけた学生と社長との代理戦争の様相を呈することになる。そこに乗り込んだぼく、時すでに遅し富士学園は自然消滅となった。――公的な施設とは違って個人の篤志家による障害者施設のぜい弱な基盤の問題であったといえるかもしれない。

障害者介護にたずさわる養護教諭と話したのは初めてなので、ぼくの質問は「なぜ障害者介護にたずさわろうとしたのですか」に向かった。四人の女性のうち、一人は三十五歳前後、後の三人は二十歳代前半。加えて、富士学園の障害児介護に協力した片足に障害をもった三十五歳前後の男性一人がいた（未だマニュアル車が当たり前の時代、障碍者用のオートマ運転免許があることを知ったのはこのとき、その後二度ほど、彼の運転を興味深く助手席から観察した記憶がよみがえる）。ぼくにとってそれは衝撃的な事実であった。肢体に障害をもったがゆえ障害者介護にたずさわる、肢体に障害をもっていても障害者介護にたずさわることができる、それを目の当たりにし、地に着いた生き方をしている彼（前沢）に比べオレは上っ調子な能書きたれか。

富士学園を訪れたとき長女の環は五歳前後、家事（育児・炊事洗濯）の多くを受け持ったぼくはおむつの取り換え、オネショの後始末などを三十六歳にして体験した。障害者介護というが、育児は多くの哺乳動物に備わった最も原初的な介護、それあって人間社会固有の障害者介護を可能にしたに違いない。――三十五歳前後に夫と離婚してまで富士学園の障害者介護にかけた女性と前沢との出会いは、僕の中に棲みついた傲然居士に破れ目をもたらすきっかけとなった。(注)

(注) そういえば「将来の希望はなんなの」の質問に「保母さん」と答える小学生の女の子ががかなりいることを思い出した。うーん?

3

主題である植松の行動の考察に移るが、二六歳の男性、重複障害者の介護、勤務した「やまゆり園」の三つが植松の行動を判断するキーポイントになる。

三つのうち「二六歳の男性」のみは、僕自身がかつて通り抜けた世界ゆえ植松と重なるが「重複障害者」および「やまゆり園」を無視している。その前提でぼくの体験を通して考察した結果をまとめたい。

端的にいえば、身内の障害者を介護した経験がある、自分が介護の仕事が可能な程度の障害を持っているなどの特例を除いては、二六歳の男性には障害者介護を行うだけの適正は備わっていない(ましてや重複障害者)。男性の場合は女性とは違って、子育ての経験をする以前に障害者介護の仕事に従事できるだけの生理的・心理的・精神的準備が備わっていないと思うのだ。私に照らせば、唯一の介護体験である義母の話をしたが、すでに二人の娘を育てたうえ五十歳前に達している。それあって、生理的嫌悪を感じる介護をねじふせ、嫌悪もまた愉しと自分を偽る技を身に着けたからこそ可能であった。生身の人間が生身の人間にかかわる介護は、絵に描いたボタモチのごとき人権思想ではなく、人生の年季がものをいう世界だと思わざるをえぬ。

たぶん二十歳前半で「やまゆり園」に勤務した植松。もし、生活費を稼ぐことが目的であれば「重複障碍者を介護することが、想像を超えた苦労の連続である」などと言わずにさっさと転職すればいい。それを可能にする日本の経済社会。しかるに、介護職の従事者が次々と辞めていくため人手不足と言われるにもかかわらずそこに踏みとどまったがゆえ、ついに凶行に及んだからこそ語られるその言葉ではないか。

かくして重複障害者およびやまゆり園に移らなければならないが、ネットで調べたが、ぼくが欲する情報を得られず、植松の言葉「重複障碍者を育てることが、想像を超えた苦労の連続」にこれ以上近づくことができない。視点を大幅に変えなければならないが、私の手元に《介護される人と介護する人との壮絶な関係》を描いたドキュメンタリーが残されている。植松言うところの重複障害者の実相はぼくには分からないし、はたして重複障害者が該当するのか分からないが、さっそく紹介する。

7　重度障碍の絶望からの叫び

「末期癌——死の床へ　母からの伝言」　天羽　浩一（鹿児島国際大学講師）

再発から症状悪化

二月二十四日（和栄手記）

「私ももう長くない。五月頃には駄目かも……。」

激しい痛みのため、手記の記載は途絶えがちである。痛み止めの薬、注射等を受けているが痛みは増すばかりで、ひどいときには転げまわる。絶叫もある。「助けて」「もう殺して頂戴」頭痛は一日中続き、その間間歇的に堪え難い激痛発作となる。

三月十四日成人病センターにて頸椎癌と診断され、すでに治療不能、痛みの緩和治療しかなくモルヒネ投与の通院治療となる。本人はヘルペスによる激痛発作（以前にヘルペスによる激痛発作があった）であるという希望的観測を持っていたが、末期癌の診断に一縷の希望が打ち砕かれる。

私はアメリカでの研修予定があり、その参加について迷っていたが、母は「自分の仕事だから行きなさい。私のほうは大丈夫だから」と親として子への依存を善としない姿勢を貫く覚悟のある話し方であった。また、研修先のホテルからニューヨークに在住している娘のあい子と一緒に電話をかけたとき「あい子ちゃん、明日からおばあちゃん、入院するの。もうこの明石の家には帰ってこれないのよ。でも心配しなくていいのよ。もうずいぶん長く生きたから。あい子ちゃんはちゃんと勉強してくださいね」と話す。親としての、そして祖母としての一貫性のある言葉を聞くのは、私にとってそれが最後となった。

その間、モルヒネ投与でも激痛発作はおさまらず、金槌を何度も何度も頭に振り降ろされたような痛みで、理性が失われたわけではないが「殺してちょうだい」と叫び、転げまわり、暴れまわる。食事もできず、薬も飲まない状態になり、また、家中に鍵をかけ、包丁や鋏など危険物を隠さなければならない事態となり、父と健二、二人の手にはあまり、三月二十六日再入院となった。

日記の最終日は三月二十四日である。

三月二十四日（和栄手記）
「寒原先生の診療。二日のアイソトープの結果、骨に転移していること写真でよく判る。とうとうこれで終わりと思う。格段と頭、骨の痛みがひどく、これではもう手の施しようもなくあきらめよう」

再入院

頸椎への放射線投与を十回行うことになる。癌治療のための放射線投与ではなく、あくまでも痛みへの緩和策とのことである。放射線投与によって痛みの発作は和らぐ。しかし、副作用とみられるが、体力が消耗し、殆どベッドに寝たままとなる。

私が研修から帰り、病院に見舞った入院三日目あたりから、夜間の精神錯乱と痴呆症状が出始める。食事を摂取してもすぐに吐いてしまう。

入院前は末期癌告知に対して、覚悟もし理性的な対応で人格の統合性が保たれていた母であったが、恐怖と理性の葛藤に耐え切れず、人格統合性が破綻し、昼の顔「死への覚悟」と夜の顔「死への恐怖」に分裂した。

また、放射線投与による体力消耗と、モルヒネ（MSコンチンとアンベック）による幻覚症状という副作用が伴っているともみれる。

「もう死んでいるのに、なんでここにいるん」「今日の私のお葬式はにぎやかでよかったねえ」とか認知に対するズレ、初期の痴呆症状ともみれる。」

恐怖発作は夜間「誰かが殺しにきた。殺される」「隣で棺おけ打ちつけてる音がする」「ここは恐いとこや。はよううちに帰らんと」「シー、ロッカーの奥に階段がある。そこから恐い人が入ってくる」「外から恐い人が覗いてる」眼をかっと見開き、体を硬直させ、痙攣させながら恐怖に襲われている。

「壁と天井の間が波みたいに揺れて、その間がぱっくりさけてそこから怪人が入ってくる」

見るものが空中に浮いて見える。縦のものが横に見える。モルヒネ投与により聴覚に変異をきたしているのか。夜間のごく微かな物音に反応し、恐怖発作につながる。「何してんの。はよ逃げな」「あんたも私を殺そうとしてんやな」必ずベッドサイドで父が弟もしくは私の誰かが看護しているが、その働きかけも効力を発しない。ずっと手をつなぎ、夜間も灯りをつけることにするが、おさまらない。手をふりほどき、ベッドから逃れようとする。

朝になり、やっと間歇的発作から解放される。夜間の言動については「夜になるとお化けが来るんよ」と言い、覚えてはいるがあまり意識にないようである。

昼間は父や弟また私への感謝を語り、「とっても幸せな人生だった」「お父さんと結婚してほんとうに良かった」「お父さんほど優しい人はいない」「お父さんの最後の面倒を私が看るつもりだったのに反対になって申し訳ない」等と落ち着いて話したりする。

しかし、一方「みんな私の死ぬのを待っているのになかなか死ねない。今日は死ぬ、今日は死ぬと思っているのにまだいきてる。みっともない、申し訳ない」などという。

看護の交代で父、弟そして私が打ち合わせや情報共有で外に出たりすると、「私のお葬式の相談してたん?」「お父さんは早く私が死んだらいいと思っているよね」などという。

食事は波があり、入院五日目には一時絶食状態になり、意識的拒食ともみられたが、浣腸で便が出たときは「これでおなかの中がきれいになったから安心して死ねる」と言いながら、その後「おなかがすいた」と浣腸による排便を機会に食事をとる。

また、太郎、雅代夫婦と曾孫の廣（一歳）が見舞いに来てくれたが、たいそう喜び、ハイ状態になる。また、見舞客がくると割りに元気に応接する。見舞い客が帰った後、精神的ぶり返しが起こるが、一定の興奮状態があることが精神的には好作用になると思える。

状況的にはもう一日か二日とみられる場合もあったり、この分では一時の退院も可能とみられたり、判断は出来ない。退院に備えて在宅ホスピスケアと介護保険による身体介護、訪問看護のサービスを受けられるよう手続きをとる。在宅ホスピス対応をした上で、もし対応不可能な状況になれば、この病院に再入院する方向で考えようと父に進言する。妄想、譫妄、幻覚と恐怖・不安・怒り・悲しみ・諦観・絶望・追憶・感謝の感情が九十九折のように重なり、死ぬことの重みが伝わる。

まさに父がよく言う「人間には最後に残された大事業がある。それは死ぬことである」のとおりである。

自宅介護

四月十日、退院となる。

食欲が回復し、自宅に戻り元気が出たようだ。父も健二も介護入院していた時より楽になった。少なくともここのほうが眠れるからだと言う。しかし、それも最初の日だけで、二日目には夜間の不眠、被害妄想と死への恐怖が支配的になる。直接の介護者である父や健二に対しての不信や怒りを爆発させる。

鹿児島にいる私との電話で「警察をはよ呼んで。ここで閉じ込められてる。すぐ助けにきて」「電話させないようにしてる。電話の途中で線切ったりしよる」といった類の話が多くなる。口調は切羽詰まっており、父に殺されようとしているというふうな恐怖感に襲われている。

頸椎を動かさないためのカラー（ラクビーの選手が被る面のようなもの）が苦痛であり、それを無理にはがそうとする。それを止める父や弟に対し、「医者とぐるになってこんなことして私を殺そうとしているんやな」「家にはもうお金はあらへんよ。そやから医者がいくらこんな事したってむだやからな」とか……


父は病院との関係でホスピス在宅ケアの訪問のコンタクトは結局とらなかった。成人病センターの担当医から「私が最後までみるから大丈夫」との言に支配されたためである。ホスピスケアを受けることは担当医局への信を裏切ってしまうような感情があったようだ。

訪問看護に週二回、入浴介助を中心のサービスのみを受けることとなった。介護認定は四級という判定が出たが、父はこんなに高い認定が出るとは思っていなかったようだ。

私はサービスを目一杯使うことを提言してきたが、あまり聞く耳はなく、出来る限り自分でやっていきたい気持ちが強い。確かに想いとして自己責任でやっていくのは分かるが、状況をオープンにしていかなければ、介護者自身の肉体が長続きしない。父も健二も二人とも実際相当参っており、私が鹿児島に戻っている時に、思い余って手をかけてしまう瞬間がありえるのではと不安に襲われたりした。

母の認知錯誤はさらに悪くなる。痴呆からの症状というより精神錯乱にあると思える。モルヒネと精神安定剤の投与のバランスがうまくいっていない。緩和ケアになっていない。担当医に状況を細かく報告するよう父に進言する。

母の父への依存度は高く、夜間、夜中、明け方にかかわらず、父を「おとーさん」「おとーさん」と大声で呼ぶ。あるときは「キス」を求め、「最後だからお父さんキスして」と求愛をする。父はゆっくりキスをする。

一方「この裏切者」「女たらし」「すけべえ」と父を罵り、深層心理に隠されていたかも知れぬ汚い言葉が吐かれ、父に暴力行為を働く。健二や私にも父と見分けがつかず暴力行為を働き、眠らず、食べずでどこにこんな力があるのかと思わせるほど腕力が残っている。父の腕には爪が食い込んだ傷があちこちに残った。

また全面介護にある父、弟に対して羞恥心からか、排泄介助や座薬挿入に対して激しい抵抗を見せる。暴れる母に座薬を挿入しようと格闘しているさまは鬼気迫るものがある。

また、母が自分でオムツをはずし、父に対し性行為を要求する場面に遭遇した。母はとりわけ性に対してはタブー意識が強く、性にまつわる話など、一度としてしたことがなく、およそ私に性を印象づける何ものも記憶になかっただけにその行為に私は強い衝撃を受けた。

しかし、驚きのあとに、この母の行為は、私に人間は最後の最後まで生きる、そして生きている限り人間は性的存在なのだという強い肯定的な啓示となって伝わった。（了）

1

このドキュメンタリーが秀逸なのは、弟は父とともに介護に全力投球し自らは観察者の立場に身を置きながら言い訳がないところにあろう。それゆえ、感傷で目を曇らせることなくリアルで清潔な手記が誕生した。

その秘密を解くものとして「まさに父がよく言う『人間には最後に残された大事業がある。それは死ぬことである』のとおりである」があろう。作品2・斉藤真樹（一〇一ページ）の言葉「私には、上腸結腸癌の末期の祖母がいる。多分もうあまり長くないと思う。私は祖母に死の訪れる瞬間を絶対見ておきたい。なぜなら、死は死ぬ人が生きている人に送る最後の教訓だからだ」を思い浮かべる。まさしく、その大事業の世界の描写をなしとげた！

加えてぼくの独断を述べれば、それまでの観察者の目を捨て自問自答に向かう最後の二つの段落、それこそが天羽をしてこの『日記』を書かしめたのではなかったか。

追記

このドキュメンタリーを『かろやか介護』に掲載したのは編集責任者山口峻。峻から原稿を見せられた時「あの天羽が！」と思わず口走った。天羽と話を直接交わしたことはないが早大のキャンパスで幾度か見かけていた。二二四ページにおいて「二〇一六年の前半～団塊の世代に属すたいへん親しかった友人（後輩）二人の訃報が届いた。一人は、新聞配達人の警察への通報で死亡が確認されたいわゆる孤独死」と述べた山口峻。その一年先輩の天羽は今なお鹿児島で福祉関係の活動を地道に続けている。（天羽浩一はネットで簡単に調べられる）。

2

植松が語る重複障害者の実像がどのようなものかは見えてこないが、《障害であれ病魔であれ重度の症状に侵され介護なしには生きられない人》の意味に重複障害者を拡大すれば、天羽の母はまさしくそれに該当する重複障害者、その母を介護する父と弟の必死の格闘、それを冷静な目で見つめて介護日記を書き記した天羽がじつによく伝わる。煩悶する四カ月の植松にふさわしいのは《このドキュメンタリー》、

『二十二』はぼくの妄想の所産に過ぎないが、天羽の日記は植松の煩悶に直に訴えるものだ。いや、それ以上に植松と接見した宮畑に贈るにふさわしいと直観した。

植松との接見に際して宮畑は、重複障害者の介護についていかなるシミュレーションをして臨んだのだろうか。――結果は「重複障碍者を育てることが、想像を超えた苦労の連続」の言葉に対応できないまま引き下がった宮畑だが、それに対応できる参考資料はこのドキュメンタリーの他にあるだろうか。願わくば、宮畑を通して『天羽の手記』が植松に届くように。

植松の嘆願書を黙殺した大森衆院議長（政府高官）は取り返しのつかぬ大失態を結果したが、ジャーナリスト宮畑は一つの失敗を糧に取り返すことが可能でもある。これが、実際政治家と言論人との大きな違いでもあろう。

8　日刊誌『創』より植松聖被告『獄中手記』を読む

脱稿の最終段階にかかった一七年一〇月九日、月刊『創』一一月号掲載の「植松聖被告獄中手記」（以下『手記』）、篠田博之編集長「植松被告と語った『死』または『死刑』について」（以下『対話』）を読み急遽執筆にかかった（なお、傍線と記号は小野田）。

ところが、ハイテンションの『手記』、内省的な『対話』――極端な落差に直面し、簡単に扱える植松問題ではないことを実感し、次作『坂口安吾の自伝小説との出会いによる私の思想変換』（仮題）に持ち越し、前提のみを語る。

1

六千字の『手記』は、津久井署に自首する際の情景、取り調べの様子、留置所と拘置所での人間模様、検察庁に押送される時のマスメディアのフラッシュなどサービス精神で彩った物語が七割を占める。それ以前には知ることのなかった好奇に満ちた世界を事件から一年経て語った『知られざる獄中体験記』肩すかしを食らった。

残る三割に絞る。「今、やまゆり園で起きた事件の犯人は私です。世界平和の為にやりました。／このような言葉で自首したと思います。～」との前置きから本論に入る。「そこで第一に、遺族の皆様に対して謝罪の言葉をお伝えしました。／心失《しっ》者を殺すことは人類にとって正しい判断ですが、それまで人生の多くを費やしてきた家族を、ァふいに殺されては家族の心を傷つけると考えたからです。／とは言え、心失《しっ》者を認める理由はひとつもありません。それは イ人間の定義（自己認識・理解・共有）を、まるで満たしてはいないからです」とある。

まずァ。自首したときはそう思っての言葉かもしれぬ。ところが一年後の『手記』に**オオム返し**に書き記す無感覚！　イをまるで満たしていない傲然居士を地で行くとは！

核心をなすイに移る。大森衆議院議長宛の直訴文も宮畑による接見記事も**重複障害者が主題**、**心失者**はもちろん人間の定義イは出てこぬ。心失者という造語をいつ思いついたのか。先に進む。

「獄中での生活に思うひとつは、ァ警察の皆様がとにかくとにかく優しいことです」「イ私に対して〝敵意〟

がありません」「《ウ》警察官として働かれている皆様は、誰よりも、殺すべき者であふれている現実を知っているからです」「拘置所には毎日、昼夜を問わず騒ぎ暴れる者がいます。《エ》しかし、〝人間様〟として扱う限りは誰も手足が出せず、やりたい放題になります」「彼らも精神薬を消費するお客様です」「《オ》意思疎通がとれない者を擁護することは、彼らのような化け者を守ることに繋がります」「《カ》『理性と良心』がなければ、人間ではありません」

　意表を突くァに手前味噌なイを重ねた自己愛＝自己肯定から一気にウエオカを導く。重複障害者を相手に思いつめた姿は片鱗も見られぬ。先を見る。

「問題は、企業と政治家が協力し、金を動かす建前として心失者に人権を与えたことです。この矛盾が様々な難題を生み出し、不幸を作ります。／人の役に立ちたいと思う心が、人間の証しであると考えます。『障害者』『心失者』の区別を明確にすることが、私の使命と考えております。」――《拘束された一年間に及ぶ貴重な体験を通して考えた末、『障害者』は間違っていた『心失者』とすべきだったことに気づき『手記』を書いた》ということか。この推測を裏づける話を三つ紹介する。

①「その一部を報道するメディアは、何の為に存在するのでしょうか。彼らは主張を曲げて、まるで違う考えを公表します。「障碍者なんていなくなればいい。／このバカ丸出しの文章は、朝日新聞の記事を引用していますが、私に権力があれば、朝日新聞は皆殺しにします。」

②「加えて言えば、不正をした日本の政治家は甲子園球場に集めて切腹させます。それ位しなければ、後世に示しがつかないからです。」

③「私に対して『自己愛性パーソナリティ障害』と診断された腹いせではございません。私がこの病型に思うことは、正直思い当たる節はあります。／ですが、それは改善するべき性格の問題であり、『障害』

と呼べるのか疑問が残ります。／なぜなら『障害』さえあれば、簡単に生活保護を受給してゴロゴロ酒を呑んで暮らせるわけですから、マジメに生きている方々にすれば許せない理不尽ではないでしょうか。」

嘆願書からは想像できない政治権力・マスメディア・製薬会社，精神科医への敵意、加えて「自己愛性パーソナリティ障害」のレッテルを傍線Aの『障害』にすりかえる鮮やかな屁理屈――宮畑との接見から六か月後の変身は、植松単独で可能かと疑問を抱いて『対話』に目を通すと「九月五日に植松被告に接見した時のやりとりの一部を紹介」とある。

2

篠田：君は昨年、津久井やまゆり園に侵入した時、抵抗した職員に向かって、自分も命を賭けていると言ったそうだけど、この事件で死刑になる可能性があることは理解しているわけね。

植松：はい。

篠田：死刑になるかもしれないと覚悟してやったわけだ。

植松：はい。

①重複障害者に敵意をもって殺害したのはなぜか、②死刑を覚悟してのことか、誰しも抱く二つの重大疑問。宮畑は①、篠田は②に焦点を当てる。篠田の質問は的を射ているが、質問内容によって会話はどのようにも転がる。続く篠田の質問は？

篠田：二月に接見禁止が解除された直後にマスコミの取材を受けて、事件の被害者家族に謝罪をしたけれど、家族には申し訳ないと思っているわけね。

この瞬間、死刑を問題にした意図が途絶える。直訴文(f)の真意を問いたださないとは！

植松：そうです。
篠田：でも障害者への気持ちは今も変わらない。そこがわかりにくいのだけれど、どの命も大切だという考えはないの?
植松：いや、そこは全然違うと思います。

こうなれば肝心な『やまゆり園殺傷事件』など吹っ飛び植松のペース。それを証拠づける篠田の言葉。「彼との議論はいつも平行線だ。でも次に届いた手紙を読むと、『とても考えさせられました』と書いている。そうであればこそ、植松被告とは今後も議論していかなくてはならないと思う。／私が接見したその日に、彼はすぐに手紙を書いたようだ。九月五日付の手紙でこう書いている。」絶妙な文章なので全文を紹介する。

（前略）この度の面会で、篠田先生の言われました最後の質問は、そして、上手く言葉にしてお伝えするには難しい内容ですが「人間が幸せに生きる為に、心の無い者は必要ない」と、考えております（心の無い者＝心失者を初めて用いたのかな）。

大変恐縮ですが、篠田先生は死刑囚の肩をもつ文章が見受けられますが、それは、長年つきあう中で生まれた哀れみや同情と思います。

それこそ人間のもつべき心情でありますが、心失者を擁護しては誰も幸せになりません。

「罪を償う」とは「人の役に立つ」と、考えることはできないでしょうか。

しかし、人の役に立つことは容易ではございません。生きる為には常に与えられる必要がありますので、その対価が支払えないと判断され、死刑にされるのは仕方ない選択ではないでしょうか。」

何より透明感ある文章に驚かされる。篠田の質問「死刑になるかもしれないと覚悟してやったわけだ」にキッパリ「はい」と答えることによって訪れた清浄感の中で一挙に書いた返信。加えてたいへん微妙な傍線部分の言葉。ここでハタと弱り果て、今後さらに『創』の続きを読まなければと冒頭に述べた「待った」を決めた。

七　『研修医の手記』の感想文の締めくくり——市田恭子

作品89・市田恭子（2005年・ジャナ専）

注釈

○五年における私の講座は二年の後期、講座名は自然科学、単位修得はレポート提出、テーマは自由。市田は十一月の授業で扱った『研修医の手記』の感想についてのぼくの評註に反応したおよそ五千字にのぼるレポートを翌年二月に提出した。

内容は二つで構成されている。

（1）はじめの授業で書いた感想の先生の評注について

（2）その他

ぼくの挑発的な評注を軽くあしらって答えた(1)に続いて、これぞ本論『(2)その他』において持論を長々と展開する。ぼくが衝撃を受けたのは(2)なので、そのエキスをメドレーで紹介する方法をとりたい（なお、ゴシックが市田の文章、傍点と傍線は小野田）

(一)　依存症みたいに性質の悪い意味中毒患者

1

「生きることにどんな意味があるのか」の質問に、人はどのような回答を寄せるだろうか。

市田は、誰もがひるむ問いにけれんみなく答える。「**私は生きることに意味なんて無いと思う。意味な**

く産まれて意味なく死ぬ。生きるために生きて死ぬために死ぬ」

　中学や高校の教師、大学教授、哲学者、宗教家は、この答にいかなる反応を示すものか。投げやり、物事を真剣に考えない、これが相場じゃないか。「意味を考えなさい」と。逆に言えば、市田の回答は教育界や思想界におけるタブーを突いたといえようか。

　先に進む。「**でも人間は意味というものが大好きだ。それこそ依存症みたいに性質の悪い意味中毒患者**」と語る。この言葉を聞いたとき、意味中毒患者の大先生たちの顔色にどのような変化が現れるだろうか。誰より真っ先に性質の悪い意味中毒患者の私、その本性を見抜かれ度肝を抜かれた。

　まだ先がある。「**意味が無いものなんて嫌いで意味が無いということが怖い。だから生きていることに意味を求める**」と。そう、意味が無いということへの恐怖症が僕の正体だ。

　一握《いちあく》のもとホモサピエンスが人間になったその本性を見抜く、おどろくべき人間批評。

　市田の一連の表現に触れたとき、ヤノマミの世界を連想した。ヤノマミとは人間のこと（国分拓『ヤノマミ』新潮文庫より）、ヤノマミ族はブラジルとベネズエラに跨る広大な森に生きる先住民で、推定二万五千人から三万人が二百以上の集落に分散して暮らしている。その女たちに「生きることにどんな意味があるのか」と質問したら、馬鹿な質問をしたもうなとばかりにけらけら笑いこけるに違いあるまい。十四歳の彼女たちは、口減らしのために産まれたばかりの嬰児を踏み潰し白蟻の巣に入れるのだが、殺される嬰児は精霊になるという理由づけが用意されているところがいかにも人間らしい。ヤノマミは依存症みたいに性質の悪い意味中毒患者の元祖なのかな。

2

先に進む。市田は論を大胆に飛躍させる。

命は大事だ、なんて大概の人は言うけど私はそう思わない。命なんていくらでも産まれてくる。確かに私という命は一つだけで確かに同じ命は二つとしてないかもしれないけど、ただ〝命〟として考えればこの世界は命で埋もれてる。そんなものに価値なんて無い。自分にかかわっている人間の命は高いけれどすれ違っただけだったり顔も知らない他人の命は安い。誰だってわかること。

でも日本には「タダより高いものはなし」という言葉がある。命は無価値でそれゆえにもっとも価値が高いものなのかもしれない。

平等思想やヒューマニズム思想の洗礼を受けた私のような意味中毒患者がタブーにしてきた傍点部分の言葉には思わずひるんだ。続きをみる。

3

人間は実にくだらない。死とか生とか善だとか悪だとか人は決めて分けたがる。人を殺しちゃいけないとか安楽死とか選択権とか。自殺は駄目とか、考えを押し付けたがる。日本人は特にまとまりたがるから。何がいいのか悪いのか、わからないのに。善とか悪とか決まっているモノじゃないのに。誰かを幸せにすることは誰かを不幸にすること。誰かにとっての善は誰かにとっての悪。どうして、このことから人は目を背けるのだろう。

ここで何より注目すべきは、善悪の基準から道徳的・観念的な説教話を蹴とばし、幸不幸と同じく、現実に生きる実質的な基準「私にとって良いこと＝好都合なこと」「私にとって悪いこと不都合なこと」の大地におろして思考していることだ。

私のような天性の天邪鬼は、好都合と不都合がしばしば逆さになるが。

4

さらに、市田は論を飛躍させる。

人は信じたり裏切ったりどうしてこんな面倒なことをやりたがるのだろうか。誰も信じるに値しない誰も裏切るに値しない。自分に対して他人の感情が欲しいから誰かに感情を向ける。人は必ずしも一人ではないけれど一人である。感覚を共有することも出来ないし思いもまた然りだ。友達でも恋人でも家庭でも自分ではない人間は全て他人でしかない。だからこそ人は孤立している。孤立せざるを得ない。それでも人は諦めきれないから繋がりたがる。そして合わないものを徹底的に排除する。どうでもいい世界どうでもいいこととわかっていても自分自身をどうでもいいものにしたくないから意味を求めて人は生きていく。答えも意味も見つかりはしないのに。どうして心なんてものがあるのか。

次々と繰り出すリフレーン、とりわけえぐるような三つの傍点部分、**自分の感情を特別扱いせずに対象化してこそ可能な切り口の鋭さ**。そして「**どうして心なんてものがあるのか**」のなげかけに引き継がれる。

二十歳前の若者が培った奇跡か。

5

生きるとか死ぬとかは本能と理性の戦いだと思う。生きることが全てという本能と、生きなければいけないまたは死ぬしかないと思う理性との戦い。

本能は強いから理性はなかなか勝てない。でも理性も勝てるときがあるから人は自ら死ねる。


死にたい奴は死なせればいい。「死にたい」なんて口に出していうやつは本当に死にたいわけじゃない。かまって欲しいだけだ。「死にたい」と言って相手の関心を引き自分の相手をさせたいだけ。自分という存在を認識させたいだけ。本当に死にたい奴は「死にたい」なんて口に出しはしない。人は体験したことの無いことに恐怖を感じる。それでも想像できる範囲はなんとかなるけど死はそうじゃない。自殺なんてしない人には、まったく予想も想像も出来ない。だから怖い。そして恐怖を取り除こうと考える。そんなことしても分かるはずがないのに無駄だと分かっていてもしなければ安心できない。


鉄砲玉を次々と投げかけた挙句、ここで極め付きの質問をぼくに投げかける。

人は自分で体験したことしか分からない。人から聞いても知ることは出来ない。

例えば手首を切っても痛くないということがら。先生はどうだろうか？痛いにきまっていると思う？それでも切って痛くないという人がいる。その人が嘘をついていると思うだろうか。極端な例だけれども、これが一番分かりやすいのだ。

押されっぱなしというわけにはいかないぼくに逆質問するチャンスを与えてくれたので逆襲に転じたい。市田が自らの体験に基づいてこそ僕に投げかけた「**手首を切っても痛くない？**」と逃げ隠れできない**具象的な事柄**を提示してくれたからぼくもまたこれまでの《**抽象論**》ではなく《**具象の世界**》へと入ることにする。

(二) 市田への手紙

1 「依存症みたいに性質の悪い意味中毒少年」誕生前史

（その1）

たぶん僕が五歳の昭和一八年ではなかったか。いよいよ敗戦色濃しの時代に、扁桃腺の手術を行った。麻酔薬は戦場最優先なので麻酔なしの手術。市田だったら痛いと感じるか。いや麻酔なしでの喉の手術、どうするかね……

ぼくは瞬間、「痛い！と思ったら喉が動いてたいへんな事態になる、それを避けるためには『痛くない！』と言い聞かせる」と判断した自分を憶えている。五歳のぼくにかかる**言語表現は不可能**だが、瞬間そのような直観が走ったことを今なお鮮明に記憶する。たぶん、**人間に備わった原始的危機察知能力とそれに対応する忌避反応のなせる業**であろう。続いて、用意された金属製の皿に吐き出された血に白い球二つが交じっていたのを鮮列に覚えている。手術室には母の他に二つ年上の兄が居たが、それを見てか兄は突然泣き叫んだ。当事者のぼくではなく見ていた兄こそが「痛い！」と感じてしまったのか？——ぼくのかかる体験を君はどう思うか。嘘を言ってると感じるか。《嘘》と《本当》の境目をいかに見極められるか。

（その2）

東京の下町地域の大空襲から一か月後の昭和二十年四月十日、小学校入学直後に城西地域が焼夷弾攻撃を受ける。夜八時過ぎ空襲警報発令のラジオ放送を聞き、二歳年下の弟を連れ裏のイチョウ林に避難すると、四〇ｍほど離れた石造の蔵から火の手があがったので慌てて家に戻ったところ、お袋に「ここは危ないから圭介を連れてすぐ逃げて」と言われ幅３ｍほどの道路をまばらな人の流れに従って逃げると**逆方向から逃げてくる母子連れの大群と鉢合わせした**。――君ならどうする。母子連れの大群にうまく合流するか？　そういえば「**誰かを幸せにすることは誰かを不幸にすること**」とあったな。確かに賢い選択といえよう。さて逆方向から逃げてくる見ず知らずの母子連れの大群は**虚ろな表情をさせながら**まばらな僕らの流れをドドド・バタバタと踏み倒しながら向かってくる。――君は「**自分にかかわっている人間の命は高いけれどどすれ違っただけだったり顔も知らない他人の命は安い。誰だってわかること**」と言ったが、そう言い切れるものか。

ぼくは、その瞬間、ドドド・バタバタと向かってくる**すれ違っただけの赤の他人こそが最も重要な人間と感じ交通整理**に向かったが（意味中毒少年誕生の序曲か）、踏みつぶされることへの恐怖の感覚は働かなかった。ぼくは、嘘を言っていると思うか。――そう、《嘘》と《本当》の境目など、有って無きがもの。君の嘆息「**どうして心なんてものがあるのか**」が聴こえてくる。

（その3）

小学二年の昭和二一年は、戦争中よりはるかに深刻な食糧危機が都会を襲った。

腹をすかし朝飯より一時間早い五時半ころには、兄貴と一緒に台所にへたり込む。空腹を感じないための工夫。第一に、膝小僧を胃に押しつけ静かにかがみこむ。第二に、五十音あるいは数字を機械的に暗唱し気を紛らわす。第三に、それでも空腹を思い出したときは水を飲んでごまかす。——おそらく兄貴も、いや都会の欠食児童は似たりよったり《自分に嘘をつくやせ我慢の体験》をしたものだろう。

（注記）参考資料

山口良忠（一九一三年一一月一六日～一九四七年一〇月一一日）は日本の裁判官。佐賀県出身。終戦後の食糧難の時代に、闇市の闇米を拒否して食糧管理法に沿った配給食糧のみを食べ続け、栄養失調で餓死した事で知られる。東京民事地方裁判所に転任後、一九四六年一〇月に東京区裁判所の経済事犯専任判事となり、主に闇米等を所持して食糧管理法違反で検挙、起訴された被告の事案を担当していた。

それを契機に配給食糧以外に違法である闇米を食べなければ生きていけないのにそれを取り締まる自分が闇米を食べていてはいけないという思いから四六年一〇月初め頃から闇米を拒否するようになる。山口は配給のほとんどを二人の子供に与え、自分は妻と共にほとんど汁だけの粥などをすすって生活し、次第に栄養失調に伴う疾病が身体に顕れてきたが「担当の被告人一〇〇人をいつまでも未決でいさせなければならない」と療養も拒否。そして四七年八月二七日に地裁の階段で倒れ九月一日に最後の判決を書いたあと故郷の白石町で療養するが同年一〇月一一日、栄養失調に伴う肺浸潤により三三歳で死去した。

2 「依存症みたいに性質の悪い意味中毒少年」誕生物語

五歳から一二歳までの幼少体験三つは、どれもが思い出して懐かしい未だ懐疑を知らない牧歌的な出来事であるが、小学校二年のある夜、ぼくの心が凍りつく出来事に遭遇した。

（その4）

おそらく、祖母も母も、お互いを監視し監視されつつ、相手の油断を狙っては食料の隠匿を行っていたらしい。わが子にこっそり食べさせていたのである。

僕は、その夜、祖母と母のいさかいを目撃してしまった。母が祖母の隠匿食料をみつけたことに端を発したいさかいであった。飢えを背景にしたいさかいは凄惨であった。

僕は母を自分の味方であると感じなかった。血縁の愛情の盲目さを呪った。それは、自分のためわが子のため、近親者のためには、他の人間、他の人間集団をおしのけても、食料を手にする社会の原型図であった。ああ、こうして、強引な者が、盲目的愛情の強い者が、他の人間をおしのけていくのか。僕が呪ったのは、強引な者、血縁、地縁だけではない。愛情、欲望、本能、自然を激しく呪わずにはいられなかった。

あのとき小学二年であったぼくの中に生まれた感情は、もはや分からない。おそらく、切ない想いでしめつけられていたのだろう。それ以上に、祖母と母のいさかいを盗み聞きしたぼくこそが犯罪者であるとの暗い感覚が時を追って深まっていく……

山口良忠判事を持ちだしたが、時代が時代、たぶん昭和十五年より前に生まれた人の多くは、教師あるいは親や近親者などから「山口良忠判事は裁判官の鑑」との美談物語を聞かされた記憶をとどめているのではないか。もとより、ぼくはその一人、小学四年のときである。それは、ぼくに《社会のいい子》であることを強いていく。

こうしてぼくは《犯罪者の暗い感覚》と《社会のいい子の感覚》との相容れぬ矛盾、ありていに言えば二重人格者、より苛酷にいえば偽善者の烙印を自分の中に育てていく。偽善者とは、**己の偽善の発覚を恐れるがゆえ、強い善の観念を打ち立てることによって偽善を打ち消す作為的人間**のことである。聡明な君、「依存症みたいに性質の悪い意味中毒少年」が誕生する秘密の説明はこれで十分だろう。

㈢　市田の作品の締めにあたって

最後に、『手記』を足蹴にし、人間の属性に関する持論を展開した市田とは異なり、『手記』そのものに食らいついた五人の作品を紹介することをもって『手記』の感想文の締めとしたい。

作品73・杉本明（90年度・駿台お茶の水理系）

絶望――この二文字から希望と可能性という言葉は生まれない。希望を失った人間に残された人生ほど空虚なものはない。前を向いて歩くことのできなくなった人間、自分の未来を「死」、この一言でしか表せなくなった人間に選べるものは、命を失うことだけかもしれない。それゆえ、希望を失った人間が選んだ道を受け入れるのが正しいと判断したものが、アメリカの安楽死法であろう。

しかし、人生において一番不幸な瞬間を、なぜ絶望した人間に選択させるのだろう。そのような立場に立たされた人間には、生きる価値を見いだせることがない。死とひきかえに楽になれるのか。何もかもが終わってしまうだけで、他に何もないはずだ。――暗黙の逆説とでもいうのか。

自分が死を選ぶのと引き換えの見返りなんて何もないんだ。運命を自分の手で絶望に立たせるなどということは、私は悔しくてできない。どんなにみっともなくてもただをこね執着し、絶望を拒み、待ち受ける運命に逆らっていきたい。自分が見ることのできる希望は、ただそれだけだから。

評注

あのような手記を読まされれば、血気盛んな二十歳の若者とはいえ、多くはデビーの心境に感染し気弱な気分に陥る。それはデリカシーの問題だ。まさしく君もその一人であっただろうとぼくは推測する。だが逆に、デビー（および研修医）を鏡にすることによって君はそれを拒絶した。問題は自分の生き方だ、と。冒頭の一文「絶望——この二文字から希望と可能性という言葉は生まれない」にそれは込められている。《柔軟な心に宿った秘めたる逞しさ》と形容していいか。

牛丸の感想略

作品39・長谷川陽洋（96年度・駿台八王子理系）

この研修医がどの様な気持ちで患者のデビーに注射を行なったのかは私にもしっかり理解できるのだが、まあそれは誰でも理解できるのだろうけど。私が考え込んでしまったことは、それより研修医が、自分の決断だけで患者を楽にしてあげようとして殺してあげたということだ。ああ、それがテーゼなのだから、それについて考え込むことは当たり前か。「殺してあげた」という言い方が私自身どうも不思議に感じてしまう。本気でそんな表現使ったことないからね。

でも実際に研修医がデビーにしてあげたことは「殺してあげた」ということなのだ。が、しかし、患者の命を医師だけの判断、決断だけで決めていいのだろうか。それも担当医ではないのだよ。デビーの「もう終わりにして」という言葉は、殺してくれと言っているのと同じことだが、どんなに患者が苦しそうであっても、どんなにかわいそうであっても、私が医者ならば、殺すまではできないかもしれない。いや、できないかもしれないいじゃなくてできないのだ。そうなのだ。この研修医はその行動に移すまでにどのようなことを思ったのだろう。人間だれでも心の中に感情があるはずだ。葛藤、躊躇などがあって当然なのだ。私は涙もろいので、この様な場に直面し、その患者の苦しむ表情を目にしたらたぶん泣いてしまっていただろう。そんな患者を見たら決断どころの話ではなくなってしまうのだ。もう頭の中が「デビー！デビー！デビー！デビー！……」になってしまうのだ。だが、この研修医は違った。医師としての冷静さを失わず、即座にあの行動に移ったのだ。これが医師に必要なのだろう。これがなければ、できない仕事なのだと思う。私も医師になりたいと考えたことはあるが、この様な場では冷静さを保つことが出来ないから医者になれない。だが人間は冷静であればいいとは思えない。むしろそうでない方が人間性があると思う。医者に「なれない」のではなくて、私は「なりたくない」のかもしれない。

評註

君のを読んで、君は行動派と思った。行動派は涙もろいから行動に移す。涙もろい君のこと、頭の中がもう「デビー！デビー！デビー！……」──君は涙ぐみ、そーと病室を出ていく。デビーに涙を見せたくないし、けっして見せてはならない君。三十分、いや一時間、涙が枯れるまで、君の頭の中はメチャメチャに荒れ狂うよ。その後、君に訪れるのは何か……

牛丸の感想

研修医が即断できたのはなぜか、また、医者であるための冷静さと人間性を考えた。

まずなぜ即断できたのか？　彼が医師としての資質があったから。長谷川の感想を読んで、ふとそう思ってしまった。単純にそういうことではないだろうかと。

そして、医者であるための冷静さと人間性。医者はときとして冷静な判断をくだすことが必要になるが、それが人間性と結びつくのかどうかがここへきて分からなくなった。普段わたしたちがくだすことのない「判断」をくだす事を強いられているのが医者のように思えてきたからだ。

時として、冷徹な医師を人間性のないヒトとくくってしまうが、人間性がないかどうかは医師と患者との信頼関係……シンパシーの問題なのではないか。

作品84・前原　尚一（92年度・駿台八王子理系）

もし僕が、この研修医と同じ立場に置かれていたら、できることなら同じ行動をとりたい。しかし、〝人の命の重さ〟それははかりしれず、たとえどんなにある人の死が望まれる状況であったとしても、人の命を奪うことにかわりはない。この行動にどれほどの勇気が必要か、これもまた、その状況に置かれてみなければけっして分からないだろう。

この研修医はデビーという患者に初めて会い、想像を絶する状況にいきなり置かれたにもかかわらず、決断を下した。これはデビーの絶望的状態を実際に肌で感じ、いますぐ、彼女の苦しみを取り除いてあげたい、今それを出来るのは自分だけだという想いが、〝人の命を奪う〟に必要な勇気を瞬間的に与えたために出来たことだ。だが、全てが終わった後、彼が感じるのは満足感ではない。彼にしか感じえない「何か」だと思う。

そのように感じてしまうのも、これほど大きな決断を下す勇気が自分にあるとは思えないからなのか。ただ言えることは、彼女の死は、彼の人生の大きな分岐点になりえたのではなかったか。

彼の行動が、良いことか悪いことなのかは分からないが、僕には立派に思えた。

評註略

牛丸の感想

〝彼にしか感じえない「何か」だと思う〟わたしはここに彼の謙虚さというか他人との距離のとり方を感じた。時としてその距離のとり方はうまく理解されないかもしれないが、先生が評注に書いたように「沁みいるよう」にかんじた。

作品87・竹内順二（90年度・駿台お茶の水理系）

自ら死を選択した患者の気持ちを医者は分かっていたのだろうか。分かっていたにちがいない。命を絶つ事がどういう事か、誰よりも熟知しているのが医者だろう。命を失う事の分からない人間に人の命を救えるはずはない。

日常きれい事で使われる命という言葉とは異なる、もっと現実的でもっとはっきりしたものを医者は持っているに違いない。その医者が患者の命を絶ったその時、想像を絶する葛藤と戦っていたに違いない。医者は単に同情や哀れみで死を与えられるわけはない。

医者は死を知っている。我々のように、教えられた死ではなく、肌で感じ取った死を内部に持っている。その医者の選択の正誤を部外者が唱えることはできない。

評註

1　決断力と洞察力に富んだ逞しい文章。いいねー、しびれるよ。

2　君の鬼気迫る迫力は手記の世界が乗り移った感がある。

3　しかし、医者は、冒険ヤロー、戦争の指揮官、テロリスト、スパイなどのように、自分の死を計算した仕事を行なっている訳ではない。それゆえ医者の死に対する認識は、自己認識を欠いた生物学的な死に限定される。

4　意図してか、無意識か判断しかねるが、強烈な皮肉でもあるよ。君の文章は。

牛丸の感想

評注4と絶妙な対になっている作品

作品82・杉原一弘（90年度・駿台八王子医系）

電機のコードがまきついたような異様なホースがたくさんつながった冷たい病室に、薬と器械が自分の全てだという人が、最後の炎を燃え立たせながら悶え苦しんでいる。その眼に一瞬でも触れたら、無意識のうちにふらっと、一本のホースを抜いてしまうかもしれない。安息を与えるといった相手への気持ちからではない。表向きはそう見えるかもしれないとしても。

実は、心の奥底では、どうも相手を自分に重ねる傾向が人間にはある。人間誰もが、デビーのような状態に置かれても不思議ではないだけに、この医師も、患者も、母親も彼女の姿に苦しんだのだ。自分をデビーに重ねて。

次々と襲う爆弾と焼夷弾による空襲の状態を、二発の原子爆弾が終止符を打った。焼け野原の地面から一本の花が咲いた。人は、戦争で負けた悔しさよりも、自分が地獄から抜け出した歓喜を味わっていたに違いない。人間というのはそういうものである。

命を守る立場にいる医師と人々はいうが、彼（研修医）の中身は人間であったということだろう。ややもすれば機械人間を強いられるこの世界にあって、人らしい医師もまた医師として希少なものである。今、医師失格と呼ばれようが、人らしい医師でいることに、私は魅力を感じる。

評註略

牛丸の感想

〝どうも相手を自分に重ねる傾向が人間にはある。～この医師も、患者も、母親も彼女の姿に苦しんだのだ。自分をデビーに重ねて〟および〝焼け野原の地面から一本の花が咲いた。人は、戦争で負けた悔しさよりも、自分が地獄から抜け出した歓喜を味わっていたに違いない〟に彼の洞察力のすごみを感じた。

むすび——刊行にあたって

拙著は、一九九〇年に『研修医の手記』と出会ってから二〇一七年一〇月の植松聖被告の『手記』に至る二十八年間、五十二歳から七十九歳に至る《生と死》に関する私の思考実験の記録。出版にこぎつけた今、二八年を振り返る。

1

★一九九九年、『研修医の手記』についての若者の感想文（私の評註を含む）一一六作品を収めた『生と死を見つめて——十八歳の証言』の刊行を企画、二〇〇一年に出版社と交渉。著作権問題でとん挫しお蔵入り。

★二〇〇八年、川崎協同病院安楽死裁判事件を知り、二年余り事件の分析に取り組んで執筆、二本立てで出版する企画をたてたが、バランスに無理があり断念。

★二〇一三年、宮野彬『安楽死の判例研究』に出会い『第一部　安楽死の歴史的考察』の執筆も最終段階に入った一四年、宮野彬『オランダの安楽死政策——カナダとの比較』、シャボット・あかね『安楽死を選ぶ』などなどに出会い、視点を大胆に変え「第三部　『手記』から現実へ！」を構想。テーマ別に類別した作品構成（一二九～一三〇ページ参照）を崩し、その間に知った数々の事例と若者の作品を突き合わせる（対話方法）＝動的な配置に変えた。振り返って、若者の作品を生きたものとして蘇生したことを痛感する。

★最後に直面したのが植松聖の引き起こしたテロ事件、難渋したまま終える尻切れトンボ。確かにそうだが、市田の『依存症みたいに性質の悪い意味中毒患者』は、植松の言葉「罪を償うとは『人の役に立つ』と、考えることはできないでしょうか」の真偽を写す鏡ともいえまいか。私が窮余の一策として市田の作品を植松問題の後に配列したのはそれゆえ。いや、崩壊寸前に陥った二〇〇五年ジャナ専（二〇〇九年に学校閉鎖）、マバラな学生の中で出会った奇跡の作品こそ全体を締めくくる役割にふさわしい！

2

植松の虐殺テロに目を向けると、テロ行為の武器は刃物、言葉は付属品。しかるに被告の身になった植松の武器は言葉（饒舌）のみ。この落差が彼の『手記』『対話』に影を落としていると思うのだ。

駿台生柳田に対するカウンセリングがもたらしたトラブルに関して次のように述べている（一九二ページ参照）。要約すれば「実行行為そのものを提示するだけにとどめ、後は読者の審判に委ねることこそ唯一の誠実な倫理的態度」、「『研修医の手記』とりわけ表現の技法を執拗に分析したのもそれあってのこと」――これが拙著を貫く私の精神。植松聖問題を含め、私自身と向き合う『坂口安吾との出会いによる私の思想変換』（仮題）に持ち越したい。たぶん二年後に。

なお、執筆を終え校正に入った直後、植松聖との交歓（手紙の交換と面会）が始まり、植松聖に関する新たな考察に着手！

解題

島田仁郎
（元最高裁判所長官）

著者と私は、学芸大学付属の小、中、高の同級生であるが、彼は、正義感が強く、実行力に富み、いったん一つの問題に取り組んだら、納得のいくまで全力を尽くしてとことん追究してやまない情熱の持ち主である。互いに全く違う途を歩んで半世紀以上を経て、齢八十になろうとする今でも、彼は三つ子の魂をそのまま持ち続けていることに感服している。

その彼が、この度、終末医療と安楽死の問題について、二十八年という永きにわたり、研究と思索を重ねてきた結果、自分のライフワークの一つとして世に問うこととなったのが、本書である。

実は、かれこれ20年も前に、彼から本書の第一部の原稿を見せられたことがあり、彼が生と死に関する重大な問題に正面から立ち向かっている情熱に打たれて、深い感銘を受けたのであった。その後、数年の間隔を置いて、第二部と第三部の前半の原稿を見せて貰った。私は、その都度、読後の感想として、素晴らしい内容であり、多くの人が深く感銘を受けるに違いないので、これが早く出版されて、世の多くの人々の目に届くことを期待する旨、申し向けてきたものであった。

彼は、その後も繰り返し検討と推敲を重ねていたところ、2016年に相模原の障害者施設で介護担当経験者が障害者を多数殺傷するという衝撃的な事件が発生したことを受けて、その探求は、介護に関する現実的な問題と犯行の心理的要因にまで及ぶに至った。その結果、加えられた新たな内容も含めて、遂にこの度、これが一本にまとまって出版されることになったことは、真に慶賀に堪えない。

私は、今回、原稿のすべてを一気呵成に読ませて貰ったが、彼の思索の深さと問題をとことん追究する情熱に圧倒されながら、改めて深い感銘を受けたのである。

第一部の一にあるように、著者がこの問題と取り組む契機となったのは、「アメリカ医師会誌」に掲載された末期癌の患者を死に導いたある研修医の手記を読んで衝撃を受けたことであるが、その背景には、彼自らが、死を望んでいたと思われる義母を過失により死に導いた実体験があったのであり、その体験があったからこそ、安楽死と介護の問題を、ここまで深く、徹底して追究することができたものと言えよう。

その体験を赤裸々に書いた第三部の二「私は義母を死に導いた」は、著者の人間性が如実に出ていてまさに面目躍如たるものがあると同時に、著者がこの問題に取り組む基本的な姿勢が良く分かり、本書の中核をなすものと言えよう。

急激に（超）高齢化社会に突入し、介護する者、介護される者、それに関わる医師、看護師、ケアマネージャー等々がどんどん増えつつある今、終末医療と安楽死の問題は、正面から向き合って考えなければならない喫緊の課題である。

にもかかわらず、この問題については、これまで十分に議論されてきたとは言いがたい。文学において、森鷗外の高瀬舟をはじめ、わずかな作品がこれを取りあげ、裁判において、昭和３４年の名古屋高裁の先駆的な判例をはじめ、わずかな裁判例があるとはいえ、問題の重大さに比して、未だあまりにも乏しいと言わざるを得ない。

著者は自ら国内外の裁判例や論文等をできる限り渉猟するとともに、勤務した予備校において、医師を目指す若者たちの論文作成指導として前記研修医の手記についての感想文を提出させ、それを自らの思索を深める糧としている。本書では、彼らの感想文とそれに対する著者の評注を紹介することによって、読者をして著者と共に思索の伴走をさせるように仕向けるという、巧みな工夫を凝らしている。

著者によって数多くの感想文の中から選別された感想文は、どれもが、今に生きる若者たちがこの問題についてどのように考えているか、その思索の深さと真剣さに打たれるものがあり、なかんずく中森氏の作品1や市田氏の作品89などは、これが果たして二十歳前の若者の手になるものかと疑われるほど、優れて透徹した内容のものである。著者は、これらの感想文を、その内容により、相模原の障害者多数殺傷事件に対する考察の前後に分けて紹介しており、そのことが、読後の感銘を一層深いものにしている。

私は、寡聞にしてこの問題について、これほど真摯に、深く考察し、読む者を感銘させ、多くの貴重な示唆を与える書に出会ったことはない。裁判例についての論述も、法律の専門家に勝るとも劣らない優れた内容のものである。

本書は、著者渾身の力作であり、今後、この問題に直面して悩むであろう多くの人々にとって、考えるヒントと勇気を与えてくれる、正に時宜を得た好個・必読の書であると言えよう。

謝辞

改題を執筆してくれた島田仁郎には、おそらく六、七回途中原稿を送ったが、ただの一度も怠ることなく、返信が届いた。その度に追究の視座および構想の変更を重ねてきた。
島田君のアドバイスと熱意に改めて謝意をささげる。

小野田襄二

小野田襄二（おのだ・じょうじ）
1938年　東京都新宿区に生まれる。
1958年4月　埼玉大学文理学部理学科物理専攻に入学と同時に勤務評定反対闘争に出合い物理の道を捨て革命運動（学生運動）に邁進（1962年9月、単位習得不可能の理由で除籍）。

★政治活動（学生運動）経歴

◎1958年4月　埼大に反戦学生同盟（AG《アージェー》）結成。五月末、社会主義学生同盟に名称変更。

注記　70年代初頭、唐牛健太郎が私に語った唐牛節。「オレは、反戦学同の社学同への変更に反対だった。社会主義は制度を意味し、反戦は抗議と抵抗だ。学生さんに社会制度など創れるはずない。権力にたてつくのが精一杯さ」

◎1958年5月末　全学連の大分裂を決定づけた全学連11回大会に埼大の評議員として参加（なお、埼大自治会執行部の中心を担っていた民青は59年の安保11・27国会構内突入の直後までは全学連主流派、反主流派に転換するのは60年1・16羽田構内占拠闘争より後）。

◎1958年11月　黒田寛一が主導する革共同探究派に参加。

◎1959年8月　革命理論を巡って、革共同は西京司派と黒田派に分裂。黒田派は革共同全国委員会（黒田寛一議長、本多延嘉書記長）を結成、それに参加。

◎1961年4月　安保ブント（全学連書記局）が崩壊し、全学連の主導権をマル学同に委譲する27中委において全学連書記局員となる。

1961年7月　全学連17回大会は、主導権を握ったマル学同と反マル学同（社学同と社青同連合）とに分裂。根本仁とともにマル学同全学連副委員長（委員長は北小路敏）。

1961年12月　マル同全学連18回大会で全学連書記長。（委員長根本仁）。

1963年2月　革共同全国委員会は政治局多数派と少数派に分裂。親組織とは逆に少数派の学生組織は、中核派を結成。

◎1965年7月　清水丈夫に代わり革共同学対部長および政治局員。

◎1967年10月25日　革共同離脱（79年6月発行の個人誌『劫』5号において離脱の過程を詳細に論じている）

★著作活動

革共同離脱後は、政治活動を断念し、著作および教育に専念

◎1968〜1974年　同人誌『遠くまで行くんだ…』1号〜6号。白順社より復刻版発行

◎1975〜1982年　個人誌『劫』（1〜8号）

◎単行本　『革命的左翼という擬制』（白順社）　『聖書推理』（社会評論社）

以下、絶版。『数学教育の基礎を考える』（社会評論社）、『数学は歴史を変えた』（ポプラ社）、『じゃがいもたちの水車』（真菜書房）、『やりなおし基礎数学』（筑摩書房）、『相対性理論の誤りを解剖する』（真菜書房）など。

小野寺良剛（おのでらよしたけ　カバー挿画の作者）
1955年　岩手県生まれ
1978年　武蔵野美術大学卒
1974年〜84年　行動美術出品他ヨーロッパ遊学等
1985年〜2008年　岩手にて制作活動
2009年〜　東京にて制作活動
現在　写実画壇会員

生と死——十八歳の証言
——終末医療と安楽死をみつめる

2018年4月10日　初版第1刷発行

編著者————小野田襄二
装　幀————右澤康之
発行人————松田健二
発行所————株式会社　社会評論社
東京都文京区本郷2-3-10
電話：03-3814-3861　Fax：03-3818-2808
http://www.shahyo.com

組版・印刷・製本—倉敷印刷　株式会社

Printed in Japan